中文翻译版

睡眠与重症医学

Sleep in Critical Illness

主　编　〔美〕杰拉尔德·L.温豪斯（Gerald L. Weinhouse）
　　　　〔美〕约翰·W.德夫林（John W. Devlin）
主　译　陈宇洁　刘　霖

科学出版社

北　京

图字：01-2023-5654

内 容 简 介

本书深入阐述了重症医学与睡眠医学的相互关系和相关专业知识，以及国外最新的研究成果。共分为 14 章，内容主要包括危重症患者的睡眠特征、非典型睡眠和病理性觉醒、ICU 睡眠中断的生物学效应及相关风险因素、机械通气与睡眠、睡眠中断与 ICU 预后的关系，以及如何通过睡眠治疗来改善重症患者的预后等。重点介绍了在 ICU 各种危重病症的监测、抢救、治疗中患者的睡眠，睡眠障碍对重症患者的危害和药物治疗与非药物治疗改善睡眠等内容。本书内容系统全面，是重症医学和睡眠医学领域一本重要的参考书。

本书适用于重症医学科和相关临床学科的医师阅读及参考。

图书在版编目（CIP）数据

睡眠与重症医学 /（美）杰拉尔德•L. 温豪斯（Gerald L. Weinhouse），（美）约翰•W. 德夫林（John W. Devlin）主编；陈宇洁，刘霖主译. -- 北京：科学出版社，2024. 11. -- ISBN 978-7-03-079244-0

Ⅰ. R338.63；R459.7

中国国家版本馆CIP数据核字第2024LG8550号

责任编辑：郝文娜 / 责任校对：张 娟
责任印制：师艳茹 / 封面设计：吴朝洪

First published in English under the title
Sleep in Critical Illness: Physiology, Assessment, and Its Importance to ICU Care
edited by Gerald L. Weinhouse and John W Devlin
Copyright © Gerald L. Weinhouse and John W Devlin, 2022
This edition has been translated and published under licence from
Springer Nature Switzerland AG.

科学出版社 出版
北京东黄城根北街 16 号
邮政编码：100717
http://www.sciencep.com
北京建宏印刷有限公司印刷
科学出版社发行 各地新华书店经销
＊
2024 年 11 月第 一 版 开本：787×1092 1/16
2024 年 11 月第一次印刷 印张：15 1/4
字数：381 000
定价：198.00 元
（如有印装质量问题，我社负责调换）

译者名单

主　　译　陈宇洁　刘　霖

副 主 译　钱小顺　王　怡　杨凌麟　高莹卉

主　　审　韩　芳　康　焰

译　　者（按姓氏拼音排序）

蔡伟梦　陈少华　陈宇洁　付思雲　高莹卉　何沁泽

李　瑶　李　勇　李天娇　刘　霖　刘韵霄　鲁　俏

聂庭玉　钱小顺　芮　冬　王　怡　薛　鑫　杨凌麟

袁　泉　张　涛　张栗茹　张宇洁　赵　哲　赵力博

翻译秘书　何沁泽

译者前言

　　睡眠医学与重症医学是两个相互关联的领域。睡眠可以帮助患者恢复身体功能，减轻压力和焦虑，提高免疫力。重症医学专注于重症患者的治疗和护理，包括各种危重病症的监测、抢救、治疗和护理，以及并发症的预防和处理。在重症监护室这个特殊的场所，睡眠是每一个患者的生命之需，睡眠障碍可能会加重重症患者的病情，如失眠、睡眠呼吸障碍、睡眠期意识变化等，因此需要及时干预和治疗。对于重症患者来说，良好的睡眠可以促进身体的恢复和康复，提高治疗效果。因此，在睡眠与重症医学交叉领域，医生与护理人员需要密切关注患者的睡眠质量和睡眠结构，以评估其对患者病情的影响。睡眠与重症医学的研究和实践，对于提高重症患者的生存率和生活质量具有重要意义。

　　《睡眠与重症医学》原著汇集了国外专家学者最新的研究成果，为重症医学领域的医生、护士以及相关研究人员提供了宝贵的参考资料。本书的翻译工作由一群敬业的译者完成，他们具有丰富的医学知识和临床经验，以及严谨的学术态度。本书深入阐述了睡眠与重症医学的相互关系和相关专业知识，不仅介绍了重症患者睡眠的基本概念和生理功能，还详细阐述了各种睡眠障碍的病因、症状、诊断和治疗，重症患者的睡眠模式、重症患者的睡眠障碍以及如何通过睡眠治疗来改善重症患者的预后。我们相信，本书将成为重症医学和睡眠医学领域重要的参考书。

　　感谢参与本书翻译出版的专家、学者和工作人员作出的奉献。本书的翻译和出版对于我国重症医学和睡眠医学的临床实践和研究具有实际帮助。

　　让我们共同努力，为重症监护室的每一个患者创造一个良好的睡眠环境，睡眠是生命的礼物，守护重症患者的睡眠就是守护生命。

陈宇洁　四川省第四人民医院
刘　霖　中国人民解放军总医院
2023 年 11 月 30 日

重症医学和睡眠医学领域的发展都始于 20 世纪 50 年代初，但两者的起源截然不同。基于几十年前全球战争期间创伤护理的经验教训，世界上第一间重症监护室于 1953 年在哥本哈根成立，这是当地临床医生和管理人员为寻求最有效的环境来治疗数百名脊髓灰质炎患者而建立的，其中许多患者需要机械通气和专门护理，这些急症患病人群的需求推动了重症护理医学领域的建立。虽然对睡眠和梦的兴趣可以追溯到几千年前，通过 20 世纪 20 年代末脑电图的发展和随后几十年许多杰出的科学观察，睡眠才从哲学家的思考和诗人的描写中超越被动状态的形象，成为一种被科学家研究的基本生理状态。20 世纪 50 年代早期发现的快速眼动睡眠，以及德门特（Dement）和克莱特曼（Kleitman）在 1957 年首次使用术语快速眼动睡眠和非快速眼动睡眠发表的文章为睡眠领域奠定了基础。

然而，直到 21 世纪初，睡眠才逐渐发展及延伸到重症医学领域。虽然 20 世纪末的观察性研究表明，患者在危重症期间睡眠不佳，但这些发现的意义尚未被认识到。此外，在 21 世纪初之前，入院的重症患者已经开始接受深度镇静治疗，在当时被认为是富有同情心的，能够缓解压力和疼痛，有助于促进干预措施的安全实施。深度镇静可能给重症监护室（intensive care unit，ICU）临床医生和患者家属造成了一种睡眠休息的错觉，因为它掩盖了睡眠中断的生理特点和临床症状，并可能导致谵妄增加、ICU 生存期缩短、ICU 住院时间延长以及 ICU 住院后的认知、心理和功能结局恶化。

Cooper、Freedman 和 Gabor 的开创性研究使临床医生和调查人员顿悟。这些研究人员发现，在 ICU 中的患者出现睡眠严重片段化、处于相对缺乏深度睡眠阶段。在过去的 20 年里，这种观点逐渐被重视。能够自我报告睡眠质量的患者在 ICU 住院期间经常抱怨睡眠不佳。引起睡眠中断和昼夜节律改变的 ICU 因素已得到总结，ICU 实践指南建议使用非药物性的睡眠改善措施。然而，对 ICU 患者及其从 ICU 转出后睡眠中断后果的理解，如何评估危重患者睡眠及其与睡眠中断的相互关系，以及对睡眠效果有最大改善的干预措施等问题，证据仍然缺乏，持续激发着临床研究的深入探索。

在过去的 10 年里，PubMed 上引用的关于 ICU 睡眠的论文数量增加了近 10 倍。套用才华横溢、有远见的 J. Allan Hobson 的话："在过去的六年里，我们对危重患者睡眠的了解比之前六千年的还要多。"

《睡眠与重症医学》是对当代 ICU 睡眠科学研究先驱者的致敬。这本书也表彰了那些薪火相传的人，他们奉献了时间、精力和专业知识撰写相关章节，还有那些持续推进睡眠医学和昼夜节律生物学发展的科学研究者。但最重要的是，这本书是献给 ICU 患者的，他们正持续遭受急性危重疾病的影响及其带来的后果，这可能对他们的生活质量产生更加深远的影响。还要感谢所有无私的患者和他们的代理决策者，因为他们的参与推动了该领域向前发展。

"绝望和希望之间最好的桥梁是一晚好的睡眠。"

E. Joseph Cossman，是美国发明家、商人、企业家和作家。

参 考 文 献

Cooper AB, Thornley KS, Young GB, et al. Sleep in critically ill patients requiring mechanical ventilation. Chest 2000;117:809-18.

Dement W, Kleitman N. The relation of eye movements during sleep to dream activity: An objective method for the study of dreaming. Journal of Experimental Psychology 1957; 53:339-346.

Devlin JW, Skrobik Y, Gelinas C, et al. Clinical Practice Guidelines for the Prevention and Management of Pain, Agitation/Sedation, Delirium, Immobility, and Sleep Disruption in Adult Patients in the ICU. Crit Care Med 2018;46(9):e825-e73.

Freedman NS, Gazendam J, Levan L, et al. Abnormal sleep/wake cycles and the effect of environmental noise on sleep disruption in the intensive care unit. Am J Respir Crit Care Med 2001;163:451-7.

Gabor J, Cooper A, Crombach S, et al. Contribution of the intensive care unit environment to sleep disruption in mechanically ventilated patients and healthy subjects. Am J Crit Care Med 2003;167:708-15.

Boston, MA, USA

Gerald L. Weinhouse

John W. Devlin

Patricia S. Andrews Department of Psychiatry and Behavioral Sciences, Critical Illness, Brain dysfunction and Survivorship (CIBS) Center, Vanderbilt University Medical Center, Nashville, TN, USA

Florian Beck Department of Anesthesia and Intensive Care Medicine, Liege University Hospital, Liege, Belgium

Vincent Bonhomme Departments of Anesthesia and Intensive Care Medicine and Anesthesia, Liege University Hospital and Anesthesia and Perioperative Neuroscience Laboratory, GIGA-Consciousness Thematic Unit, GIGA-Research, Liege University, Liege, Belgium

Karen J. Bosma Department of Medicine, Division of Critical Care Medicine, Schulich School of Medicine and Dentistry, University of Western Ontario, London, ON, Canada

Caitlin S. Brown Department of Pharmacy, Mayo Clinic, Rochester, MN, USA

Patricia J. Checinski Department of Medicine, Vanderbilt University Medical Center, Nashville, TN, USA

Makayla Cordoza, PhD, RN School of Nursing, University of Pennsylvania, Philadelphia, PA, USA

Carolyn D'Ambrosio Section of Pulmonary, Critical Care and Sleep Medicine, Yale University School of Medicine, New Haven, CT, USA

John W. Devlin Bouve College of Health Sciences, Northeastern University and Division of Pulmonary and Critical Care Medicine, Brigham and Women's Hospital, Boston, MA, USA

David F. Dinges, PhD Division of Sleep and Chronobiology, Department of Psychiatry, University of Pennsylvania, Philadelphia, PA, USA

Xavier Drouot Centre d'Investigation Clinique INSERM 1402, Team Acute Lung Injury, VEntilatory support and Sleep, Centre Hospitalier Universitaire de Poitiers, and Université de Poitiers, Poitiers, France

Rosalind Elliott Malcolm Fisher Intensive Care Unit, Royal North Shore Hospital, Northern Sydney Local Health District and Faculty of Health, University of Technology Sydney, Sydney, Australia

E. Wesley Ely Critical Illness, Brain dysfunction and Survivorship (CIBS) Center, Division of Allergy, Pulmonary, and Critical Care Medicine, Vanderbilt University Medical Center, and Geriatric Research Education and Clinical Center (GRECC), VA Tennessee Valley Healthcare System, Nashville, TN, USA

Lauren E. Estep Division of Pulmonary, Allergy, Critical Care and Sleep Medicine, University of Arizona, Tucson, AZ, USA

Erica B. Feldman Division of Pulmonary, Critical Care, Sleep Medicine and Physiology, UC San Diego School of Medicine, La Jolla, CA, USA

Gilles L. Fraser (Ret.) Professor of Medicine, Tufts University, Boston, MA, USA

Brian K. Gehlbach Departments of Internal Medicine and Neurology, University of Iowa, Iowa City, IA, USA

Olivia Gosseries Coma Science Group, GIGA-Consciousness Thematic Unit, GIGA-Research, Liege University, Liege, Belgium

Mojdeh S. Heavner Department of Pharmacy Practice and Science, School of Pharmacy, University of Maryland, Baltimore, MD, USA

Kimia Honarmand Department of Medicine, Division of Critical Care Medicine, Schulich School of Medicine and Dentistry, University of Western Ontario, London, ON, Canada

Christopher W. Jones, PhD Division of Sleep and Chronobiology, Department of Psychiatry, University of Pennsylvania, Philadelphia, PA, USA

Biren B. Kamdar Division of Pulmonary, Critical Care, Sleep Medicine and Physiology, UC San Diego School of Medicine, La Jolla, CA, USA

Melissa P. Knauert Department of Internal Medicine, Section of Pulmonary, Critical Care and Sleep Medicine, Yale School of Medicine, New Haven, CT, USA

Amy S. Korwin Department of Internal Medicine, Section of Pulmonary, Critical Care and Sleep Medicine, Yale School of Medicine, New Haven, CT, USA

Sapna R. Kudchadkar Departments of Anesthesiology & Critical Care Medicine, Pediatrics, and Physical Medicine and Rehabilitation, Johns Hopkins University School of Medicine, Baltimore, MD, USA

Patricia R. Louzon Department of Pharmacy, AdventHealth Orlando, Orlando, FL, USA

Jennifer L. Martin VA Greater Los Angeles Healthcare System, Geriatric Research, Education and Clinical Center and David Geffen School of Medicine at the University of California, Los Angeles, CA, USA

Sharon McKinley University of Technology Sydney, Sydney, Australia

Marie-Anne Melone Department of Internal Medicine, University of Iowa, Iowa City, IA, USA
Department of Pulmonary, Thoracic Oncology and Respiratory Intensive Care, Rouen University Hospital, Rouen, France

Isabel Okinedo Department of Neuroscience, Vanderbilt University, Nashville, TN, USA

Sairam Parthasarathy Division of Pulmonary, Allergy, Critical Care & Sleep Medicine, University of Arizona College of Medicine, Tucson, AZ, USA

Mallory A. Perry Children's Hospital of Philadelphia Research Institute, Philadelphia, PA, USA

Alexander O. Pile Department of Biological Sciences, University of California San Diego, La Jolla, CA, USA

Julia Pilowsky Malcolm Fisher Intensive Care Unit, Royal North Shore Hospital, Northern Sydney Local Health District and Faculty of Health, University of Technology Sydney, Sydney, Australia

Margaret Pisani Section of Pulmonary, Critical Care and Sleep Medicine, Yale University School of Medicine, New Haven, CT, USA

Alejandro A. Rabinstein Division of Neurology, Mayo Clinic, Rochester, MN, USA

Shawniqua Williams Roberson Critical Illness, Brain dysfunction and Survivorship (CIBS) Center, Departments of Neurology and Biomedical Engineering, Vanderbilt University, Nashville, TN, USA

Yoanna Skrobik Department of Medicine, McGill University, Quebec, Canada

Wade Stedman Faculty of Medicine, University of Sydney, Sydney, Australia

Lauren Tobias Veterans Affairs Connecticut Healthcare System, West Haven, CT, USA
Section of Pulmonary, Critical Care and Sleep Medicine, Yale University School of Medicine, New Haven, CT, USA

Paula L. Watson Department of Medicine, Division of Allergy, Pulmonary, and Critical Care, Division of Sleep Disorders, Vanderbilt University Medical Center, Nashville, TN, USA

Gerald L. Weinhouse Division of Pulmonary and Critical Care, Brigham and Women's Hospital and School of Medicine, Harvard University, Boston, MA, USA

目　录

第1章 危重症患者的睡眠特征

第一部分 睡眠碎片化和睡眠中断

Patricia J. Checinski and Paula L. Watson

1 引言

睡眠是一项基本的生理功能，但在危重症成人患者中发生了严重改变。睡眠质量差是危重症幸存患者最常见的抱怨之一。患者的抱怨包括难以入睡和维持睡眠，频繁醒来并难以再进入睡眠状态。睡眠中断不仅会导致情绪困扰，还可能导致认知功能障碍、重症监护室（intensive care unit，ICU）谵妄、免疫功能受损、机械通气时间延长和心脏疾病（参见"睡眠中断的生物学效应""睡眠中断与谵妄的关系""睡眠中断与 ICU 预后的关系""长期预后：危重症幸存者的睡眠"）。睡眠是影响这些临床结果的一个潜在的可改变的危险因素，改善睡眠是改善危重症患者护理的一个重要因素。无论是主观测量方法，如护士和患者问卷调查，还是客观测量方法，如多导睡眠图（polysomnography，PSG）和体动仪，均已被用于评估危重症成人患者的睡眠质量和特征，以此来明确 ICU 睡眠与健康个体的正常睡眠有何不同（参见"日常睡眠评估与监测方法"）。

在对危重症成人患者的睡眠研究中，我们首先在住院的各个阶段评估了异质性人群（例如，内科与外科、病情严重程度低与严重程度高）的睡眠，一些 ICU 研究者是在患者使用了镇静剂和有创机械通气时进行评估，其他研究则评估了无创机械通气患者及短时间从 ICU 过渡患者的睡眠。使用主观评估工具的研究结论认为，与患者理解的正常睡眠相比，ICU 患者的睡眠质量显著下降。患者报告说，噪声尤其是警报和工作人员的对话，是最具破坏性的环境因素（参见"ICU 睡眠中断的风险因素"）。而使用客观评估工具的研究表明，ICU 患者总睡眠时间不同、睡眠结构改变、严重的睡眠碎片化及昼夜节律的改变是最具破坏性的环境因素（参见"危重症患者的睡眠特征：第二部分"）。

2 总睡眠时间

大多数 ICU 睡眠研究表明，ICU 患者在 24 小时内的总睡眠时间（total sleep time，TST）相对正常，但在研究人群和不同研究之间存在很大的差异。这些患者的睡眠通常严重片段化，零散地分布在夜间和白天。Cooper 等报道了 20 例插管、机械通气的 ICU 患者的睡眠特征，并将其分为 3 组：睡眠中断组 [脑电图具有非快速眼动（non-rapid eye movement，NREM）睡眠和快速眼动（rapid eye movement，REM）睡眠特征]、非典型睡眠组（脑电图特征介于睡眠和昏迷之间）和昏迷组。在睡眠中断组和非典型睡眠组中，24 小时内的平均 TST 均为正常（分别为 7 小时和 10 小时），但个体患者之间的 TST 有显著的差异性（图 1-1）。

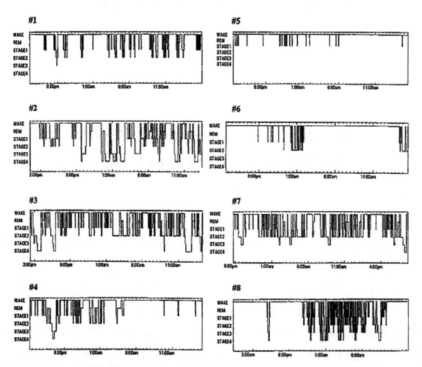

图 1-1　ICU 患者 24 小时睡眠时相序列图。危重症监护期间患者的睡眠严重片段化。通常在这些患者中看不到明确的昼夜节律 [经许可引自 Cooper AB, Thornley KS, Young GB, Slutsky AS, Stewart TE, Hanly PJ. Sleep in critically ill patients requiring mechanical ventilation. Chest. 2000; 117(3):809-818]

在评估 ICU 中不同机械通气（mechanical ventilation，MV）使用频率患者的研究中，TST 和机械通气使用之间似乎没有很强的相关性。例如，两项评估 ICU 中持续使用基础机械通气（分别为 91% 和 100% 使用率）成人患者的多导睡眠图（polysomnography，PSG）研究报告患者的 TST 正常，而另一项仅评估机械通气成人患者的研究提示 TST 减少。在很少使用机械通气患者的 PSG 研究中，一项研究（31% 机械通气使用率）发现患者的 TST 正常，而另一项研究（24% 机械通气使用率）报道 TST 减少。此外，还有研究（54% 机械通气使用率）未能发现基于机械通气使用的 TST 的差异。拔管后 TST 也持续减少，TST 主要在插管期间接受持续镇静的患者中大幅减少。研究发现，在拔管后 24 小时内16.7 小时 [四分位距（IQR）14.9 ～ 17.4] 的 PSG 监测中，TST 中位数仅为 2.4 小时（IQR 1.1 ～ 4.2）。

一项对 13 项使用体动仪而非 PSG 的 ICU 研究的系统评价报道，平均夜间 TST 记录为4.4 ～ 7.8 小时，在整个 24 小时期间，TST 记录范围为 7.1 ～ 12.1 小时。

2.1　TST 测量的挑战

量化危重成人患者 TST 存在着重要挑战：正如"非典型睡眠和病理性觉醒"一章所述，清醒患者可能存在脑电图的睡眠特征，这种现象被称为病理性觉醒。一些研究表明，在清醒和可互动的患者中存在脑电图 δ 波活动（NREM 睡眠深慢波的特征），这些发现可能导致 TST 测量错误。Watson 等研究了 37 例机械通气成人患者的睡眠，试图描述非典型 PSG 发现，并协助制订 ICU 睡眠评分的试点方案。其主要发现包括清醒和可互动的患者的 θ 波活动（通常提示睡眠的频率）占主导地位，同时上述患者中一例接受简单指令的患者其脑电图 δ 波活动（慢波睡眠频率）超过 20%（图 1-2A）。此外，研究还发现昏迷患者的脑电图模式各不相同，从与浅睡眠、N1 期和 N2 期睡眠相一致（图 1-2B）到持续的脑电图等电位脑电活动（图 1-2C）。脑电图和体格检查结果之间缺乏相关性使得对睡眠的准确评估极为困难。因此，在量化 TST 时，应伴随脑电图记录的同时进行患者行为评估。持续研究危重患者睡眠评分模式将有助于未来 TST 评估及不同睡眠阶段的时间量化。

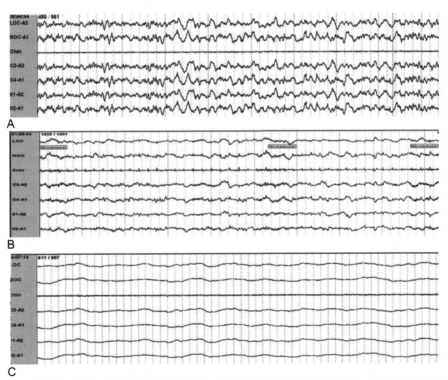

图 1-2　A. 病理性觉醒示例。患者清醒并遵循指令，但脑电图显示与 N3 期睡眠一致的大比例 δ 波。B. 如果使用标准的美国睡眠医学会（AASM）判读标准，昏迷患者的脑电图将被标记为 N1 期睡眠。C. 昏迷患者的脑电图显示完全缺乏脑电图 / 皮质活动 [经许可引自 Watson PL, Pandharipande P, Gehlbach BK, et al. Atypical sleep in ventilated patients: empirical electroencephalography findings and the path toward revised ICU sleep scoring criteria. Crit Care Med. 2013; 41(8):1958-1967]

体动仪使用患者肢体大动作活动来估测睡眠，因此无法区分生理性睡眠和静止性觉醒。在危重患者中，使用物理约束、镇静药物，以及疾病本身的直接影响都有可能导致体动减少，从而影响体动仪测量睡眠的可靠性。有趣的是，即使是年轻的、非机械通气、不使用镇静剂、无物理约束的 ICU 患者，与未入住 ICU 的住院患者相比，其活动度也有所下降。有研究将体动仪与 PSG、脑电双频谱指数（BIS）、护士评估和患者评估进行比较，结果显示体动仪高估了 TST。

在 ICU 住院的成人中，TST 的差异可归因于入院诊断、疾病严重程度、机械通气和药物使用的差异。危重成人患者经常接受镇静药物，包括苯二氮䓬类、右美托咪定、阿片类和丙泊酚。正如"正常睡眠与镇静期间意识改变的比较"及"ICU 常用药物对睡眠的影响"章节中强调的，镇静在生理上与睡眠不同，镇静药物的使用可能导致患者活动减少和睡眠脑电图特征改变，这提示 TST 测量值可能比真实时间要长。

3　睡眠片段化

3.1　采用客观评估方法的研究

虽然文献中报道的 ICU TST 各不相同，但均发现 ICU 住院的成人患者存在明显的睡眠碎片化，分布在夜间和白天，其中很大一部分睡眠发生在白天。ICU 住院患者经常发生觉醒（脑电图频率突然增加，持续 3 ～ 15 秒）和清醒（脑电图活动持续 > 15 秒）。睡眠片段化有可能是非常严重的：一项 ICU 研究发现，患者每小时可经历 27 次觉醒，平均连续睡眠时间仅为 3 分钟。另一项研究显示，患者平均每次睡眠时间仅为 15 分钟。觉醒和清醒也可频繁发生在患者拔管后：一项研究报道了患者每小时发生了 25 次觉醒和清醒事件。觉醒频率在白天和夜间均可增加。Knauert 等在非典型睡眠患者中也发现了类似的结果，夜间每小时 32.3 次 NREM 觉醒，白天每小时 34.6 次 NREM 觉醒。

一项将睡眠中断患者与非典型睡眠患者进行比较的 ICU 队列研究展示了两组患者 24 小时内睡眠分布情况（睡眠中断组：白天 54%，夜间 46%；非典型睡眠组：白天 60%，夜间 40%）。图 1-1 描述了睡眠中断组中 8 名患者的睡眠时相序列图，并说明了个体患者之间不同程度的睡眠片段化情况。Freedman 等报道了类似的发现，57% 的睡眠发生在白天，43% 发生在夜晚。图 1-3 显示了这些患者睡眠分布的时相序列图。其他几项研究也进一步证实了 ICU 患者白天睡眠的增加。表 1-1 总结了几项 PSG 研究的总睡眠时间、昼夜睡眠分布、睡眠片段化和睡眠阶段的数据。

使用体动仪进行的 ICU 睡眠研究也表明了睡眠片段化。一项早期研究发现，连续监测 72 小时，患者在白天和夜间睡眠时间较短，睡眠时间仅持续 1 小时。作者还报道了褪黑素分泌模式的异常（参见"危重症患者的睡眠特征：第二部分"）。一项针对 16 例未使用通气治疗的烧伤患者的研究表明，其睡眠明显片段化，片段睡眠平均只有 15.6 分钟。一项对 13 项 ICU 睡眠研究的系统性评价指出，患者夜间平均醒来次数为每晚 1.4 ～ 49 次。

3.2　采用主观评估方法的研究

理查兹 - 坎贝尔 (Richards-Campbell) 睡眠问卷（RCSQ）是专为危重患者开发的，且与 PSG 呈中度相关性，要求患者使用 0 ～ 100 分的视觉模拟量表（分数越高表示睡眠质量越好，得分 < 50 分表示睡眠不佳）自我报告其 5 个方面（即睡眠潜伏期、睡眠效率、睡眠深度、觉醒次数和整体睡眠质量）的睡眠情况。许多研究使用 RCSQ 对 ICU 睡眠进行了描述，在一个混合 ICU 队列研究中，发现 RCSQ 评分的中位数（IQR）为 58（32 ～ 70），呈中度下降。在入住 ICU 至少 2 晚且未使用镇静剂的成人中，平均 RCSQ 评分为 45.5。在

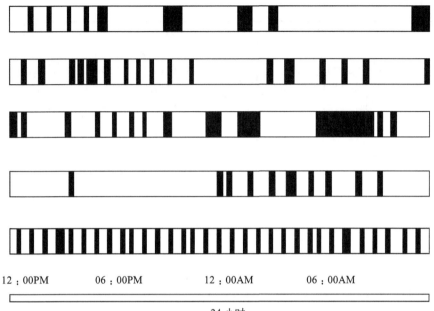

12：00PM　　　　06：00PM　　　　12：00AM　　　　06：00AM

24 小时

图 1-3　24 小时期间 5 名受试者睡眠和觉醒时相序列示意图。黑色区域代表睡眠，白色区域代表觉醒 [经许可引自 Freedman NS, Gazendam J, Levan L, Pack AI, Schwab RJ. Abnormal sleep/wake cycles and the effect of environmental noise on sleep disruption in the intensive care unit. Am J Respir Crit Care Med.2001;163(2):451-457]

表 1-1　危重症成人患者的睡眠特征总结

睡眠研究（N）	有创机械通气比例（%）	总睡眠时间（小时）[均值（SD）]	总睡眠时间分布：白天（D）、夜间（N）（%）	觉醒（平均每小时的次数）[均值（SD）]	清醒（平均每小时的次数）[均值（SD）]	慢波睡眠 [占总睡眠时间的百分比（%）][均值（SD）]	REM 睡眠 [占总睡眠时间的百分比（%）][均值（SD）]
Cooper et al.[a]（睡眠中断）N =8	100	D: 3.0 (1.9)N: 4.0 (2.9)	54 | 46	—	D: 17 (12)N: 22 (25)	D: 15 (14)N: 10 (17)	D: 9 (6)N: 10 (14)
Cooper et al.（非典型睡眠）N =5	100	D: 6 (3)N: 4 (2)	60 | 40	D: 8 (5)N: 5 (3)	D: 6 (3)N: 7 (5)	D: 46 (47)N: 45 (51)	D: 4 (5)N: 4 (9)
Elliott et al.[b]N =53	54	5.0 (2.9～7.2)	41 | 59	27.0 (14.0～37.5)	—	0 (0～1)	0 (0～6)
Freedman et al.N =17	91[c]	8.8 (5.0)	57 | 43	11.6 + 5.0	—	9 (18)	6 (9)
Friese et al.N =16	31	8.3 (6.5)	—	—	6.2	0.3 (0.6)	3.3 (6.2)

续表

睡眠研究（N）	有创机械通气比例（%）	总睡眠时间（小时）[均值（SD）]	总睡眠时间分布：白天（D）、夜间（N）（%）	觉醒（平均每小时的次数）[均值（SD）]	清醒（平均每小时的次数）[均值（SD）]	慢波睡眠[占总睡眠时间的百分比（%）][均值（SD）]	REM睡眠[占总睡眠时间的百分比（%）][均值（SD）]
Gabor et al. N =7	100	6.2（2.5）	48｜52	10.7（5.9）	10.9（7.6）	2.7（3.3）	14.3（9.8）
Knauert et al.[d]（典型睡眠）N =14	24[e]	6.2（1.5）	32｜68	NREM:33.0（13.3）REM:18.7（16.1）	—	3.9（5.9）	12.9（14.2）
Knauert et al.（非典型睡眠）N =9	24[e]	4.8（3.4）	37｜63	NREM:26.5（6.0）REM:12.4（4.9）	—	—	6.8（6.0）
Thille et al.[b] N =52	0	2.4（1.1～4.2）	—	25（13～32）[f]	25（13～32）[f]	17（0～66）[g]	0（0～8）[g]

注：D. 日间监测；N. 夜间监测；—. 研究未提供具体结局数据。

a 研究将患者分为两组（睡眠中断和非典型睡眠），并分别提供白天和夜间监测数据；b 研究以中位数和四分位数范围为数据值，而不是平均值和标准差；c 该研究最初招募了22名患者，但只有17名患者有可评分的脑电图数据，这一百分比反映了最初的22例患者的数据；d 研究评估了NREM睡眠和REM睡眠的觉醒；e 研究为整个实验组提供机械通气，而不是针对典型或非典型睡眠的某一组；f 研究将觉醒和清醒组合在一起以表达数据价值；g 研究提供了睡眠各阶段持续的总时间，而不是总睡眠时间的百分比

另一个ICU队列中，ICU患者清醒时平均RCSQ评分为46.4，睡眠质量为45.3，睡眠深度评分最低，为40.4。尽管RCSQ评估既实用又价格低廉，但很大一部分ICU患者因谵妄或镇静而无法自我报告睡眠质量。尽管有人提出用护士代替患者进行RCSQ评估，但患者和护士之间的一致性很差，护士倾向于高估睡眠深度和恢复睡眠。睡眠评估方法在"日常睡眠评估与监测方法"一章中进行了更详细的讨论。

3.3 睡眠片段化的原因

由ICU环境产生的觉醒、清醒和睡眠片段化与频繁的医疗评估、房间照明强度、噪声水平、呼吸机模式、设置和人机不同步有关。一项系统评价纳入了62项评估危重患者睡眠中断危险因素的研究，发现了影响大多数患者睡眠质量的多个变量（有关睡眠中断危险因素的更详细讨论，参见"ICU睡眠中断的风险因素"）。这篇综述纳入了对17项研究的分析，这些研究报道了患者确定的因素，并发现最常见的睡眠中断原因是焦虑／恐惧（42%）、噪声（42%）、疼痛（39%）、床不适应（38%）及其他不适（34%）、对医疗设备的依赖（37%）、护理活动（33%）和光线（33%）。这篇综述还强调了以上危险因素在患者间的差异，可能是由于不同研究之间使用的方法不同。例如，虽然有6项研究证明噪声是ICU睡眠的重要干扰因素，但另外两项研究没有发现任何关联。

重症监护睡眠问卷（SICQ）是一项由 7 个问题组成的调查问卷，引导患者评估他们的睡眠质量和感知环境对睡眠的影响。使用这个工具，患者认为噪声是最令人不安和困扰的，其次是护理干预、光线、诊断检查、生命体征、抽血和药物的使用。然而，当使用 PSG 调查睡眠片段化的原因时，发现只有 11.5% 的唤醒和 17% 的觉醒与环境噪声有关。Gabor 等进一步区分了哪个声音强度的唤醒 / 觉醒频率最高，发现 11.7% 发生在 10dB，30.8% 发生在 75dB 及以上。相比之下，护理操作每小时平均干扰睡眠 7.8 次，吸痰操作可造成 62.8% 的睡眠中断。

虽然目前尚不清楚使用机械通气本身是否会扰乱睡眠，但一些研究评估了呼吸机模式对睡眠质量的影响。与辅助控制（AC）模式相比，使用压力支持（PS）模式与更频繁的觉醒和清醒相关。然而，Cabello 等发现，使用 AC 模式、临床调整 PS 模式和自动调整 PS 模式患者的睡眠片段化指数或 REM 睡眠和慢波睡眠百分比没有显著差异。患者 - 呼吸机人机不同步与睡眠中断之间存在很强的相关性。另一项研究发现，PS 通气与比例辅助通气相比，每小时睡眠觉醒的频率更高。

关于机械通气和睡眠的深入讨论参见"机械通气与睡眠"。

3.4　睡眠和临床预后

睡眠剥夺和睡眠片段化与呼吸功能改变、免疫功能障碍和谵妄相关。目前仅有少数研究评估了睡眠对呼吸功能的影响。在健康的成人中，一整晚睡眠剥夺会降低大脑的呼吸运动皮质的输出，从而降低呼吸耐力。在因急性呼吸衰竭入院并接受无创通气 (non-invasive ventilation，NIV) 治疗的患者中，NIV 治疗失败的患者夜间日间 TST 比率明显低于 NIV 治疗成功的患者。与 NIV 治疗成功的患者相比，NIV 治疗失败的患者在快速眼动期花费的时间只有 NIV 治疗成功患者的 25%（6 分钟 vs. 26 分钟）。

睡眠中断可能会增加 ICU 谵妄。一项早期 ICU 研究发现，75 分钟不间断睡眠周期较少而睡眠片段较多的患者，其精神状态改变程度更大。

健康个体的睡眠剥夺也被证明会对免疫功能产生不利影响。即使是一晚的睡眠剥夺也会对疫苗接种反应产生负面影响。睡眠剥夺与自主神经系统功能障碍有关，可能导致心律失常的增加。睡眠觉醒会导致交感神经活动、血压和心率的短暂激增；由于促炎性细胞因子 [如白细胞介素 6（IL-6）、肿瘤坏死因子 α（TNF-α）、C 反应蛋白（CRP）] 的增加，睡眠剥夺可能会对心血管健康产生不利影响。

有关睡眠剥夺后果的详细讨论，请参见"睡眠中断的生物学效应""睡眠中断与谵妄的关系：第一部分""睡眠中断与谵妄的关系：第二部分""睡眠中断与 ICU 预后的关系""长期预后：危重症幸存者的睡眠"。

4　睡眠阶段中断

4.1　PSG 研究总结

睡眠分为非快速眼动（NREM）阶段（N1、N2 和 N3 期）和快速眼动（REM）阶段。正常睡眠的特征是这些阶段的有序过渡，即从睡眠最浅的 N1 期到 N2 和 N3 期（也称为慢波睡眠），再到 REM 期。健康个体通常在睡眠期间每晚循环上述周期 4 ～ 5 次。与健康成人相比，危重症患者经历频繁的睡眠中断，通常是由于片段化（见上文），因此浅睡眠（N1

和 N2 期）的频率较高，恢复性的深睡眠（N3 期）和 REM 期出现的频率较少（或不存在）（图 1-4）。

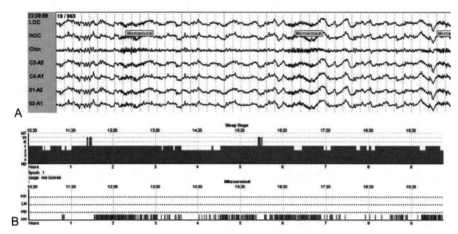

图 1-4　ICU 患者的睡眠通常出现严重片段化，其特征是浅睡眠增加，慢波睡眠和快速眼动睡眠不足。A. 多导睡眠描记记录一名危重镇静患者的睡眠片段，约每 10 秒记录到一次微觉醒。B. 同一患者的睡眠直方图显示以第一阶段睡眠为主，伴有频繁的微觉醒 [经许可改编自 Weinhouse GL and Watson PL. Sedation and sleep disturbances in the ICU. Crit Care Clin 2009 Jul; 25(3):539-49]

　　虽然 N1 期睡眠仅占健康成人 TST 的 5% ～ 10%，但它通常是危重症成人患者的主要睡眠阶段（表 1-1）。例如，在一项 ICU PSG 研究中，N1 期睡眠占 TST 的 59%；N2 期、N3 期和 REM 期分别占 26%、9% 和 6%。另一项 ICU PSG 研究将典型和非典型 TST 一分为二，发现典型睡眠的 TST 中 N1 期占 22.7%，N2 期占 60.4%，N3 期占 3.9%，REM 期占 12.9%。在非典型睡眠的 TST 中，REM 期仅占 6.8%。另一项 ICU 研究发现，慢波睡眠或快速眼动睡眠的中位时间均为 0。Cooper 等评估了白天和夜间慢波睡眠和快速眼动睡眠所占的百分比，发现没有显著差异。在睡眠紊乱组中，慢波睡眠和快速眼动睡眠分别占白天 TST 的 15% 和 9%，分别占夜间 TST 的 10% 和 10%。

4.2　睡眠剥夺的原因

　　ICU 中深睡眠时间减少的具体原因尚不清楚，可能受多因素影响，但药物治疗可能是一个促成因素。正如 "ICU 常用药物对睡眠的影响" 一章所述，许多常见 ICU 药物与慢波睡眠和快速眼动睡眠减少有关。血管升压药、镇静剂和镇痛剂的这种作用很明显。然而，一项针对插管患者的 ICU 研究发现，在 ICU 期间不使用镇静剂和阿片类药物时，TST 中 REM 睡眠期时间同样较低。此外，一项针对最近未使用镇静剂的拔管患者的研究发现 TST 中 REM 或慢波睡眠 (slow wave sleep，SWS) 占比仍非常低。

　　ICU 患者的睡眠自然进程频繁中断导致睡眠片段化，这是慢波睡眠时间大大减少和有时不存在 REM 睡眠的重要因素。SWS 和 REM 睡眠中 TST 的变异性可能取决于夜间睡眠的评估时间。一项 ICU PSG 研究将夜间记录分为早期和晚期，发现 SWS 更可能发生在夜间早期，REM 睡眠更可能发生在夜间晚期。

4.3　睡眠阶段剥夺的后果

在自主呼吸试验（SBT）失败的 ICU 患者中，发现无 REM 睡眠的患者（与 REM 患者相比）需要额外 2 日机械通气。在近期拔管的患者中，存在 REM 睡眠比没有 REM 睡眠的患者其再插管率显著降低。

REM 明显降低（< TST 的 6%）也与 ICU 谵妄的发生率更高有关。非典型睡眠以 K 复合波和睡眠纺锤波缺失（提示 N2 期睡眠缺失）为标志，提示重度脑病和死亡的风险更高。

SWS 与炎症控制有关。因此，SWS 的减少可能会降低身体对脓毒症的反应。

睡眠剥夺对 ICU 和 ICU 预后结局的影响在章节"睡眠中断与 ICU 预后的关系"和"长期预后：危重症幸存者的睡眠"有更详细的讨论。

5　结论

总之，危重症成人患者存在严重的睡眠片段化和睡眠阶段中断，其特征是白天和夜间频繁的唤醒和觉醒，从而减少了恢复性睡眠阶段 TST 中的 SWS 和 REM 睡眠。除了情绪困扰外，睡眠中断还可能导致谵妄、机械通气时间延长和免疫功能障碍。了解睡眠中断的可改变危险因素和促进睡眠改善的策略对于改善 ICU 护理至关重要。然而，在 ICU 中，睡眠中断对临床结果的干扰因多重挑战而变得复杂，特别是在使用镇静剂影响脑电图检查结果和患者运动的情况下。因此，未来需要更大规模的对照研究，以更好地了解睡眠片段化和睡眠阶段中断对危重患者临床结果的影响。

（译者　王　怡）

参 考 文 献

1. Simini B. Patients' perceptions of intensive care. Lancet. 1999;354:571-2.

2. Devlin JW, Skrobik Y, Gelinas C, et al. Clinical practice guidelines for the prevention and management of pain, agitation/sedation, delirium, immobility, and sleep disruption in adult patients in the ICU. Crit Care Med. 2018;46(9):e825-73.

3. Cooper AB, Thornley KS, Young GB, Slutsky AS, Stewart TE, Hanly PJ. Sleep in critically ill patients requiring mechanical ventilation. Chest. 2000;117(3):809-18.

4. Freedman NS, Gazendam J, Levan L, Pack AI, Schwab RJ. Abnormal sleep/wake cycles and the effect of environmental noise on sleep disruption in the intensive care unit. Am J Respir Crit Care Med. 2001;163(2):451-7.

5. Elliott R, McKinley S, Cistulli P, Fien M. Characterisation of sleep in intensive care using 24-hour polysomnography: an observational study. Crit Care. 2013;17(2):R46.

6. Friese RS, Diaz-Arrastia R, McBride D, Frankel H, Gentilello LM. Quantity and quality of sleep in the surgical intensive care unit: are our patients sleeping? J Trauma. 2007;63(6):1210-4.

7. Gabor JY, Cooper AB, Crombach SA, et al. Contribution of the intensive care unit environment to sleep disruption in mechanically ventilated patients and healthy subjects. Am J Respir Crit Care Med. 2003;167(5):708-15.

8. Knauert MP, Yaggi HK, Redeker NS, Murphy TE, Araujo KL, Pisani MA. Feasibility study of unattended polysomnography in medical intensive care unit patients. Heart Lung. 2014;43(5):445-52.

9. Thille AW, Barrau S, Beuvon C, et al. Role of sleep on respiratory failure after extubation in the ICU. Ann Intensive Care. 2021;11(1):71.

10. Schwab KE, Ronish B, Needham DM, To AQ, Martin JL, Kamdar BB. Actigraphy to evaluate sleep in the intensive care unit. A systematic review. Ann Am Thorac Soc. 2018;15(9):1075-82.

11. Drouot X, Roche-Campo F, Thille AW, et al. A new classification for sleep analysis in critically ill patients. Sleep Med. 2012;13(1):7-14.

12. Watson PL, Pandharipande P, Gehlbach BK, et al. Atypical sleep in ventilated patients: empiri-cal elec-troencephalography findings and the path toward revised ICU sleep scoring criteria. Crit Care Med. 2013;41(8):1958-67.

13. Gupta P, Martin JL, Needham DM, Vangala S, Colantuoni E, Kamdar BB. Use of actig-raphy to character-ize inactivity and activity in patients in a medical ICU. Heart Lung. 2020;49(4):398-406.

14. Beecroft JM, Ward M, Younes M, Crombach S, Smith O, Hanly PJ. Sleep monitoring in the inten-sive care unit: comparison of nurse assessment, actigraphy, and polysomnography. Intensive Care Med. 2008;34:2076-83.

15. van der Kooi AW, Tulen JH, van Eijk MM, et al. Sleep monitoring by actigraphy in short-stay ICU patients. Crit Care Nurs Q. 2013;36(2):169-73.

16. Bourne RS, Mills GH, Minelli C. Melatonin therapy to improve nocturnal sleep in criti-cally ill patients: encouraging results from a small randomised controlled trial. Crit Care. 2008;12(2):R52.

17. Mistraletti G, Taverna M, Sabbatini G, et al. Actigraphic monitoring in critically ill patients: preliminary results toward an "observation-guided sedation". J Crit Care. 2009;24(4):563-7.

18. Kroon K, West S. 'Appears to have slept well': assessing sleep in an acute care setting. Contemp Nurse. 2000;9(3-4):284-94.

19. Raymond I, Ancoli-Israel S, Choiniere M. Sleep disturbances, pain and analgesia in adults hospitalized for burn injuries. Sleep Med. 2004;5(6):551-9.

20. Weinhouse GL. Pharmacology I: effects on sleep of commonly used ICU medications. Crit Care Clin. 2008;24(3):477-91, vi.

21. Shilo L, Dagan Y, Smorjik Y, et al. Patients in the intensive care unit suffer from severe lack of sleep asso-ciated with loss of normal melatonin secretion pattern. Am J Med Sci. 1999;317(5):278-81.

22. Richards KC, O'Sullivan PS, Phillips RL. Measurement of sleep in critically ill patients. J Nurs Meas. 2000;8(2):131-44.

23. Frisk U, Nordstrom G. Patients' sleep in an intensive care unit—patients' and nurses' percep-tion. Inten-sive Crit Care Nurs. 2003;19(6):342-9.

24. Chen LX, Ji DH, Zhang F, et al. Richards-Campbell sleep questionnaire: psychometric proper-ties of Chi-nese critically ill patients. Nurs Crit Care. 2019;24(6):362-8.

25. Cabello B, Thille AW, Drouot X, et al. Sleep quality in mechanically ventilated patients: com-parison of three ventilatory modes. Crit Care Med. 2008;36(6):1749-55.

26. Pulak LM, Jensen L. Sleep in the intensive care unit: a review. J Intensive Care Med. 2016;31(1):14-23.

27. Honarmand K, Rafay H, Le J, et al. A systematic review of risk factors for sleep disruption in critically ill adults. Crit Care Med. 2020;48(7):1066-74.

28. Richards KC, Wang YY, Jun J, Ye L. A systematic review of sleep measurement in critically ill patients. Front Neurol. 2020;11:542529.

29. Fanfulla F, Ceriana P, D'Artavilla Lupo N, Trentin R, Frigerio F, Nava S. Sleep disturbances in patients admitted to a step-down unit after ICU discharge: the role of mechanical ventilation. Sleep. 2011;34(3):355-62.

30. Elbaz M, Leger D, Sauvet F, et al. Sound level intensity severely disrupts sleep in ventilated ICU patients throughout a 24-h period: a preliminary 24-h study of sleep stages and associated sound levels. Ann Inten-sive Care. 2017;7(1):25.

31. Roche-Campo F, Thille AW, Drouot X, et al. Comparison of sleep quality with mechanical versus sponta-

neous ventilation during weaning of critically III tracheostomized patients. Crit Care Med. 2013;41(7):1637-44.

32. Parthasarathy S, Tobin MJ. Effect of ventilator mode on sleep quality in critically ill patients. Am J Respir Crit Care Med. 2002;166(11):1423-9.

33. Bosma K, Ferreyra G, Ambrogio C, et al. Patient-ventilator interaction and sleep in mechani-cally ventilated patients: pressure support versus proportional assist ventilation. Crit Care Med. 2007;35(4):1048-54.

34. Rault C, Sangare A, Diaz V, et al. Impact of sleep deprivation on respiratory motor output and endurance. A physiological study. Am J Respir Crit Care Med. 2020;201(8):976-83.

35. Roche CF, Drouot X, Thille AW, et al. Poor sleep quality is associated with late noninva-sive ventilation failure in patients with acute hypercapnic respiratory failure. Crit Care Med. 2010;38(2):477-85.

36. Weinhouse GL, Schwab RJ, Watson PL, et al. Bench-to-bedside review: delirium in ICU patients - importance of sleep deprivation. Crit Care. 2009;13(6):234.

37. Helton MC, Gordon SH, Nunnery SL. The correlation between sleep-deprivation and the intensive-care unit syndrome. Heart Lung. 1980;9(3):464-8.

38. Ely EW, Shintani A, Truman B, et al. Delirium as a predictor of mortality in mechanically ventilated patients in the intensive care unit. JAMA. 2004;291(14):1753-62.

39. Besedovsky L, Lange T, Born J. Sleep and immune function. Pflugers Arch. 2012;463(1):121-37.

40. Lange T, Perras B, Fehm HL, Born J. Sleep enhances the human antibody response to hepatitis A vaccination. Psychosom Med. 2003;65(5):831-5.

41. Spiegel K, Sheridan JF, Van Cauter E. Effect of sleep deprivation on response to immunization. JAMA. 2002;288(12):1471-2.

42. Tobaldini E, Costantino G, Solbiati M, et al. Sleep, sleep deprivation, autonomic nervous sys-tem and cardiovascular diseases. Neurosci Biobehav Rev. 2017;74(Pt B):321-9.

43. Sforza E, Chapotot F, Lavoie S, Roche F, Pigeau R, Buguet A. Heart rate activation dur-ing spontaneous arousals from sleep: effect of sleep deprivation. Clin Neurophysiol. 2004;115(11):2442-51.

44. Kondo H, Ozone M, Ohki N, et al. Association between heart rate variability, blood pressure and autonomic activity in cyclic alternating pattern during sleep. Sleep. 2014;37(1):187-94.

45. Faraut B, Boudjeltia KZ, Vanhamme L, Kerkhofs M. Immune, inflammatory and cardiovascu-lar consequences of sleep restriction and recovery. Sleep Med Rev. 2012;16(2):137-49.

46. Weinhouse GL, Watson PL. Sedation and sleep disturbances in the ICU. Anesthesiol Clin. 2011;29(4):675-85.

47. Thille AW, Reynaud F, Marie D, et al. Impact of sleep alterations on weaning duration in mechanically ventilated patients: a prospective study. Eur Respir J. 2018;51(4)

48. Trompeo AC, Vidi Y, Locane MD, et al. Sleep disturbances in the critically ill patients: role of delirium and sedative agents. Minerva Anestesiol. 2011;77(6):604-12.

49. Knauert MP, Gilmore EJ, Murphy TE, et al. Association between death and loss of stage N2 sleep features among critically ill patients with delirium. J Crit Care. 2018;48:124-9.

第二部分　昼夜节律紊乱

Marie-Anne Melone and Brian K. Gehlbach

1　引言

生物钟是生物体的共有属性，它能够保障生物体作息时间的合理分配。地球 24 小时的旋转是内在昼夜节律钟演变的主要进化力量。每个细胞都有运行周期约为 24 小时的内源性的昼夜节律钟或振荡器。为了适应地球 24 小时旋转，使用极端的线索来重置或控制它的节奏是必要的。这些线索被命名为"时间给予者"（time-givers），其中对人类影响最大的是明 - 暗周期。

　　原始非转录的生物昼夜节律可能最早在 25 亿年前的大氧化事件中就开始进化，以保护生物体免受活性氧的影响。无论起源时间的长短，昼夜节律都赋予了物种预测日常变化的能力，约 40% 的人类基因受昼夜节律控制。因此，就出现了许多变化周期为 24 小时的生理节律，包括睡眠活动周期、核心体温波动、心率周期、激素分泌周期和新陈代谢周期。这些昼夜节律使生物体能够预测每天的身体变化，并使它们的活动与这些变化保持一致，以适应外部环境。环境的周期变化也驱使内部生物钟基因进化，这些基因根据外部条件调整内部生理变化。本章节是"危重症患者的睡眠特征第一部分"的配套内容，介绍昼夜节律生物学的基本原理，描述重症监护室中潜在的昼夜节律干扰因素和危重患者的昼夜节律特征。

2　昼夜节律系统的生理学

　　昼夜节律产生机制是一种被称为转录 - 翻译反馈环的分子机制。视交叉上核（suprachiasmatic nucleus，SCN）神经元作为昼夜节律钟的控制者，在生物体层面上协调昼夜节律。节律钟以双向方式与特定的组织节律相互作用，其活动可由特定的时间给予者转换呈现（图 1-5）。

2.1　分子基础

　　在一个恒定的环境中（例如，在没有其他授时因子的稳定黑暗环境中）各种生物钟基因维持着昼夜节律，而昼夜节律又是昼夜生物钟能力的体现。昼夜生物钟的特点可比喻为一个系统，即用一种有规律的方式趋向返回到之前离开的平衡点。为了实现这一点，需要一个过程，其物质可反馈减缓该过程本身的速度。即昼夜节律钟受控于转录 - 反馈环（transcription-translation feedback loop，TTFL）。TTFL 系统把时钟基因作为转录的激活剂，然后将蛋白质从细胞核释放到细胞质中，对其自身的转录进行负向调节，从而形成一个负反馈循环。到目前为止，人们已经描述了 6 个互相紧密结合的 TTFL。在第一阶段中，CLOCK-BMAL1 异质体诱导时钟基因 *PER* 和 *CRY* 的表达，抑制 CLOCK-BMAL1 的转录活性及其自身的表达。同样，CLOCK-BMAL1 能够引起其他调节 BMAL1 生物钟的基因的表达。这些互相连接的反馈环路构成的网络组成了基因网，并且表达出了一个稳定而又精确的昼夜节律。

2.2　中央时钟

　　中央时钟定位在下丘脑的 SCN。SCN 由位于下丘脑前腹的神经元结构组成，细分为两个解剖部分：视丘上方的腹侧核心区和接受核心区输入的背侧壳区。SCN 通过视网膜下丘脑束接收来自含有黑色素的视网膜神经节细胞的直接输入，再依次投射到大脑和激素分泌系统，从而使整个大脑和身体的其他昼夜节律钟同步化。

　　SCN 通过其对褪黑素分泌的调节（下文讨论）和对睡眠调节系统（如下丘脑背内侧核）的直接投射来调节睡眠时间。同样，Nauta 等描述了下丘脑前部病变导致的觉醒时间延长

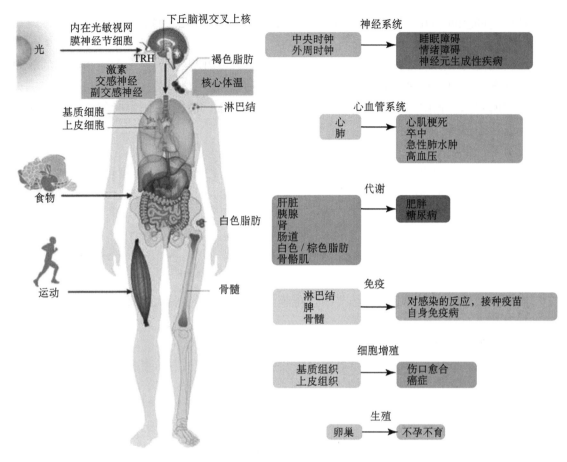

图 1-5 人类的中央时钟和外周时钟
TRH. 促甲状腺激素释放激素

和下丘脑后部病变导致的睡眠时间延长的综合征。睡眠觉醒调节是由昼夜交替的警戒过程和将增加睡眠压力与增加觉醒时间联系起来的平衡过程的相互作用产生的。昼夜节律警戒信号在夜间减少促进了睡眠的巩固。睡眠和昼夜节律之间相互作用的其他证据是由睡眠时间的丢失对时钟基因表达的影响证明的。并且，SCN 纤维还投射到合成褪黑素的松果体，以及调节核心体温、皮质醇和自主神经系统的其他下丘脑区域。

总而言之，SCN 神经元活动协调睡眠觉醒节律，并在调节和协调多种生物学、免疫学和代谢功能方面发挥着重要作用。

2.3 诱导作用

SCN 神经元具有内源节律性，这意味着即使在没有外部影响的情况下，它们也会在一段时间内进行节律更替。此外，将这些神经元移植到 SCN 被切除的动物身上，可以恢复其昼夜节律。中央时钟在人类中的自由运行周期约为 24.2 小时。因此，中央时钟需要被外部线索调控，或与之同步，以适应地球 24 小时的旋转。光是诱导 SCN 活动的最有力的因素，持续的光照射会导致 SCN 活动的不同步化。SCN 从这些表达光色素中黑色素的光感受器中接收一天中的光照时间信息。内在光敏视网膜神经节细胞（intrinsically photosensitive retinal ganglion cell，iPRGC）的活动取决于五个不同的影响因素。

1. 时间

在夜晚相对早期暴露在光线下会导致相位延迟，从而使身体为第二天晚些时候的节律变化做好准备。而在相对晚期的夜晚暴露在光线下会导致相位提前，从而使身体为第二天早些时候的节律变化做好准备。在临床实践中，光照疗法可以促进睡眠时相延迟综合征患者的睡眠觉醒周期。

2. 剂量（强度）

昼夜节律调节有效剂量为 7000 ～ 13 000lux。春季白天的光线强度可能为 32 000 ～ 60 000lux。但即使是 80lux 也能使昼夜节律钟发生明显的相位变化。

3. 曝光时间

在果蝇中，持续的光照干扰了 period 基因和 timeless 基因（*PER/TIM*）异二聚体复合物的降解。

4. 波长

本质上对光敏感的视网膜神经节细胞在蓝色光谱中表现出最大的敏感性，而低强度的红光似乎并不会抑制褪黑素的产生。

5. 先前的光照历史

总的来说，非昼夜节律的光照射有可能改变基因表达模式，改变褪黑素的分泌，并破坏睡眠的持续时间和总时间。

2.4　外周时钟

外周昼夜节律时钟分布在整个身体的各种组织和器官中。例如，肝细胞有时钟基因，在没有授时因子的情况下能够维持节律。同样，大脑的其他部分也能独立于 SCN 维持昼夜节律。在 SCN 缺失的小鼠中，周围组织仍有节律，但它们的工作方式不协调，这表明 SCN 是一个同步器。

以前认为食物摄入的时间在人类中不太重要，但在最近的研究中发现，食物摄入的时间是人类外周组织的授时因子，可能在调节新陈代谢中发挥重要作用。错误的葡萄糖、皮质激素和胰岛素可能改变肝脏中潜在的 *per* 基因的表达，可能导致免疫反应、皮质激素的产生和代谢的改变。此外，肝脏以外的外周时钟可能因限制性摄入食物而发生转变。例如，在预期进餐的小鼠模型中，其运动、皮质酮分泌、体温和一些代谢参数都会增加。

体感温度也是协调睡眠和活动时间的一个因素。即使是器官特定的微环境也会对各自的外周器官产生不同的影响。例如，最近有研究发现低氧在肝、肺和肾中以不同的方式影响时钟基因的表达，这表明运动对周围组织的分子时钟有特定的同步效应。此外，定时运动可以重置骨骼肌中的昼夜节律钟。社会活动可能是次要的授时因子。尽管存在大量的社会因素（工作、家庭、闹钟、导盲犬等），但大多数盲人表现出自由运行的昼夜节律。

总而言之，身体的设计是为了调整进食／禁食、睡眠／觉醒和活动／静止周期，以便在特定环境中生存。如果没有这样的设计，就会导致不利健康的后果（图 1-5）。目前，通过室内灯光和电子设备在 24 小时内持续光照可以改变时钟基因的表达和褪黑素的分泌，这对外部和内部的同步有潜在的有害影响。时差和轮班工作会使内部器官节律和环境因素不同步，从而导致代谢性疾病、心血管疾病、肿瘤和精神健康疾病的出现。

3　昼夜节律的测量

昼夜节律性可以通过代表生物钟输出的不同生物标志物进行评估。使用最广泛的生物标志物是褪黑素、核心体温和皮质醇（图 1-6）。

3.1　褪黑素、6- 磺酸基褪黑素水平

褪黑素在松果体中经 SCN 的调节而合成，主要在夜间分泌。褪黑素主要由肝脏代谢，并以 6- 磺酸基褪黑素（6-sulfatoxymelatonin，6-SMT）的形式从尿中排出。褪黑素可以在血液、唾液和尿液中被检测出。在对 ICU 患者的研究中，通常测量褪黑素的尿液代谢物 6-SMT，但必须考虑肾脏和肝脏功能障碍是影响这一人群测量结果的潜在影响因素。此外，血清褪黑素浓度的改变可能是由于促炎性细胞因子直接抑制肝细胞色素活性而导致褪黑素在肝脏中的代谢减少。有报道称，在重症监护室的败血症患者中，6-SMT 的尿液排泄发生了改变。

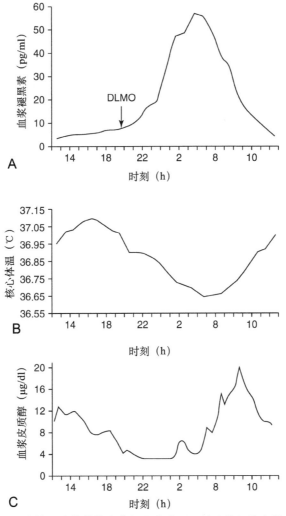

图 1-6　人体昼夜节律的血浆褪黑素水平、核心体温和血浆皮质醇水平

DLMO. 暗光褪黑素释放试验

不同的研究采样频率不同，从每 6 小时一次到每小时一次不等。一些作者强调了尿液和血清褪黑素样本之间的差异，但这种影响可能因不经常取尿液样本而被夸大。事实上，每小时一次的采样程序，虽然需要频繁测量，但有可能提高该患者群体中昼夜节律评估的精度。总的来说，血清样本可能比尿液中的 6-SMT 有更准确的相位标记，但需要留置导管来实现频繁评估。

在正常受试者中，血清褪黑素水平的峰值出现在凌晨 01 ：00 至 03 ：00 之间，上午 10 ：00 至下午 06 ：00 之间的水平非常低。整体褪黑素的分泌随着年龄的增长而逐渐减少，而且在不同的个体之间也有差异。基于褪黑素的潜在分析包括：

（1）24 小时褪黑素或 6-SMT 总排泄量。

（2）分析个人 24 小时褪黑素的时空分布情况。

（3）测定每 24 小时褪黑素的尖峰期（峰值）和低谷期，以及节律振幅，定义为尖峰期和低谷期数值之差的 50%。

（4）暗光褪黑素释放试验（dim-light melatonin onset，DLMO），描述了褪黑素释放的时间。

3.2　皮质醇水平

皮质醇是一种类固醇皮质激素，在肾上腺皮质的筋膜束状带中合成，受下丘脑 - 垂体 - 肾上腺轴的调节，并由 SCN 输入。皮质醇的分泌在一天中不断减少，其最低点出现在睡眠开始后约 2 小时，并在生物夜结束时急剧增加，在清晨达到高峰。游离血浆皮质醇水平是对皮质醇活性的最准确反映，但该技术程序复杂且成本较高。而唾液皮质醇可以作为血清游离皮质醇的替代物被评估。

有几个因素可影响皮质醇的分泌，包括压力和光线，两者都会刺激皮质醇的分泌。睡眠开始时和深度睡眠时会减少皮质醇的分泌，而睡眠剥夺的出现会增加皮质醇的分泌。潜在的措施包括：

（1）测定最低点和顶点皮质醇的分泌水平。

（2）皮质醇分泌上升期开始的时间和静止期的时间。

（3）测定 24 小时皮质醇分泌的节律振幅。

3.3　核心体温

核心体温（core body temperature，CBT）在 SCN 的调控下表现出昼夜节律，SCN 调节下丘脑视前区体温调节控制中心。健康受试者的平均 CBT 约为 37.0℃，有近 1℃的正弦波昼夜波动，周期为 24 小时。CBT 最低点通常发生在凌晨 04 ：00，而 CBT 峰值发生在一天结束时。体温可以在不同的部位进行监测，可以是外周（口腔、腋窝、胸腔皮肤表面），也可以是中心（直肠、食管或肠道）。中心监测方法是评估 CBT 昼夜节律的最准确方法。由 SCN 产生的 CBT 昼夜节律可以调节外周时钟基因的表达，作为整个身体的细胞特异性昼夜节律钟的提示。反过来说，产生 CBT 昼夜节律需要外周时钟。此外，CBT 昼夜节律的出现是由多种过程（新陈代谢、肌肉收缩、通过出汗散热、皮肤的血流变化、呼吸）导致的。因此，CBT 心律失常在危重症患者中很常见，可能不仅反映了急性疾病、治疗干预和 ICU 环境对中央时钟的影响，也反映了一些掩蔽效应。

3.4 体动仪

体动仪使用一个三轴加速度计和一个算法来确定睡眠觉醒状态，并由美国睡眠医学会验证，用于诊断昼夜节律和睡眠觉醒障碍。最近，一项在 ICU 进行的针对 80 名患者的前瞻性观察研究对这项技术进行了测试，该研究比较了体动仪和多导睡眠图（polysomnography，PSG）检测的结果。结果表明，在确定总睡眠时间（$r=0.873$）和觉醒时间（$r=0.769$）方面，体动仪和 PSG 显示出良好的一致性，尽管体动仪过度报告了总睡眠时间。在识别痛风患者的觉醒（$r=0.227$）方面，体动仪和 PSG 显示出中等程度的一致性（特异度 83.7%）（参见"日常睡眠评估与监测方法"）。

3.5 昼夜节律的基因表达

越来越多的证据表明，近 50% 的基因组以昼夜节律作为周期节律进行运转。在人类研究中，实时定量聚合酶链反应（polymerase chain reaction，PCR）经常被用来分析几个核心的时钟基因如 *BMAL1*、*CLOCK*、*PER* 和 *CRY* 的表达，并通过定期收集全血样本进行采集。

3.6 评估重症成人患者完全缓解的挑战

如上所述，许多授时因子不仅存在于外部环境中，也存在于每个器官的微环境中。明 - 暗周期、食物供应（通过肠道食物信号振荡器）、身体活动、社会互动和睡眠觉醒周期都可以在 ICU 中被扰乱（图 1-7）。

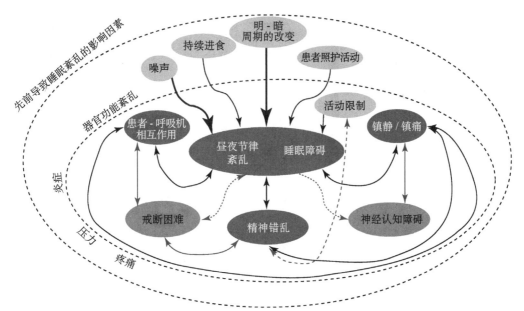

图 1-7 ICU 中睡眠和昼夜节律紊乱的决定因素和生理后果

准确测定一个人的生物节律需要严格的人工操作或考虑潜在的掩蔽因素（如肝或肾功能障碍，服用去甲肾上腺素或其他刺激褪黑素分泌的药物，以及环境的影响）。这些研究的结果也可能会因相位标记物的选择或其采样频率的不同或 ICU 环境和疾病的不同而不同。哪些因素会扰乱 ICU 的昼夜节律？某些形式的昼夜节律紊乱是人体对疾病的适应吗？我们将在下一节回顾 ICU 和可能影响昼夜节律的医疗条件（表 1-2）。

表 1-2　各种 ICU 和医疗条件对时钟基因表达和褪黑素昼夜节律性的影响

影响昼夜节律变化的因素	变化	结果	时间生物学干预措施
明 - 暗周期	昏暗的光线 白天的光线水平 30～165lx 夜间光照水平 2.4～145lx 在手术过程中，最高可达 10 000lx（如中心置管）	昏暗的光线不能影响基于褪黑素的节律 6-SMT 的相位发生在上午 08：30（相位延迟），而与之相比健康成人在午夜和早上 05：00 之间	从上午 09：00 至中午暴露在 400～5000lx，减少了褪黑素分泌的阶段性延迟
禁食 / 进食周期	在插管和镇静的患者中连续喂食 24 小时 由于不同的干预措施（手术、检查、拔管……）而延长禁食	肝脏中的基因表达和褪黑素的分泌可能导致免疫反应、皮质类固醇的产生和新陈代谢的改变	通过适当的定时进食程序重新设置时钟可能对免疫力产生积极影响
药物治疗			
儿茶酚胺类药物	直接刺激交感神经调节下褪黑素的分泌	在接受儿茶酚胺类药物治疗的患者中观察到更高水平的褪黑素	褪黑素补充无章节 "ICU 改善睡眠的最佳实践：第二部分"
丙泊酚	抑制慢波睡眠（slow wave sleep, SWS）	在 SCN 主导的生物钟里负向影响时钟基因的表达	
选择性 α₂- 肾上腺素能激动剂（如右美托咪定）	提高睡眠效率 增加 N2 期睡眠	改变促肾上腺皮质激素（adrenocorticotropic hormone, ACTH）、皮质醇和褪黑素的分泌	
苯二氮䓬类药物	增加 N2 期睡眠 减少慢波睡眠和快速眼动睡眠	6 名健康志愿者，在 21:00 接受 2mg 的阿普唑仑后，整个晚上的褪黑素水平受到抑制	
阿片类物质	抑制慢波睡眠和快速眼动睡眠	在最近的一项研究中，72 名患有败血症或呼吸系统疾病的患者在卒中治疗时在机械通气（mechanical ventilation, MV）下接受非镇静（吗啡镇痛（丙泊酚、咪达唑仑）治疗。与非镇静患者相比镇静患者褪黑素水平改被抑制	中断每日镇静剂
睡眠障碍者（参见 "ICU 睡眠中断的风险因素"）			

续表

影响昼夜节律变化的因素	变化	结果	时间生物学干预措施
机械通气	参见"机械通气与睡眠"	Frisk 等报道与未进行机械通气的患者相比,机械通气可显著降低 6-SMT 的排泄量 Gehlbach 等发现 6-SMT 排泄时间的显著变化,这表明,危重症患者的昼夜节律是"自由运行"的。通过镇静或机械通气引起的正常睡眠觉醒周期的丧失可能破坏了基于褪黑素分泌成形成的节律	
身体活动	因心理应激源和留置设备而大幅减少 50% 的总睡眠时间在白天 重要的活动发生在夜间	改变了时钟基因的节律性	运动 / 活动,尽管在某些情况下,过早的运动 / 活动可能带来相反的效果
急性病和慢性病			
败血症	急性炎症引起高水平促炎性细胞因子的表达	尿液中 6-SMT 的排泄表现出昼夜节律性的下降。与非败血症患者和对照组患者相比,败血症患者的白天节律性没有下降 与非败血症患者相比,在败血症急性期,$Cry\text{-}1$ 和 $Per\text{-}2$ 的低表达与 TNF-α 和 IL-6 的高度表达相关联 败血症患者尿液中的 6-SMT 和原降钙素水平及低 $Bmal1$、$Per\text{-}2$、$Cry\text{-}1$ 的表达与疾病的严重程度有关	尚待确定
疾病严重程度		APACHE Ⅲ 评分能够明显预示昼夜节律颠倒 Acuna 等也发现败血症患者中 SOFA 评分和褪黑素水平之间呈负相关	
慢性病	神经退行性疾病或精神疾病、时差反应、轮班工作、衰老……	任何一个易感因素的存在,都有可能放大 ICU 环境对睡眠和昼夜节律性的影响	

4　影响昼夜节律紊乱的因素

4.1　ICU 环境

一般来说，与太阳的运行周期相比，典型的 ICU 的明 - 暗周期很弱，而且相位延迟。许多研究报道了褪黑素分泌节律的阶段性延迟，虽然考虑到在这种环境下还有许多其他的昼夜节律干扰因素（噪声、药物、疾病），但是昏暗的 ICU 光环境和昼夜节律"失调"之间的直接关系很难被分解。

在一项测量患者房间 24 小时光照和声音水平的研究中，作者报告了可用光源的使用经常不足。因此，使用可客观测量的行为干预措施，以增加白天的光线、减少夜间的噪声并改善昼夜节律的一致性，应包括在 ICU 的睡眠促进策略中。在危重患者中进行的定时光照疗法的小规模试验结果令人鼓舞，表明至少有一部分昼夜节律失调是由于 ICU 环境中的明 - 暗周期产生的非治疗性因素所致。但还需要在更大的样本中确认这一结果（参见"ICU 改善睡眠的最佳实践：第一部分"）。

正如上述所讨论的，进食时间是一个重要的授时因子，错误的进食时间可能诱发内部节律的不同步。为接受肠道营养的重症患者优化与日 / 夜周期有关的喂食时间，有可能使节律重新同步化，然而目前还缺乏这样的证据。但是纠正营养性心律失常是一个很有前景的调查方向，可能会对患者的免疫力产生积极的影响（参见"ICU 改善睡眠的最佳实践：第一部分"）。

睡眠障碍者在 ICU 中很多见，可在"ICU 睡眠中断的风险因素"中回顾。正如上文所讨论的，稳态和昼夜节律过程共同协调睡眠觉醒周期。因此，睡眠觉醒的中断会对昼夜节律性产生负面影响。MV 对睡眠和昼夜节律性的影响在"机械通气与睡眠"一章中进行了回顾。一般来说，MV 需要高水平的护理，在医疗机构进行长时间的治疗，并经常使用镇静剂，这些都有可能对昼夜节律产生负面影响。事实上，许多药物都会影响昼夜节律（参见"ICU 常用药物对睡眠的影响"）。

来自其他人群的时间生物学证据表明，危重病期间身体活动的中断可能会改变昼夜节律。但值得注意的是，虽然危重病期间的早期活动很有希望，但还没有被明确证明可以改善临床结果。此外，急性危重病期间的静止状态可能是保护性的，试图过早地对抗这种反应在理论上可能是有害的。

4.2　急性病和慢性病

除了 ICU 环境外，危重症患者本身的疾病状态也可能导致昼夜节律的紊乱。例如，炎症反应和免疫系统的昼夜调节已得到广泛研究。时钟基因表达的改变程度与炎症程度之间存在双向关系。此外，研究结果表明，也许是出于保护的目的，感染和促炎性细胞会诱导褪黑素的产生，如果没有达到这样的效果，可能与抗感染的免疫反应低效性有关（参见"睡眠中断与 ICU 预后的关系"），了解有关败血症期间睡眠结果的更多讨论。神经退行性疾病或精神疾病、时差反应、轮班工作和衰老都与昼夜颠倒有关。任何一个易感因素的存在，都有可能放大 ICU 环境对睡眠和昼夜节律性的影响。

5　危重症患者的昼夜节律

危重症患者的昼夜节律由于 ICU 环境、睡眠中断、急性和慢性疾病而受到明显干扰。最常报道的昼夜节律性生物标志物（褪黑素、CBT、皮质醇）的改变是昼夜节律的振幅下降和时间上的转变。

5.1　核心体温

炎症或脑损伤等急性疾病可影响 SCN 的活动，SCN 调节下丘脑视前区体温调节控制中心，导致 CBT 昼夜节律紊乱。大多数研究报道了在 24 小时内 CBT 最小值的分散情况，而在健康受试者中，预计会在凌晨 04：00 ～ 06：00 发生。疾病的严重程度和预后不良与体温曲线移动有关。Paul 等前瞻性地测量了 13 名镇静的 ICU 患者的鼓膜温度，每小时一次。他们没有发现整体人群的温度曲线有任何正常的昼夜分布，并报道了脑损伤患者更严重的改变。Pina 等前瞻性地分析了 8 名烧伤患者每小时的 CBT 和间隔 4 小时的尿皮质醇和褪黑素谱。与健康对照组相比，患者表现出昼夜节律的改变，并随着时间的推移趋于改善。

5.2　褪黑素

在不同的危重症患者群体中对褪黑素的分泌模式进行研究。这些研究的结果因研究人群和方法不同而有一定的差异。一般来说，已经有一致的报告显示，褪黑素分泌模式紊乱，要么在一天的不同时间水平均较低，没有夜间上升；要么保留但抑制上升和延迟阶段；要么在一天的所有时间内褪黑素水平均较高（表 1-1）。综合来看，这些结果表明，患者和 ICU 本身的许多干扰因素（脑部疾病、机械通风、儿茶酚胺的使用、昏暗的照明、频繁的护理唤醒刺激、夜间的噪声污染等）对基于褪黑素的节奏均有影响。在某些情况下，褪黑素作为"时钟之手"（如相位标记）的效用可能会降低，如在急性肾损伤患者中使用 24 小时尿液 6-SMT 谱。在"ICU 改善睡眠的最佳实践：药物治疗"章节中，回顾了有关成人重症患者褪黑素替代的临床证据。

总而言之，如果白天光线太弱，ICU 的明 - 暗周期可能无法诱导 SCN，特别是应用镇静剂入眠的患者。患者还可能受到各种错误授时因子的影响，可能影响褪黑素的昼夜节律。

5.3　皮质醇

许多研究表明，在呼吸衰竭、创伤、脑部疾病或烧伤的危重症患者中，皮质醇的 24 小时昼夜节律曲线消失。在一项对 40 名危重症患者的研究中，促肾上腺皮质激素的分泌也显示出夜间昼夜节律的改变，与对照组相比，患者的节律幅度较低。

5.4　基因改变

据我们所知，有 4 项研究评估了 ICU 患者的基因钟表达的分子变化。近期 Coiffard 等证明，所有创伤患者的皮质醇、细胞因子及白细胞水平和时钟基因的昼夜节律都遭受了破坏。Maas 等报道了 15 名危重症患者（包括 10 名败血症患者和 5 名脑出血患者）与 11 名健康对照组相比，时钟基因表达的变化。此外，Acuna 等招募了 12 名健康志愿者、24 名 ICU 非败血症对照患者和 20 名 ICU 败血症患者。ICU 非败血症患者和健康志愿者的

Bmal1、*Clock* 和 *Per2* 表达水平均高于 ICU 败血症患者，提示这些因子的减少可能是由于败血症患者产生了核因子 kB（nuclear factor kappa-B，NF-kB）依赖性炎症反应。Diaz 等得出结论，在 ICU 住院 1 周的患者表现出 4 个时钟基因（*Clock*、*Bmal1*、*Cry-1* 和 *Per-2*）的表达改变，表明昼夜节律性的丧失发生在分子水平。

总而言之，这些初步研究证明了时钟基因改变的深度及其与败血症中炎症反应的关系。这些改变是否对宿主有适应性，以及在哪些临床情况下这些改变是适应不良的，目前还不清楚。

6　潜在的临床后果

发生在特定人群中的节律失常，如轮班工人或睡眠不足的人，被认为与不良后果的发生（如心血管疾病、代谢性疾病、精神病和肿瘤）有关。节律性的丧失可能会损害身体功能：例如，*Bmal1* 基因敲除小鼠的心肌细胞表现出葡萄糖利用和收缩性受损，导致小鼠寿命缩短。动物模型研究表明，与休息阶段相比，免疫系统的时间组织对活动阶段的宿主反应更有效。

如上所述，在患有败血症的 ICU 患者中，褪黑素水平和时钟基因改变的深度与疾病的严重程度和炎症反应的程度相关。高含量的褪黑素见于康复的败血症患者。此外，体温曲线位移和皮质醇昼夜节律失调与疾病的严重程度和预后不良有关。有证据表明，褪黑素节律失常和谵妄有关。

总而言之，昼夜节律失调有可能损害危重症患者的恢复。然而，准确测定一个人的生物钟需要严格考虑潜在的掩蔽因素（肝肾功能障碍、改变褪黑素分泌的药物和环境影响）。昼夜节律失调是否直接导致危重症患者的发病率和死亡率升高仍是未知数，至少纠正医源性昼夜节律失调可能对患者的睡眠和神经行为表现有益，并可能改善临床结果。"ICU 改善睡眠的最佳实践：非药物治疗"和"ICU 改善睡眠的最佳实践：药物治疗"两章节将讨论如何在重症监护室中采用以改善昼夜节律失调为重点的干预措施。

7　结论

昼夜节律系统可协调广泛的生理节律，包括睡眠 / 活动周期、核心体温波动、内皮功能、激素水平和新陈代谢等。这些内部活动与外部环境的配合有助于生物体的健康。相反，中央时钟和周围时钟与环境变化之间的不一致会导致不利的健康后果。重症监护室的环境由虚弱的机体和不规律的授时因子（明 - 暗周期、食物供应、身体活动、社会交往和睡眠觉醒周期）组成，可能导致昼夜节律紊乱。加强昼夜生活规律和加强昼夜节律性的措施应被添加到 ICU 促进睡眠的策略中。在败血症及其他形式的危重症患者中观察到的某些昼夜节律紊乱是否应该被调节，或者这些表现是否实际上是适应性的，目前还不清楚。

（译者　李天娇　高莹卉）

参 考 文 献

1. Pittendrigh CS. Temporal organization: reflections of a Darwinian clock-watcher. Annu Rev Physiol. 1993;55:16-54.

2. Loudon AS. Circadian biology: a 2.5 billion year old clock. Curr Biol. 2012;22(14):R570-1.

3. O'Neill JS, van Ooijen G, Dixon LE, Troein C, Corellou F, Bouget FY, et al. Circadian rhythms persist without transcription in a eukaryote. Nature. 2011;469(7331):554-8.

4. Zhang R, Lahens NF, Ballance HI, Hughes ME, Hogenesch JB. A circadian gene expres-sion atlas in mammals: implications for biology and medicine. Proc Natl Acad Sci USA. 2014;111(45):16219-24.

5. Ceriani MF, Hogenesch JB, Yanovsky M, Panda S, Straume M, Kay SA. Genome-wide expression analysis in Drosophila reveals genes controlling circadian behavior. J Neurosci. 2002;22(21):9305-19.

6. Claridge-Chang A, Wijnen H, Naef F, Boothroyd C, Rajewsky N, Young MW. Circadian regulation of gene expression systems in the Drosophila head. Neuron. 2001;32(4):657-71.

7. Takahashi JS. Transcriptional architecture of the mammalian circadian clock. Nat Rev Genet. 2017;18(3):164-79.

8. Hastings MH, Maywood ES, Brancaccio M. Generation of circadian rhythms in the suprachi-asmatic nucleus. Nat Rev Neurosci. 2018;19(8):453-69.

9. Welsh DK, Takahashi JS, Kay SA. Suprachiasmatic nucleus: cell autonomy and network properties. Annu Rev Physiol. 2010;72:551-77.

10. Saper CB, Scammell TE, Lu J. Hypothalamic regulation of sleep and circadian rhythms. Nature. 2005;437(7063):1257-63.

11. Nauta WJ. Hypothalamic regulation of sleep in rats; an experimental study. J Neurophysiol. 1946;9:285-316.

12. Franken P. A role for clock genes in sleep homeostasis. Curr Opin Neurobiol. 2013;23(5):864-72.

13. Ralph MR, Foster RG, Davis FC, Menaker M. Transplanted suprachiasmatic nucleus deter-mines circadian period. Science. 1990;247(4945):975-8.

14. Czeisler CA, Duffy JF, Shanahan TL, Brown EN, Mitchell JF, Rimmer DW, et al. Stability, precision, and near-24-hour period of the human circadian pacemaker. Science. 1999;284(5423):2177-81.

15. Ohta H, Yamazaki S, McMahon DG. Constant light desynchronizes mammalian clock neu-rons. Nat Neurosci. 2005;8(3):267-9.

16. Duffy JF, Czeisler CA. Effect of light on human circadian physiology. Sleep Med Clin. 2009;4(2):165-77.

17. Provencio I, Jiang G, De Grip WJ, Hayes WP, Rollag MD. Melanopsin: an opsin in melano-phores, brain, and eye. Proc Natl Acad Sci U S A. 1998;95(1):340-5.

18. Rosenthal NE, Joseph-Vanderpool JR, Levendosky AA, Johnston SH, Allen R, Kelly KA, et al. Phase-shifting effects of bright morning light as treatment for delayed sleep phase syn-drome. Sleep. 1990;13(4):354-61.

19. Boivin DB, Duffy JF, Kronauer RE, Czeisler CA. Dose-response relationships for resetting of human circadian clock by light. Nature. 1996;379(6565):540-2.

20. Ceriani MF, Darlington TK, Staknis D, Mas P, Petti AA, Weitz CJ, et al. Light-dependent sequestration of timeless by cryptochrome. Science. 1999;285(5427):553-6.

21. Thapan K, Arendt J, Skene DJ. An action spectrum for melatonin suppression: evidence for a novel non-rod, non-cone photoreceptor system in humans. J Physiol. 2001;535(Pt 1):261-7.

22. Casiraghi L, Spiousas I, Dunster GP, McGlothlen K, Fernandez-Duque E, Valeggia C, et al. Moonstruck sleep: synchronization of human sleep with the moon cycle under field condi-tions. Sci Adv. 2021;7(5).

23. Sinturel F, Gos P, Petrenko V, Hagedorn C, Kreppel F, Storch KF, et al. Circadian hepatocyte clocks keep synchrony in the absence of a master pacemaker in the suprachiasmatic nucleus or other extrahepatic clocks.

Genes Dev. 2021;35(5-6):329-34.

24. Paul JR, Davis JA, Goode LK, Becker BK, Fusilier A, Meador-Woodruff A, et al. Circadian regulation of membrane physiology in neural oscillators throughout the brain. Eur J Neurosci. 2020;51(1):109-38.

25. Yoo SH, Yamazaki S, Lowrey PL, Shimomura K, Ko CH, Buhr ED, et al. PERIOD2::LUCIFERASE re-al-time reporting of circadian dynamics reveals persistent circa-dian oscillations in mouse peripheral tissues. Proc Natl Acad Sci U S A. 2004;101(15):5339-46.

26. Asher G, Sassone-Corsi P. Time for food: the intimate interplay between nutrition, metabo-lism, and the circadian clock. Cell. 2015;161(1):84-92.

27. Patton DF, Mistlberger RE. Circadian adaptations to meal timing: neuroendocrine mecha-nisms. Front Neurosci. 2013;7:185.

28. Yadlapalli S, Jiang C, Bahle A, Reddy P, Meyhofer E, Shafer OT. Circadian clock neurons constantly monitor environmental temperature to set sleep timing. Nature. 2018;555(7694):98-102.

29. Manella G, Aviram R, Bolshette N, Muvkadi S, Golik M, Smith DF, et al. Hypoxia induces a time- and tissue-specific response that elicits intertissue circadian clock misalignment. Proc Natl Acad Sci U S A. 2020;117(1):779-86.

30. Harfmann BD, Schroder EA, Esser KA. Circadian rhythms, the molecular clock, and skeletal muscle. J Biol Rhythm. 2015;30(2):84-94.

31. Hower IM, Harper SA, Buford TW. Circadian rhythms, exercise, and cardiovascular health. J Circadian Rhythms. 2018;16:7.

32. Evans JA, Davidson AJ. Health consequences of circadian disruption in humans and animal models. Prog Mol Biol Transl Sci. 2013;119:283-323.

33. Musiek ES, Holtzman DM. Mechanisms linking circadian clocks, sleep, and neurodegenera-tion. Science. 2016;354(6315):1004-8.

34. Kecklund G, Axelsson J. Health consequences of shift work and insufficient sleep. BMJ. 2016;355:i5210.

35. Weingarten JA, Collop NA. Air travel: effects of sleep deprivation and jet lag. Chest. 2013;144(4):1394-401.

36. Claustrat B, Brun J, Chazot G. The basic physiology and pathophysiology of melatonin. Sleep Med Rev. 2005;9(1):11-24.

37. Lewy AJ, Tetsuo M, Markey SP, Goodwin FK, Kopin IJ. Pinealectomy abolishes plasma melatonin in the rat. J Clin Endocrinol Metab. 1980;50(1):204-5.

38. Bojkowski CJ, Arendt J, Shih MC, Markey SP. Melatonin secretion in humans assessed by measuring its metabolite, 6-sulfatoxymelatonin. Clin Chem. 1987;33(8):1343-8.

39. Crawford JH, Yang S, Zhou M, Simms HH, Wang P. Down-regulation of hepatic CYP1A2 plays an import-ant role in inflammatory responses in sepsis. Crit Care Med. 2004;32(2):502-8.

40. Verceles AC, Silhan L, Terrin M, Netzer G, Shanholtz C, Scharf SM. Circadian rhythm dis-ruption in se-vere sepsis: the effect of ambient light on urinary 6-sulfatoxymelatonin secre-tion. Intensive Care Med. 2012;38(5):804-10.

41. Maas MB, Lizza BD, Abbott SM, Liotta EM, Gendy M, Eed J, et al. Factors disrupting mela-tonin secretion rhythms during critical illness. Crit Care Med. 2020;48(6):854-61.

42. Mahlberg R, Tilmann A, Salewski L, Kunz D. Normative data on the daily profile of urinary 6-sulfatoxy-melatonin in healthy subjects between the ages of 20 and 84. Psychoneuroendocrinology. 2006;31(5):634-41.

43. Brzezinski A. Melatonin in humans. N Engl J Med. 1997;336(3):186-95.

44. Buijs RM, Wortel J, Van Heerikhuize JJ, Feenstra MG, Ter Horst GJ, Romijn HJ, et al. Anatomical and functional demonstration of a multisynaptic suprachiasmatic nucleus adrenal (cortex) pathway. Eur J Neuro-

sci. 1999;11(5):1535-44.

45. Veldhuis JD, Iranmanesh A, Johnson ML, Lizarralde G. Amplitude, but not frequency, modu-lation of adrenocorticotropin secretory bursts gives rise to the nyctohemeral rhythm of the corticotropic axis in man. J Clin Endocrinol Metab. 1990;71(2):452-63.

46. Umeda T, Hiramatsu R, Iwaoka T, Shimada T, Miura F, Sato T. Use of saliva for monitoring unbound free cortisol levels in serum. Clin Chim Acta. 1981;110(2-3):245-53.

47. Leproult R, Colecchia EF, L'Hermite-Baleriaux M, Van Cauter E. Transition from dim to bright light in the morning induces an immediate elevation of cortisol levels. J Clin Endocrinol Metab. 2001;86(1):151-7.

48. Chapotot F, Buguet A, Gronfier C, Brandenberger G. Hypothalamo-pituitary-adrenal axis activity is related to the level of central arousal: effect of sleep deprivation on the association of high-frequency waking electroencephalogram with cortisol release. Neuroendocrinology. 2001;73(5):312-21.

49. Chapotot F, Gronfier C, Jouny C, Muzet A, Brandenberger G. Cortisol secretion is related to electroencephalographic alertness in human subjects during daytime wakefulness. J Clin Endocrinol Metab. 1998;83(12):4263-8.

50. Morrison SF, Nakamura K. Central mechanisms for thermoregulation. Annu Rev Physiol. 2019;81:285-308.

51. Edwards B, Waterhouse J, Reilly T, Atkinson G. A comparison of the suitabilities of rectal, gut, and insulat-ed axilla temperatures for measurement of the circadian rhythm of core tem-perature in field studies. Chronobiol Int. 2002;19(3):579-97.

52. Buhr ED, Yoo SH, Takahashi JS. Temperature as a universal resetting cue for mammalian circadian oscilla-tors. Science. 2010;330(6002):379-85.

53. Doi M, Shimatani H, Atobe Y, Murai I, Hayashi H, Takahashi Y, et al. Non-coding cis-element of Period2 is essential for maintaining organismal circadian behaviour and body temperature rhythmicity. Nat Commun. 2019;10(1):2563.

54. Auger RR, Burgess HJ, Emens JS, Deriy LV, Thomas SM, Sharkey KM. Clinical practice guideline for the treatment of intrinsic circadian rhythm sleep-wake disorders: advanced sleep-wake phase disorder (ASWPD), delayed sleep-wake phase disorder (DSWPD), Non-24-hour sleep-wake rhythm disorder (N24SWD), and irregular sleep-wake rhythm dis-order (ISWRD). An update for 2015: An American Academy of sleep med-icine clinical prac-tice guideline. J Clin Sleep Med. 2015;11(10):1199-236.

55. Delaney LJ, Litton E, Melehan KL, Huang HC, Lopez V, Van Haren F. The feasibility and reliability of ac-tigraphy to monitor sleep in intensive care patients: an observational study. Crit Care. 2021;25(1):42.

56. Frisk U, Olsson J, Nylen P, Hahn RG. Low melatonin excretion during mechanical ventila-tion in the intensive care unit. Clin Sci (Lond). 2004;107(1):47-53.

57. Gehlbach BK, Chapotot F, Leproult R, Whitmore H, Poston J, Pohlman M, et al. Temporal disorganization of circadian rhythmicity and sleep-wake regulation in mechanically venti-lated patients receiving continuous intravenous sedation. Sleep. 2012;35(8):1105-14.

58. Gehlbach BK, Patel SB, Van Cauter E, Pohlman AS, Hall JB, Zabner J. The effects of timed light exposure in critically ill patients: a randomized controlled pilot clinical trial. Am J Respir Crit Care Med. 2018;198(2):275-8.

59. Sertaridou EN, Chouvarda IG, Arvanitidis KI, Filidou EK, Kolios GC, Pnevmatikos IN, et al. Melatonin and cortisol exhibit different circadian rhythm profiles during septic shock depend-ing on timing of onset: a prospective observational study. Ann Intensive Care. 2018;8(1):118.

60. Shilo L, Dagan Y, Smorjik Y, Weinberg U, Dolev S, Komptel B, et al. Patients in the intensive care unit suffer from severe lack of sleep associated with loss of normal melatonin secretion pattern. Am J Med Sci. 1999;317(5):278-81.

61. Danielson SJ, Rappaport CA, Loher MK, Gehlbach BK. Looking for light in the din: an examination of the

circadian-disrupting properties of a medical intensive care unit. Intensive Crit Care Nurs. 2018;46:57-63.

62. Cisse YM, Borniger JC, Lemanski E, Walker WH 2nd, Nelson RJ. Time-restricted feeding alters the innate immune response to bacterial endotoxin. J Immunol. 2018;200(2):681-7.

63. Yasumoto Y, Hashimoto C, Nakao R, Yamazaki H, Hiroyama H, Nemoto T, et al. Short- term feeding at the wrong time is sufficient to desynchronize peripheral clocks and induce obesity with hyperphagia, physical inactivity and metabolic disorders in mice. Metabolism. 2016;65(5):714-27.

64. Honarmand K, Rafay H, Le J, Mohan S, Rochwerg B, Devlin JW, et al. A systematic review of risk factors for sleep disruption in critically ill adults. Crit Care Med. 2020;48(7):1066-74.

65. Doiron KA, Hoffmann TC, Beller EM. Early intervention (mobilization or active exercise) for critically ill adults in the intensive care unit. Cochrane Database Syst Rev. 2018;3:CD010754.

66. Maas MB, Lizza BD, Kim M, Abbott SM, Gendy M, Reid KJ, et al. Stress-induced behav-ioral quiescence and abnormal rest-activity rhythms during critical illness. Crit Care Med. 2020;48(6):862-71.

67. Keller M, Mazuch J, Abraham U, Eom GD, Herzog ED, Volk HD, et al. A circadian clock in macrophages controls inflammatory immune responses. Proc Natl Acad Sci USA. 2009;106(50):21407-12.

68. Spengler ML, Kuropatwinski KK, Comas M, Gasparian AV, Fedtsova N, Gleiberman AS, et al. Core cir-cadian protein CLOCK is a positive regulator of NF-kappaB-mediated tran-scription. Proc Natl Acad Sci USA. 2012;109(37):E2457-65.

69. Narasimamurthy R, Hatori M, Nayak SK, Liu F, Panda S, Verma IM. Circadian clock protein cryptochrome regulates the expression of proinflammatory cytokines. Proc Natl Acad Sci USA. 2012;109(31):12662-7.

70. Haimovich B, Calvano J, Haimovich AD, Calvano SE, Coyle SM, Lowry SF. In vivo endo-toxin syn-chronizes and suppresses clock gene expression in human peripheral blood leuko-cytes. Crit Care Med. 2010;38(3):751-8.

71. Coiffard B, Diallo AB, Mezouar S, Leone M, Mege JL. A tangled threesome: circadian rhythm, body tem-perature variations, and the immune system. Biol-Basel. 2021;10(1).

72. Paul T, Lemmer B. Disturbance of circadian rhythms in analgosedated intensive care unit patients with and without craniocerebral injury. Chronobiol Int. 2007;24(1):45-61.

73. Kirkness CJ, Burr RL, Thompson HJ, Mitchell PH. Temperature rhythm in aneurysmal sub-arachnoid hem-orrhage. Neurocrit Care. 2008;8(3):380-90.

74. Gazendam JAC, Van Dongen HPA, Grant DA, Freedman NS, Zwaveling JH, Schwab RJ. Altered circadian rhythmicity in patients in the ICU. Chest. 2013;144(2):483-9.

75. Papaioannou VE, Sertaridou EN, Chouvarda IG, Kolios GC, Pneumatikos IN. Determining rhythmicity and determinism of temperature curves in septic and non-septic critically ill patients through chronobiological and recurrence quantification analysis: a pilot study. Intensive Care Med Exp. 2019;7(1):53.

76. Varela M, Churruca J, Gonzalez A, Martin A, Ode J, Galdos P. Temperature curve complexity predicts sur-vival in critically ill patients. Am J Respir Crit Care Med. 2006;174(3):290-8.

77. Pina G, Brun J, Tissot S, Claustrat B. Long-term alteration of daily melatonin, 6-sulfatoxymelatonin, corti-sol, and temperature profiles in burn patients: a preliminary report. Chronobiol Int. 2010;27(2):378-92.

78. Bartanusz V, Corneille MG, Sordo S, Gildea M, Michalek JE, Nair PV, et al. Diurnal salivary cortisol mea-surement in the neurosurgical-surgical intensive care unit in critically ill acute trauma patients. J Clin Neu-rosci. 2014;21(12):2150-4.

79. Savaridas T, Andrews PJ, Harris B. Cortisol dynamics following acute severe brain injury. Intensive Care Med. 2004;30(7):1479-83.

80. Boonen E, Meersseman P, Vervenne H, Meyfroidt G, Guiza F, Wouters PJ, et al. Reduced nocturnal ACTH-driven cortisol secretion during critical illness. Am J Physiol Endocrinol Metab. 2014;306(8):E883-92.

81. Coiffard B, Diallo AB, Culver A, Mezouar S, Hammad E, Vigne C, et al. Circadian rhythm disruption and sepsis in severe trauma patients. Shock. 2019;52(1):29-36.

82. Maas MB, Iwanaszko M, Lizza BD, Reid KJ, Braun RI, Zee PC. Circadian gene expression rhythms during critical illness. Crit Care Med. 2020;48(12):e1294-e9.

83. Acuna-Fernandez C, Marin JS, Diaz-Casado ME, Rusanova I, Darias-Delbey B, Perez- Guillama L, et al. Daily changes in the expression of clock genes in sepsis and their relation with sepsis outcome and urinary excretion of 6-sulfatoximelatonin. Shock. 2020;53(5):550-9.

84. Diaz E, Diaz I, Del Busto C, Escudero D, Perez S. Clock genes disruption in the intensive care unit. J Intensive Care Med. 2020;35(12):1497-504.

85. Young ME, Brewer RA, Peliciari-Garcia RA, Collins HE, He L, Birky TL, et al. Cardiomyocyte-specific BMAL1 plays critical roles in metabolism, signaling, and mainte-nance of contractile function of the heart. J Biol Rhythm. 2014;29(4):257-76.

86. Edgar RS, Stangherlin A, Nagy AD, Nicoll MP, Efstathiou S, O'Neill JS, et al. Cell autono-mous regulation of herpes and influenza virus infection by the circadian clock. Proc Natl Acad Sci U S A. 2016;113(36):10085-90.

87. Halberg F, Johnson EA, Brown BW, Bittner JJ. Susceptibility rhythm to E. coli endotoxin and bioassay. Proc Soc Exp Biol Med. 1960;103:142-4.

88. Dessap AM, Roche-Campo F, Launay JM, Charles-Nelson A, Katsahian S, Brun-Buisson C, et al. Delirium and circadian rhythm of melatonin during weaning from mechanical ventila-tion: an ancillary study of a weaning trial. Chest. 2015;148(5):1231-41.

89. Meyer TJ, Eveloff SE, Bauer MS, Schwartz WA, Hill NS, Millman RP. Adverse environmen-tal conditions in the respiratory and medical ICU settings. Chest. 1994;105(4):1211-6.

90. Verceles AC, Liu X, Terrin ML, Scharf SM, Shanholtz C, Harris A, et al. Ambient light levels and critical care outcomes. J Crit Care. 2013;28(1):110 e1-8.

91. Dunn H, Anderson MA, Hill PD. Nighttime lighting in intensive care units. Crit Care Nurse. 2010;30(3):31-7.

92. Palazidou E, Franey C, Arendt J, Stahl S, Checkley S. Evidence for a functional role of alpha-1 adrenocep-tors in the regulation of melatonin secretion in man. Psychoneuroendocrinology. 1989;14(1-2):131-5.

93. Murphy M, Bruno MA, Riedner BA, Boveroux P, Noirhomme Q, Landsness EC, et al. Propofol anesthesia and sleep: a high-density EEG study. Sleep. 2011;34(3):283-91A.

94. Ben-Hamouda N, Poirel VJ, Dispersyn G, Pevet P, Challet E, Pain L. Short-term propo-fol anaesthesia down-regulates clock genes expression in the master clock. Chronobiol Int. 2018;35(12):1735-41.

95. Alexopoulou C, Kondili E, Diamantaki E, Psarologakis C, Kokkini S, Bolaki M, et al. Effects of dexmede-tomidine on sleep quality in critically ill patients a pilot study. Anesthesiology. 2014;121(4):801-7.

96. Munoz-Hoyos A, Fernandez-Garcia JM, Molina-Carballo A, Macias M, Escames G, Ruiz- Cosano C, et al. Effect of clonidine on plasma ACTH, cortisol and melatonin in children. J Pineal Res. 2000;29(1):48-53.

97. Golombek DA, Martini M, Cardinali DP. Melatonin as an anxiolytic in rats: time dependence and interac-tion with the central GABAergic system. Eur J Pharmacol. 1993;237(2-3):231-6.

98. McIntyre IM, Norman TR, Burrows GD, Armstrong SM. Alterations to plasma mela-tonin and cortisol after evening alprazolam administration in humans. Chronobiol Int. 1993;10(3):205-13.

99. Dimsdale JE, Norman D, DeJardin D, Wallace MS. The effect of opioids on sleep architec-ture. J Clin Sleep Med. 2007;3(1):33-6.

100. Oxlund J, Knudsen T, Strom T, Lauridsen JT, Jennum PJ, Toft P. Serum melatonin concen-tration in criti-cally ill patients randomized to sedation or non-sedation. Ann Intensive Care. 2021;11(1):40.

101. Freedman NS, Gazendam J, Levan L, Pack AI, Schwab RJ. Abnormal sleep/wake cycles and the ef-

fect of environmental noise on sleep disruption in the intensive care unit. Am J Respir Crit Care Med. 2001;163(2):451-7.

102. Munro CL, Liang Z, Elias MN, Ji M, Chen X, Calero K. Sleep and activity patterns are altered during early critical illness in mechanically ventilated adults. Dimens Crit Care Nurs. 2021;40(1):29-35.

103. Hodge BA, Wen Y, Riley LA, Zhang X, England JH, Harfmann BD, et al. The endogenous molecular clock orchestrates the temporal separation of substrate metabolism in skeletal muscle. Skelet Muscle. 2015;5:17.

104. Mundigler G, Delle-Karth G, Koreny M, Zehetgruber M, Steindl-Munda P, Marktl W, et al. Impaired circadian rhythm of melatonin secretion in sedated critically ill patients with severe sepsis. Crit Care Med. 2002;30(3):536-40.

105. Li CX, Liang DD, Xie GH, Cheng BL, Chen QX, Wu SJ, et al. Altered melatonin secretion and circadian gene expression with increased proinflammatory cytokine expression in early- stage sepsis patients. Mol Med Rep. 2013;7(4):1117-22.

106. Patke A, Young MW, Axelrod S. Molecular mechanisms and physiological importance of circadian rhythms. Nat Rev Mol Cell Biol. 2020;21(2):67-84.

107. Hofstra WA, de Weerd AW. How to assess circadian rhythm in humans: a review of literature. Epilepsy Behav. 2008;13(3):438-44.

108. Telias I, Wilcox ME. Sleep and circadian rhythm in critical illness. Crit Care. 2019;23(1):82.

第2章 非典型睡眠和病理性觉醒

Xavier Drouot

1 引言

人类的睡眠可以通过分析脑电图（electroencephalogram，EEG）记录的大脑产生的电活动来评估（有关睡眠特征和评估的进一步背景资料，请参阅"危重症患者的睡眠特征：睡眠碎片化和睡眠中断"和"日常睡眠评估与监测方法"）。Allen Rechtschaffen 和 Antony Kales 在他们的开创性工作中提出了用多导睡眠图标准来对不同的睡眠阶段进行分类。例如，2 期睡眠定义为在 30 秒判读帧的前半帧或前一帧的后半帧存在至少一个 K 复合波或一个睡眠纺锤波。几十年来，人们一直在研究危重症患者的睡眠；它与谵妄的关系一直是一个重要的研究热点（"睡眠中断与谵妄的关系：第一部分"和"第二部分"章节回顾了睡眠中断与谵妄间的关系）。

Cooper 等首次报道了 ICU 成人患者睡眠脑电图模式，他们报道的分类类别与 Rechtschaffen 和 Kales 分类类别不一致（表 2-1）。例如，26 名患者中只有 5 人出现了 2 期睡眠，在没有 2 期睡眠干预的情况下，出现了 1、3、4 期和快速眼动睡眠之间的转换。他们首次使用了"非典型睡眠"一词，指出 ICU 的成人患者在清醒时脑电图上也表现出异常特征。他们将"病理性觉醒"定义为脑电图觉醒的行为 [例如，扫视性眼球运动和持续肌电图（electromyography，EMG）活动] 与慢波睡眠的 EEG 特征（即高振幅、低频 θ 波，4 ～ 9Hz）相一致的时期，在正常持续清醒中未见。这项开创性的工作启发了其他研究团队，他们也相继报告了危重成人患者的异常脑电图特征。

表 2-1　正常睡眠与非典型睡眠的比较

领域	正常睡眠	非典型睡眠
睡眠觉醒转换	存在、清楚	存在（Drouot），也可以缺失（Watson）
N2 期图形	存在	缺失或波形严重减少
N3 期：δ 波	存在	存在、正常（Drouot），也可以缺失或不正常（Watson）
睡眠深度动态改变	从浅睡眠过渡到深睡眠	无法从浅睡眠过渡到深睡眠
REM 睡眠	存在	减少或缺失
觉醒	存在	存在或缺失
睡眠周期	存在	缺失

注：详细描述请参考 Drouot 标准和 Watson 标准

2 定义特征

两个不同的团队提出了特定的规则来识别和定义非典型睡眠和病理性觉醒。

2.1 Watson 标准

Paula Watson 及其合作者分析了 37 名机械通气患者的多导睡眠图记录。他们注意到频繁的非典型多导睡眠图，如：N2 期睡眠标志物的缺失、多型性 δ 波的存在，以及突发抑制或等电位脑电图。他们还报告了脑电图信号和行为状态之间的分离。具体包括：(a) 异常缓慢脑电频率出现在清醒患者中，为 θ 波或 δ 波频率范围（0.5～7Hz）（通常在睡眠期间产生）；(b) 昏迷期间出现低波幅、高频 β 脑电波（通常表示清醒）。例如，能够与护士互动的清醒患者中主要表现出 θ 波（4～7Hz）或 δ 波（0.5～3Hz）活动。相反，在几个无意识的昏迷患者中观察到 α 波活动，这是一种通常在清醒状态下出现的脑电波。

这些观察结果促使研究人员建议放弃标准睡眠评分标准，转而采用以下改良评分系统。

第 1 步：评估患者是否有清醒或睡眠的行为证据。第 2 步：对于有清醒行为证据的患者：(a) 如果脑电图是典型的清醒状态，则应将患者评分为正常清醒；(b) 如果脑电图不典型，则应将患者评分为病理性觉醒。第 3 步：对于具有睡眠行为或镇静的患者，如果符合常规标准，则基于 PSG 特征定义为觉醒期、N1～N3 期、REM 期；如果不符合常规标准，则定义为非典型 A1～A6 期。

有趣的是，研究者指出，一些患者在研究期间的任何时候都可以有正常的睡眠，少数患者可能有正常的慢波睡眠和快速眼动睡眠。这强调了患者在不同的 ICU 时间点可能同时存在非典型睡眠和正常睡眠。

2.2 Drouot 标准

研究人员公认镇静药物会对脑电图结果产生影响，给镇静患者的睡眠评分带来了挑战。几种用于镇静的药物会触发类似于自发慢波睡眠的 δ 慢波（参见"ICU 常用药物对睡眠的影响"）。它们的分类是基于 57 名非镇静且有反应的 ICU 成人患者的 PSG 结果。

使用该系统的非典型睡眠的特点是长时间、连续的、高振幅（50～100μV）、不规则的 δ 波活动；快速频率、快速的眼球运动和低下颌肌张力没有叠加，并且 N2 期睡眠的特征（K 复合波和睡眠纺锤波）缺失。除了缺乏 K 复合波和睡眠纺锤波外，非典型睡眠在视觉上与慢波睡眠相同。所有非典型睡眠患者也表现出高度提示清醒的时期，包括快速的眼球运动和持续的下颌肌活动（图 2-1）。因此，最后一个标准暗示了"非典型睡眠"和"病理性觉醒"之间的一些变化。这些变化可能是自发的，也可能是被激发的，并且在视觉检查时很明显。对于新手记录员来说，重要的是要强调这些变化往往是微妙的。

病理性觉醒的定义是：脑电图节律减慢与睁眼的脑电图反应性改变之间的联系。Drouot 等在他们的研究中发现，病理性觉醒患者的脑电图峰值频率明显低于非正常清醒患者 [分别为 5.8Hz（5.4～6.5Hz）和 8.2Hz（7.8～8.8Hz），$P < 0.0001$]（图 2-2）。他们评估了脑电图对睁眼的反应性，作为清醒的指标，正如之前在肝性脑病住院患者的脑电图分类工作中所做的那样。通常情况下，EEG 背景活动只在闭眼时出现而在睁眼时

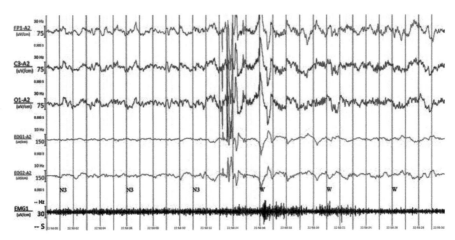

图 2-1　非典型睡眠中的觉醒。一帧（30 秒）多导睡眠图记录显示典型的睡眠（左半部分）和觉醒（右半部分），表明在 Drouot 分类中，非典型脑电模式的患者总是存在"睡眠状态"和"觉醒状态"之间的转换。在所有数字中：蓝色信号为 EEG（FP1-A2、C3-A2、O1-A2）；红色信号为眼电图，黑色信号为下颌肌电图

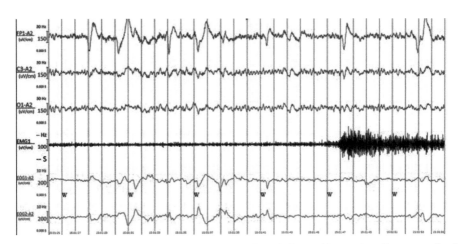

图 2-2　病理性觉醒。一帧（30 秒）多导睡眠图记录显示病理性觉醒。关注到大量的 EEG θ 波（唤起睡眠）与运动相对应的眼球运动和下颌 EMG

消失。Drouot 及其同事评估了这种脑电图对睁眼的反应，并将其分为 3 个等级（图 2-3）。他们报道，低于 7Hz 的背景频率与脑电图反应性改变有关（1 级或 2 级），其在病理性觉醒中的灵敏度为 100%，特异度为 97%。病理性觉醒和非典型睡眠经常出现在同一患者身上。

2.3　Watson 标准和 Drouot 标准之间的比较

两种评分系统的第一个区别是，对于接受镇静治疗的患者，可以使用 Watson 标准，但不能使用 Drouot 标准（表 2-2）。第二个区别与清醒（即正常或病理）和睡眠（即正常和非典型）状态之间的功能有关。在 Drouot 标准中，脑电必须在清醒和睡眠状态之间转换，因为这些转换是强制性的评分组件。相比之下，Watson 的非典型睡眠标准则不需要这些转换的发生，因为这些标准考虑了具有突发抑制模式（A_t4）、抑制模式（A_t5）和等电活

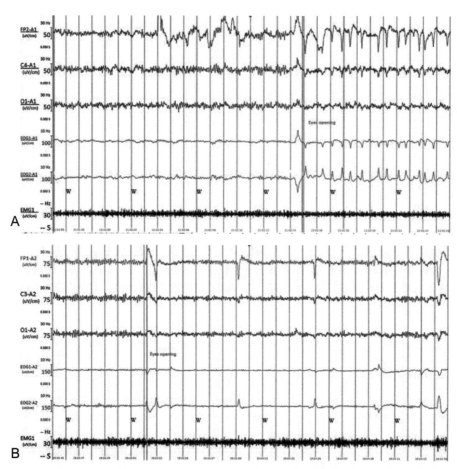

图 2-3　睁眼反应时脑电图的改变。A. 一帧（30 秒）多导睡眠图记录显示正常的脑电图反应。注意睁眼时 α 波的消失（绿线）。B. 一帧（30 秒）多导睡眠图记录显示脑电图在睁眼时发生了改变。请注意，睁眼时可以感知 EEG 信号的变化，但睁眼时仍然可以看到背景 EEG 活动。当没有脑电反应时，患者睁眼看不到脑电变化（未显示）

表 2-2　Drouot 标准和 Watson 标准之间的比较 [a]

领域	Watson 标准	Drouot 标准
镇静	可以评估镇静和非镇静的患者	只能评估非镇静的患者
病理性觉醒标准	除 α 波或 β 波以外的任何具有清醒行为特征的脑电图频率	睁眼时脑电的反应性改变（1 级或 2 级）和背景脑电图频率 < 7Hz
非典型睡眠标准	缺乏 K 复合波、纺锤波和多态性 δ 波 [a]，FIRDA，三相活动，突发抑制模式，抑制模式或等电活动	无 K 复合波和纺锤波，伴唤醒时的多态性 δ 波活动
病理性觉醒和非典型睡眠之间的相互转换	无标准 两种状态之间无持续脑电图的转换可以被定义为非典型睡眠	在病理性觉醒和非典型睡眠之间存在强制性转换（"唤醒"和"觉醒"）（两种状态之间无持续脑电图的转换不能被定义为非典型睡眠）

续表

领域	Watson 标准	Drouot 标准
计算程序		
步骤 1	确定是否为清醒、睡眠或者昏迷	确定是否为清醒、睡眠或者昏迷
步骤 2	如果清醒：评估 EEG 并搜索正常（α/β波）或者异常的脑电活动（θ/δ 波）	清醒时：评估脑电图对睁眼的反应
步骤 3	使用标准评分或非典型睡眠 $A_t1 \sim A_t6$	对非典型睡眠和病理性觉醒评分

a 有关详细说明，请参阅 Watson[9] 文章中的表 1
注：FIRDA. 额叶间歇性节律性 δ 波活动

动（A_t6）的单调和连续 EEG 跟踪。然而，非典型睡眠阶段（特别是 A_t4、A_t5 和 A_t6）是否可以被视为脑病而不是睡眠状态，一直存在争议。

总之，Drouot 标准应用于非镇静患者，因为镇静可能会影响睡眠期间的大脑功能，这有利于病理生理研究或结果研究。尽管 Watson 标准可以用于麻醉患者，但重要的是，镇静可能会掩盖或阻断自然睡眠脑电波。

3　监测工具

与患者反应性行为评估相关的多导睡眠图可用于识别非典型睡眠和病理性觉醒（参见"危重症患者的睡眠特征：第一部分"和"日常睡眠评估与监测方法"）。脑电图记录可能是评估与监测非典型睡眠和病理性觉醒的唯一可靠工具。通过要求患者依次睁开和闭上眼睛，同时对脑电图反应性进行可视化评估来评价行为反应性。在正常情况下，睁眼和闭眼期间有明显的脑电图差异。当脑电图在睁眼和闭眼期间相似时，脑电图反应性被认为是不存在的。当有部分差异时，脑电图反应性被认为发生了改变（图 2-3）。病理性觉醒也可以通过频谱脑电图分析来检测，因为脑电图记录在正常的清醒期和病理性觉醒期之间是不同的。使用单一 EEG 通道进行频谱分析的事实表明，使用单一通道可能足以检测病理性觉醒。使用更复杂的算法进行类似的脑电图分析，在危重症患者中通过自动化检测睡眠和非典型睡眠的技术尚不成熟。一旦有更多的技术参考，自动化脑电图分析可能成为 ICU 常规实践中一种新颖的睡眠评估方法。

4　患病率

非典型睡眠和病理性觉醒的患病率变化范围非常大，取决于患者的危险因素和那些对记录进行评分来检测异常睡眠脑电图模式的人员的意识。在镇静或无意识患者中，至少有一种异常脑电图模式（病理性觉醒或非典型睡眠）的发生率在 60% ～ 97%。在昏迷、非镇静或轻度镇静的 ICU 患者中，异常睡眠脑电图模式的发生率在 23% ～ 31%。当已知影响脑电图的因素（镇静、昏迷或癫痫史、卒中）被用作排除标准时，非典型睡眠的患病率可能较低（0 ～ 19%）。

5 病理生理学和危险因素

5.1 病理生理学

非典型睡眠的病理生理学在很大程度上是未知的，也没有研究试图阐明其起源。数据只能从报告暴露于不同潜在危险因素的不同 ICU 患者亚群的非典型睡眠患病率的研究中推断出来。一些研究人员报告称，非典型睡眠患者比正常睡眠患者接受的镇静剂多。Thille 等发现非典型睡眠患者在镇静状态下度过了更多天，并有更高的咪达唑仑累积剂量。在 Cooper 等的研究中，非典型睡眠患者与昏迷患者被合并，因此无法得出类似的结论。相比之下，Knauert 等发现，与睡眠脑电图模式正常的患者相比，非典型睡眠患者在麻醉剂、苯二氮䓬类药物和丙泊酚的使用上没有显著差异。Thille 等报道，在拔管的患者中，做 PSG 前一天，有或无非典型睡眠的患者其镇静天数没有差异（$P=0.08$），尽管该研究中没有显示出这种差异，但这些差异可以通过镇静终止和 PSG 评估之间延迟持续时间的变异性来解释。因此，目前尚不清楚镇静是否为非典型睡眠的主要病理生理危险因素。

5.2 危险因素

危险因素是指增加一个人罹患疾病可能性的属性、特征或暴露因素。需要几个方法学标准来推断危险因素和疾病。必须确定研究问题或假设，以便使用统计分析进行测试。需要定义患者群体（即暴露或对照），为描述危险因素，暴露指标必须适当。重症监护室有许多引起睡眠中断的危险因素（参见"ICU 睡眠中断的风险因素"）。然而，鉴于该领域的研究数量有限，只有少数与非典型睡眠有关。

入院时疾病的严重程度、有创机械通气的增加与 ICU 的非典型睡眠和病理性觉醒有关。在因急性呼吸衰竭入住 ICU 并接受无创机械通气治疗 ≥ 2 天或更长时间的成人中，高碳酸血症与非典型睡眠有关。作者报道纺锤波密度与动脉血二氧化碳分压（PCO_2）呈负相关；非典型睡眠患者的睡眠纺锤波密度较低。Boyko 等报道，在 17 名因慢性阻塞性肺病恶化而入住 ICU 未使用镇静剂的成人中，59% 的患者表现出非典型睡眠。

Freedmanet 等报道了非典型睡眠与败血症之间的关系。有趣的是，在 4 名患者中，在出现败血症临床症状（如发热、低血压）之前的 8 小时内，出现了一种引起非典型睡眠和病理性觉醒的脑电图模式。最近的一项研究重复了这些数据，并报告 49% 的严重败血症非镇静患者和接受机械通气患者出现了非典型睡眠。然而，鉴于严重的败血症会改变大脑功能、改变脑电图，并引发败血症相关脑病，这是一种与非典型睡眠和病理性觉醒共享脑电图特征的疾病，因此还需要进一步研究。

脓毒症相关脑病与非特异性脑电图模式相关。其中一些表现不包括在非典型睡眠的脑电图描述中，如癫痫发作或周期性癫痫样放电。然而，在非典型睡眠中，特别是 Watson 等报道了一些与败血症相关的脑电图模式（如 θ 波节律增加、主要的 δ 波和脑电图活动抑制）。此外，败血症可能与 α 波活动相对峰值频率的显著下降或间歇性 δ 波活动或脑电图反应性受损有关，这些都是 Drouot 标准中包含的模式。因为脓毒症脑病的脑电图变化可能出现在败血症的临床症状之前，可能会出现混淆，但也因为睡眠觉醒周期的改变是严重脓毒症的临床症状的一部分。

最后，在重症监护室常见的长期睡眠剥夺本身可以降低背景脑电图频率，并在清醒时

触发 θ 波的出现。睡眠不足会改变脑电对睁眼的反应（睁眼受试者的 α 波持续存在），这与病理性觉醒的情况非常相似。睡眠剥夺后的睡眠或长期睡眠限制期间的睡眠以纺锤波和 K 复合波密度降低为特征。ICU 患者经历的长期严重睡眠剥夺可能是导致非典型睡眠和病理性觉醒的一个因素。

调查非典型睡眠危险因素的研究太少，以致无法得出结论。尽管大多数危重症成人在入住 ICU 期间经历了许多睡眠中断的危险因素，但尚不存在一种方法描述这些危险因素与非典型睡眠的关系。非典型睡眠可以被认为是人类睡眠中最退化的一种形式，是一种早期的睡眠模式，大脑被简化为非常基本的功能，缺乏其自然的复杂性。例如，睡眠纺锤波和 K 复合波是从睡眠过程中丘脑和皮质之间的复杂相互作用中产生的。失去功能连接可能导致非典型睡眠。非典型睡眠和病理性觉醒可能是一种特殊的脑功能障碍，可能是一类"睡眠剥夺相关脑病"。

6　临床后果

目前尚不确定非典型睡眠是否与患者的不良结果有关。镇静和败血症仍然是非典型睡眠的重要混杂因素，但纳入这些变量的危险因素模型尚未发表。

6.1　呼吸系统结果

在因高碳酸血症急性呼吸衰竭入院的 ICU 患者中，在 ICU 第 3 天出现非典型睡眠与无创机械通气持续时间更长、需要插管或 ICU 第 6 天死亡有关。在这项研究中，有非典型睡眠和没有非典型睡眠患者的入院疾病严重程度、ICU 每日疾病严重程度和 PSG 评估的每个 ICU 日的呼吸参数相似。在符合拔管标准的患者中，非典型睡眠的存在与撤机时间延长有关。然而，另一些研究报道，非典型睡眠与长时间撤机之间缺乏关联。最近的一项研究发现，非典型睡眠与拔管后的呼吸衰竭无关。然而，与正常睡眠脑电图模式的患者相比，非典型睡眠患者在最初 0.1 秒的自主吸气（P0.1）期间因阻塞产生的气道负压较低，这表明非典型睡眠可能会改变大脑的通气驱动。非典型睡眠在机械通气的患者中更常见，但作为非典型睡眠的重要风险——疾病的严重程度，在插管患者中也很高。

6.2　神经系统结果

谵妄是急性脑病的一种临床表现；异常睡眠结构在这一人群中普遍存在（参见"睡眠中断与谵妄的关系"）。在一组入住 ICU 的心脏手术患者中，发现术后出现谵妄的患者，其非典型睡眠增加了 4 倍多。在接受无创通气（NIV）治疗的高碳酸血症型呼吸衰竭患者中，PSG 评估显示为非典型睡眠的患者，谵妄的发生率很高。在脑病或头部损伤患者中，非典型睡眠与 ICU 出院时的神经状态之间存在关联。两项研究报道了谵妄与非典型睡眠和死亡率的相关性。

7　治疗

目前尚不清楚减少非典型睡眠的发生率是否会改善 ICU 的状况；还没有旨在减少非典型睡眠干预的研究发表。目前对 ICU 非典型睡眠的病理生理学缺乏了解，还无法确定潜在的治疗策略。随着对非典型睡眠危险因素了解的发展，应研究减少可改变危险因素的策略。

例如，减少镇静剂用量和提前停药，制订睡眠促进方案，以及早期识别有非典型睡眠风险的患者，可能有助于减少非典型睡眠的发生。

8　结论

非典型睡眠和病理性觉醒是危重症患者经常出现的睡眠和清醒的异常形式，这可能是人类睡眠中最退化的形式。在非典型睡眠的情况下，患者表现出特殊的脑电图模式，可以通过脑电图信号识别。已经有学者提出了特殊规则来对 ICU 患者的睡眠进行评分。尽管非典型睡眠和病理性觉醒的病理生理学很复杂，但鉴于非典型睡眠似乎与不良结果有关，所以研究工作是很重要的。在 ICU 住院期间应尽早实施睡眠促进策略，以防止非典型睡眠的发生。

（译者　杨凌麟）

参 考 文 献

1. Rechtschaffen A, Kales A. A manual for standardized terminology, techniques and scor-ing system for sleep stages of human subjects. Washington, DC: Public Health Service, US Government Printing Office; 1968. p. 1-12.

2. Helton MC, Gordon SH, Nunnery SL. The correlation between sleep deprivation and the inten-sive care unit syndrome. Heart Lung. 1980;9(3):464-8.

3. Johns MW, Large AA, Masterton JP, Dudley HA. Sleep and delirium after open heart surgery. Br J Surg. 1974;61(5):377-81.

4. Broughton R, Baron R. Sleep patterns in the intensive care unit and on the ward after acute myocardial in-farction. Electroencephalogr Clin Neurophysiol. 1978;45(3):348-60.

5. Cooper AB, Thornley KS, Young GB, Slutsky AS, Stewart TE, Hanly PJ. Sleep in critically ill patients re-quiring mechanical ventilation. Chest. 2000;117(3):809-18.

6. Watson PL. Measuring sleep in critically ill patients: beware the pitfalls. Crit Care. 2007;11(4):159.

7. Elliott R, Nathaney A. Typical sleep patterns are absent in mechanically ventilated patients and their cir-cadian melatonin rhythm is evident but the timing is altered by the ICU environment. Aust Crit Care. 2014;27(3):151-3.

8. Roche Campo F, Drouot X, Thille AW, et al. Poor sleep quality is associated with late nonin-vasive ventila-tion failure in patients with acute hypercapnic respiratory failure. Crit Care Med. 2010;38(2):477-85.

9. Watson PL, Pandharipande P, Gehlbach BK, et al. Atypical sleep in ventilated patients: empiri-cal elec-troencephalography findings and the path toward revised ICU sleep scoring criteria. Crit Care Med. 2013;41(8):1958-67.

10. Drouot X, Roche-Campo F, Thille AW, et al. A new classification for sleep analysis in critically ill patients. Sleep Med. 2012;13(1):7-14.

11. Murphy M, Bruno MA, Riedner BA, et al. Propofol anesthesia and sleep: a high-density EEG study. Sleep. 2011;34(3):283-291A.

12. Amodio P, Marchetti P, Del Piccolo F, et al. Spectral versus visual EEG analysis in mild hepatic encepha-lopathy. Clin Neurophysiol. 1999;110(8):1334-44.

13. Bridoux A, Thille AW, Quentin S, et al. Sleep in ICU: atypical sleep or atypical electroen-cephalography? Crit Care Med. 2014;42(4):e312-3.

14. Gehlbach BK, Chapotot F, Leproult R, et al. Temporal disorganization of circadian rhythmic-ity and sleep-wake regulation in mechanically ventilated patients receiving continuous intra-venous sedation. Sleep.

2014;35(8):1105-14.

15. Foreman B, Westwood AJ, Claassen J, Bazil CW. Sleep in the neurological intensive care unit: feasibility of quantifying sleep after melatonin supplementation with environmental light and noise reduction. J Clin Neurophysiol. 2015;32(1):66-74.

16. Freedman NS, Gazendam J, Levan L, Pack AI, Schwab RJ. Abnormal sleep/wake cycles and the effect of environmental noise on sleep disruption in the intensive care unit. Am J Respir Crit Care Med. 2001;163(2):451-7.

17. Knauert MP, Yaggi HK, Redeker NS, Murphy TE, Araujo KL, Pisani MA. Feasibility study of unattended polysomnography in medical intensive care unit patients. Heart Lung. 2014;43(5):445-52.

18. Valente M, Placidi F, Oliveira AJ, et al. Sleep organization pattern as a prognostic marker at the subacute stage of post-traumatic coma. Clin Neurophysiol. 2002;113(11):1798-805.

19. Kondili E, Alexopoulou C, Xirouchaki N, Georgopoulos D. Effects of propofol on sleep qual-ity in mechan-ically ventilated critically ill patients: a physiological study. Intensive Care Med. 2012;38(10):1640-6.

20. Thille AW, Barrau S, Beuvon C, et al. Role of sleep on respiratory failure after extubation in the icu. Ann Intensive Care. 2021;11(1):71.

21. Thille AW, Reynaud F, Marie D, et al. Impact of sleep alterations on weaning duration in mechanically ventilated patients: a prospective study. Eur Respir J. 2018;51(4).

22. Blumenthal UJ, Fleisher JM, Esrey SA, Peasey A. Epidemiology: A tool for the assessment of risk. In: Organization WH, editor. Water quality: Guidelines, standards, and health: assessment of risk and risk management for water-related infectious disease. London: IWA Publishing; 2001. p. 135.

23. Quentin S, Thille AW, Roche-Campo F, et al. Atypical sleep in icu: role of hypercapnia and sleep deprivation. Paper presented at: ATS meeting; May 19, 2014; San Diego. https://www. atsjournals.org/doi/pdf/10.1164/ajrccm- conference.2014.189.1_MeetingAbstracts.A3615

24. Boyko Y, Jennum P, Oerding H, Lauridsen JT, Nikolic M, Toft P. Sleep in critically ill, mechanically venti-lated patients with severe sepsis or copd. Acta Anaesthesiol Scand. 2018;62:1120-6.

25. Pantzaris ND, Platanaki C, Tsiotsios K, Koniari I, Velissaris D. The use of electroencephalog-raphy in patients with sepsis: a review of the literature. J Transl Int Med. 2021;9(1):12-6.

26. Berisavac II, Padjen VV, Ercegovac MD, et al. Focal epileptic seizures, electroencephalogra-phy and outcome of sepsis associated encephalopathy-a pilot study. Clin Neurol Neurosurg. 2016;148:60-6.

27. Rosengarten B, Krekel D, Kuhnert S, Schulz R. Early neurovascular uncoupling in the brain during community acquired pneumonia. Crit Care. 2012;16(2):R64.

28. Velissaris D, Pantzaris ND, Skroumpelou A, et al. Electroencephalographic abnormalities in sepsis patients in correlation to the calculated prognostic scores: a case series. J Transl Int Med. 2018;6(4):176-80.

29. Nielsen RM, Urdanibia-Centelles O, Vedel-Larsen E, et al. Continuous EEG monitoring in a consecutive patient cohort with sepsis and delirium. Neurocrit Care. 2020;32(1):121-30.

30. Young GB, Bolton CF, Archibald YM, Austin TW, Wells GA. The electroencephalogram in sepsis-associat-ed encephalopathy. J Clin Neurophysiol. 1992;9(1):145-52.

31. Sonneville R, Verdonk F, Rauturier C, et al. Understanding brain dysfunction in sepsis. Ann Intensive Care. 2013;3(1):15.

32. Rodin EA, Luby ED, Gottlieb JS. The electroencephalogram during prolonged experimental sleep depriva-tion. Electroencephalogr Clin Neurophysiol. 1962;14:544-51.

33. Naitoh P, Kales A, Kollar EJ, Smith JC, Jacobson A. Electroencephalographic activity after prolonged sleep loss. Electroencephalogr Clin Neurophysiol. 1969;27(1):2-11.

34. De Gennaro L, Ferrara M, Bertini M. Effect of slow-wave sleep deprivation on topographical distribution of spindles. Behav Brain Res. 2000;116(1):55-9.

35. Sforza E, Chapotot F, Pigeau R, Paul PN, Buguet A. Effects of sleep deprivation on spontane-ous arousals in humans. Sleep. 2004;27(6):1068-75.

36. Steriade M. The corticothalamic system in sleep. Front Biosci. 2003;8:d878-99.

37. Dres M, Younes M, Rittayamai N, et al. Sleep and pathological wakefulness at the time of lib-eration from mechanical ventilation (sleewe). A prospective multicenter physiological study. Am J Respir Crit Care Med. 2019;199(9):1106-15.

38. Chen Q, Peng Y, Lin Y, Li S, Huang X, Chen LW. Atypical sleep and postoperative delirium in the cardio-thoracic surgical intensive care unit: a pilot prospective study. Nat Sci Sleep. 2020;12:1137-44.

39. Sutter R, Barnes B, Leyva A, Kaplan PW, Geocadin RG. Electroencephalographic sleep ele-ments and out-come in acute encephalopathic patients: a 4-year cohort study. Eur J Neurol. 2014;21(10):1268-75.

40. Boyko Y, Toft P, Ording H, Lauridsen JT, Nikolic M, Jennum P. Atypical sleep in critically ill patients on mechanical ventilation is associated with increased mortality. Sleep Breath. 2019;23(1):379-88.

41. Knauert MP, Gilmore EJ, Murphy TE, et al. Association between death and loss of stage n2 sleep features among critically ill patients with delirium. J Crit Care. 2018;48:124-9.

第**3**章 正常睡眠与镇静期间意识改变的比较

Florian Beck, Olivia Gosseries, Gerald L. Weinhouse, and Vincent Bonhomme

1 简介

镇静是重症监护管理中的重要组成部分，常在恢复稳态、辅助机械通气、保护大脑、确保患者舒适和减少焦虑方面起到重要的作用。被镇静的患者有时看起来像是在睡觉，这导致睡眠和镇静等同的错误观念普遍存在。事实上，患者经常在接受镇静时被告知会"入睡"。然而，镇静与睡眠之间的关系是复杂的。

尽管与清醒状态相比，睡眠和镇静在行为和生理上存在相似之处，但它们在脑电图和脑活动变化方面呈现出明显的差异。此外，相较于睡眠，被镇静的患者在睡眠相关的结果方面可能会有非常不同的表现，包括主观的休息感、睡眠债的恢复、学习和记忆、神经废物的清除、免疫清除的调节、蛋白质的合成、情绪和内分泌的调节。在本章，我们将在重症患者护理的背景下，回顾睡眠和镇静之间的异同（图 3-1）。

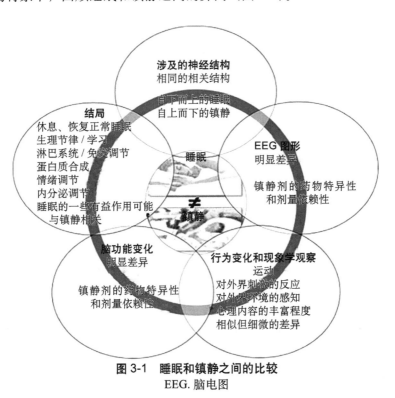

图 3-1 睡眠和镇静之间的比较
EEG. 脑电图

2　现象学和行为变化

睡眠和镇静具有明显的现象学和行为特征（表 3-1），在某些条件下可能会呈现相似之处。这两种状态最好从以下 4 个领域进行比较：①自发、反射或有目的性的运动；②对外界刺激的反应；③对外部环境的感知；④心理内容的丰富程度。

表 3-1　镇静和睡眠之间的行为和神经结构的比较

领域	镇静	睡眠
行为 - 运动	剂量依赖性降低；在 KET 中未观察到（反而出现异常的不自主运动）	NREM 期：减少至无 REM 期：几乎无
行为 - 肌张力	剂量依赖性降低；在 KET 或 DEX 未观察到	NREM 期：降低 REM 期：明显降低
行为 - 对刺激的反应	剂量依赖性降低；DEX 维持到高剂量给药	睡眠阶段依赖型；N3 期最低 REM 期：减弱
行为 - 对环境的感知	剂量依赖性降低 可能发生关联意识片段（有或没有回忆）	缺失，除外在清晰的梦中
行为 - 心理内容的丰富程度	可能存在梦（有或没有回忆）；在 DEX 和 KET 中更常见（扭曲状态） GABA 类药物无记忆巩固作用	可能存在梦 在 REM 期间梦最有可能被回忆 睡眠在记忆巩固中起重要作用（记忆和遗忘）
涉及的神经结构	睡眠和镇静一样，包括皮质和皮质下睡眠觉醒周期调节系统 最主要的可能是自下而上的睡眠机制和自上而下的镇静机制（DEX 例外）	

注：REM. 快速眼动；NREM. 非快速眼动；GABA.γ- 氨基丁酸，此类药物主要通过增强 γ- 氨基丁酸神经传递发挥作用（丙泊酚、苯二氮草类药物、巴比妥类药物和卤化麻醉剂）；DEX. 右美托咪定；KET. 氯胺酮

睡眠是一种活跃的大脑功能，其特点是在快速眼动（REM）睡眠和非快速眼动（NREM）睡眠之间有组织地循环，它们与清醒状态截然不同，并受昼夜节律和内稳态影响。根据脑电图（EEG）特征、眼动（通过眼电图评估）和肌肉张力（通过肌电图测量）对 REM 和非 REM 睡眠的各个阶段进行定义。NREM 进一步分为从较浅（N1 ～ N2 期）到更深（N3 期）3 个睡眠阶段。相比之下，镇静过程中的现象学变化是剂量依赖性的非周期性变化。并非所有的镇静药物都会产生相同的行为和现象学特征。例如，主要通过促进 γ-氨基丁酸（GABA）神经传递作用的药物（如异丙酚、苯二氮草类药物、巴比妥类药物和卤化麻醉剂）的效应与作用于其他神经递质的药物的效应有所不同。

在睡眠和镇静期间，自发运动可能减少或不存在。在睡眠期间，运动与睡眠阶段相关；在 REM 睡眠期间，运动最少、肌肉张力最小。随着 GABA 促进型镇静剂的剂量增加，自发运动和肌肉张力被进一步抑制，在减少或停止药物后会重新出现。然而，非 GABA 镇静剂可能会保持肌肉张力，甚至引起异常的不自主运动。例如，α_2- 肾上腺素能受体激动剂地西泮具有保持肌肉张力和自主通气的特点。同样，使用 N- 甲基 -D- 天冬氨酸（NMDA）谷氨酸受体拮抗剂氯胺酮进行镇静常伴随着肢体不自主运动，并同时保持肌肉张力和自主通气。

在睡眠期间，对外部刺激（如口头命令或轻轻摇动）的反应取决于睡眠阶段，深度

（N3 期）非 REM 和 REM 睡眠阶段的患者反应最低。除了右美托咪定外，随着镇静剂剂量的逐渐增加，反应性逐渐降低。相比之下，接受右美托咪定的患者，在注入非常高剂量之前一直保持反应性；在重症监护室的环境中，这一特性与其他镇静剂相比具有潜在优势，因为它使患者能够与医疗团队和家属进行沟通，并参与自己的护理工作。

对外部刺激缺乏反应并不一定意味着没有意识体验。镇静和睡眠都可能与内在生成的心理意象或梦境相关。当对外部环境没有任何意识感知时，梦有时会被描述为断裂的意识。然而，在清醒梦境（梦者意识到自己在做梦）中，与外部环境的交流能力仍然存在。无论是在睡眠还是镇静期间的意识体验，并不一定随之带来明确的回忆。内部生成的心理意象可能在所有睡眠阶段发生，但如果发生在 REM 睡眠期间，最有可能被回忆起来。在这种情况下，梦境的目的被认为与记忆巩固有关。

在镇静过程中，右美托咪定和氯胺酮更容易引发心理意象，但所有镇静剂均可能引发心理意象，特别是在镇静停药后的苏醒过程中。氯胺酮引发的梦境非常强烈，幻觉和自我感知扭曲是常见的现象。最有可能的是，在 GABA 促进型镇静过程中的梦境并不具备正常睡眠期间梦境的记忆巩固功能。相反，丙泊酚和苯二氮䓬类药物会导致逆行性遗忘，而不是众所周知的睡眠中记忆的改善。

3　机制相关性和靶点

在健康清醒的个体中，心理内容、认知功能和运动行为是由大脑皮质内的活动产生的。在皮质内部，锥体神经元在来自亚皮质结构的兴奋性投射和抑制性投射神经元的平衡中运作。大脑区域之间复杂的相互作用的网络，是这些高级功能的起源。这些网络在时空上具有不断演化的拓扑特性，然而只有当皮质具有足够高的觉醒程度时，这种网络连接才能实现。

清醒状态和皮质觉醒是由位于中脑、脑桥和下丘脑的皮质下唤醒中枢的兴奋性投射所促进的。这些促觉醒的投射主要有乙酰胆碱能、促食欲素能和单胺能投射。乙酰胆碱能核团分布在脑桥的背外侧被盖区（LDT）和基底前脑的脚桥被盖区（PPT）。促食欲素能核团分布在侧丘脑（LH）。单胺能核团包括多个结构，包括位于脑桥的蓝斑核（LC，去甲肾上腺素）和背侧中缝核（DR，5- 羟色胺），以及位于中脑导水管周围的灰质区（vPAG，多巴胺）和结节乳头体核（TMN，组胺）。这些觉醒中枢受到下丘脑前区（POA）的抑制性 GABA 能和甘丙肽能神经元投射的控制，并由位于前下丘脑的腹外侧前视丘核（VLPO）发出。其他抑制性投射还包括调节丘脑输出途径的丘脑网状核（TRN）及下丘脑视上核（SON）。

从清醒到睡眠的转变是通过一系列的神经生理事件进行的，受到内稳态机制和昼夜节律的影响，采用了一种“自下而上”的方式（即从亚皮质到皮质区域）。腹外侧前视丘核通过发送 GABA 和甘丙肽介导的抑制性投射到所有主要觉醒中枢，促进和维持睡眠。皮质活动的减少反映在对皮质的兴奋性投射的减少，这表现为皮质神经元自发放电频率的降低。从清醒状态到 NREM 睡眠的转变机制被认为是对蓝斑核的抑制作用导致去甲肾上腺素的减少，从而解除对腹外侧前视丘核的抑制。蓝斑核在清醒状态下非常活跃，在 NREM 睡眠期间逐渐减弱，直到进入 REM 睡眠阶段时处于不活跃状态。其他结构，如丘脑网状核、下丘脑视上核和正中视前核，也被认为参与了促进 NREM 睡眠。更深的 NREM 阶段与丘脑和皮质中神经元更高的极化相关。快速眼动睡眠则由包括背外侧背盖核、腹外侧导水管灰质区、巨细胞核和侧丘脑在内的不同脑干结构促进。

与睡眠相比，药物诱导的镇静似乎具有部分"自上而下"（即皮质到亚皮质）的作用机制。这与镇静药物的生化靶点有关，并提供了独特的脑电图特征。GABA 受体分布于整个大脑，因此 GABA 受体激动剂（如巴比妥类药物、苯二氮䓬类药物和丙泊酚）的作用导致中枢神经系统的效应更为全面，与生理性睡眠相比，出现了多种行为和感知方面的差异。GABA 能镇静药物增强抑制性突触后电位（IPSP），从而广泛降低了丘脑和脑干的皮质水平的神经传递。这些镇静剂的主要作用部位是皮质中抑制性中间神经元和锥体神经元、TRN 中的神经元之间的 GABA 能突触后连接，以及 VLPO 与唤醒中枢的 GABA 能突触后连接。

NMDA 拮抗剂（如氯胺酮）使神经递质传递产生复杂的改变。氯胺酮 NMDA 受体拮抗作用通过抑制 GABA 能中间神经元而间接刺激神经元，这通常发生在皮质、边缘系统和海马水平。通过类似的抑制解除机制，它还增加了多巴胺、乙酰胆碱和其他胺类在大脑中的释放。因此，一些皮质锥体细胞被解除抑制，导致特定脑区（包括前扣带回皮质和前额叶皮质）的激活，而岛叶、海马体、前顶叶和其他脑区则受到抑制。α_2- 肾上腺素受体激动剂（如右美托咪定）是 GABA 受体激动剂和 NMDA 拮抗剂"自上而下"模式的例外。它们主要作用于 LC 神经元的窗前 α_2 受体，从而减少去甲肾上腺素的释放并降低 VLPO 的抑制作用。GABA 能和甘丙肽能的 VLPO 活动增加会抑制唤醒中枢。因此，α_2- 肾上腺素受体激动剂通过与生理性睡眠密切相关的机制引发镇静作用。

在镇静过程中，对通常在清醒状态下活跃的神经递质进行调节会影响镇静效果。例如，丘脑内侧中央核内的烟碱乙酰胆碱受体的激活会减弱吸入麻醉剂七氟醚（一种主要具有 GABA 能特性的强效卤代麻醉剂）引起的催眠状态。这种现象在丙泊酚中也可观察到。同样，基底前脑组织中组胺受体的激活能够部分逆转由卤代麻醉剂引起的催眠状态。相反，抗组胺药物通常具有镇静作用，因此有时在麻醉前作为镇静剂使用。

4 脑电图特征

睡眠和镇静都会引发特定的神经振荡，并会转化为特定的脑电图模式（表 3-2）。标准的脑电图方法或高密度脑电图扰动经颅磁刺激（TMS-EEG）可用于描述与睡眠或镇静相关的电生理变化。在生理性睡眠期间，脑电图经历不同的阶段。N1 期睡眠的脑电图模式表现为 β 波（14 ～ 30Hz）活动减少和枕叶 α 波（8 ～ 13Hz）活动消失，这与放松的清醒状态相关。在 N2 期阶段，出现慢速 δ 波（< 1Hz，δ 波：0.5 ～ 3Hz）活动、K 复合波和睡眠纺锤波（12 ～ 16Hz）。K 复合波是自发性的短暂低频振荡，但也可以被感觉（听觉、体感）刺激所引发。纺锤波是短暂存在的单个事件，通常与慢波的"上升"状态相关，但不仅限于此。它们反映了丘脑皮质神经元的反弹放电，部分由 TRN 产生。N3 期睡眠的慢波振荡比 N2 期睡眠更大。这些慢波反映了皮质和丘脑神经元膜电位的切换状态。这些神经元在"上升"或去极化状态和"下降"或超极化状态之间切换，前者被解释为强烈的突触活动，后者反映了不活跃期。上升和下降状态的交替产生了慢波振荡，为此需要一个不变的丘脑皮质网络。皮质对经颅磁刺激的复杂响应与大脑通过功能分化和信息整合相对应，在非快速眼动睡眠期间消失。

表 3-2　镇静和睡眠阶段脑电图特征和经颅磁刺激变化的比较

项目	镇静	睡眠
EEG	药物类 - 特殊药物，剂量依赖性，通常与睡眠不同 未见 K 复合波 GABA：在低剂量下普遍存在的 β 波（兴奋）； 　　从常规的 β-γ 波进化到慢 δ 波和连续 α 波，高 　　剂量下爆发抑制 DEX：类似于 NREM 睡眠 KET：保持快速和不规则的慢速振荡，高 β 低 γ	无爆发抑制及 γ 波活动 N1 NREM：β 波减少和枕部 α 波缺失 N2 NREM：慢 δ 波，K 复合波，纺锤波 N3 NREM：最大慢波 REM：活动接近清醒状态，混合频率（θ 波或 　　γ 波的倾向），PGO 波，无 K 复合波或睡眠 　　纺锤波
TMS	GABA：大脑皮质反应复杂性的分解 DEX：皮质兴奋性增加 KET：保留皮质反应复杂性	NREM：缓慢和刻板的皮质反应 REM：保留皮质反应复杂性

注：REM. 快速眼动；NREM. 非快速眼动；N1 ～ N3. NREM 睡眠阶段；GABA. γ- 氨基丁酸，此类药物主要通过增强 γ- 氨基丁酸神经传递发挥作用（丙泊酚、苯二氮䓬类、巴比妥类和卤化麻醉剂）；EEG. 脑电图；TMS. 经颅磁刺激；PGO. 枕叶膝状体；DEX. 右美托咪定；KET. 氯胺酮

　　相比之下，快速眼动睡眠（REM 睡眠）的特点是接近清醒状态的皮质活动。在这种情况下，脑电图模式由混合频率组成，倾向于 θ 波（4 ～ 7Hz）或 γ 波（26 ～ 80Hz）活动，存在脑桥 - 视丘 - 枕叶波（PGO 波或 P 波），而没有 K 复合波或纺锤波。在 REM 睡眠期间，皮质对经颅磁刺激的复杂响应仍然存在。

　　在镇静过程中，脑电图的变化是药物类别特异性的、剂量依赖的，通常与睡眠有所不同。轻度丙泊酚镇静在脑电图上的演变过程是从比清醒状态下更大的规则 β-γ 波活动到慢 δ 波活动。通常情况下，在低剂量时会出现丙泊酚诱导的矛盾的兴奋，其中 β 波活动占主导地位。随着剂量增加，更高频的振荡消失，前景中出现幅度更大的慢 δ 波活动，伴随额叶区域的持续 α 波活动。这种前额 α 波模式的存在并不排除对外部刺激的意愿性反应。然而，当剂量进一步增加时，会出现突发抑制模式（间歇性脑电图爆发与电静寂交替出现，伴随深度昏迷）。与深度非快速眼动睡眠类似，丙泊酚的使用会导致脑对经颅磁刺激的复杂响应崩解。与卤化麻醉剂、苯二氮䓬类药物和巴比妥类药物相关的脑电图变化与丙泊酚引起的变化非常相似。

　　氯胺酮与活跃的脑电图特征相关，包括快速和不规则的慢波活动。快速振荡位于高 β 低 γ 频谱范围内。在氯胺酮使用期间，皮质对经颅磁刺激的复杂响应保持不变。右美托咪定也具有剂量依赖的脑电图特征；然而，与其他镇静药物不同的是，它更接近非快速眼动睡眠。在低剂量下，右美托咪定引发慢 δ 波活动与高 α 低 β 频谱中棘波的组合，持续 1 ～ 2 秒，与 N2 期睡眠棘波非常相似。在较高剂量下，棘波消失，慢 δ 波活动的振幅增强，接近 N3 期睡眠模式。

　　总结起来，尽管在睡眠和镇静的使用过程中，观察到的脑电图变化有时会有相似之处（例如，慢 δ 波和高振幅的 α 波活动），但除了右美托咪定和 N2 期睡眠。与睡眠相反，用于危重症患者镇静的药物可能会产生突发抑制，并且不会观察到 γ 波活动和 K 复合波。

5　大脑功能的变化

睡眠和镇静与大脑功能的特定变化相关（表 3-3）。这些变化可以通过几种功能性脑成像技术进行无创评估，如正电子发射断层成像（PET）、功能性磁共振成像（fMRI）、高密度脑电图或 TMS-EEG，这些技术可以单独使用或联合使用。除了区域脑活动的变化外，功能性脑成像还具有连接性，即不同脑区之间的通信。连接性可以是功能性连接（FC），对应于不同神经群体之间神经生理事件的无向统计依赖性或活动同步性。当一个神经群体的活动对另一个群体的活动有因果影响时，连接性也可以是有效连接（EC）。连接的脑区组成网络，其中的节点和边分别代表脑组织的集合和它们之间的连接性。每个网络都具有特定的高阶脑功能。一些网络，如静息态网络（RSN），在清醒、闭眼休息、思绪漫游状态下的个体中是活跃的。根据图论，网络具有多种拓扑属性。这些网络的时空动态在时间和空间上持续演变。新出现的脑状态，如睡眠或药物引起的镇静，与清醒状态相比，与特定的网络属性变化相关。关于睡眠和镇静期间的许多变化仍需进一步研究和描述。

在睡眠期间，RSN 的结构与清醒期间相同，没有额外的睡眠特异性 RSN。在非快速眼动（NREM）睡眠期间，整体脑代谢和额叶、顶叶区域的脑代谢减少。随着 NREM 睡眠加深，全局 FC 降低，在 N1 期间广泛的丘脑 - 皮质和下丘脑 - 皮质 FC 丧失。由于深度 NREM 睡眠阶段丘脑 - 皮质同步性较高，因此在这些阶段不再存在广泛的丘脑 - 皮质 FC 的丧失。越来越多的证据表明，即使高阶连接性模式逐渐消失，在 NREM 睡眠期间仍存在残余的 FC。事实上，大多数 RSN FC 不仅仅是幅度减少，而是反向增加，或者振幅增加。这与 FC 在 NREM 睡眠期间改变而非减少一致。在清醒状态下，一些 RSN 中存在长程时间相关性，特别是在默认模式网络（DMN，负责自我意识和内心思维）和默认注意力网络（DAN，负责在不同元素之间切换注意力）中，但在 N3 期间减弱甚至消失。在清醒状态下，DMN 与 DAN 和执行控制网络（ECN，负责注意外部环境）呈负相关，即当一个处于活跃状态时，另一个处于沉默状态。这种负相关在 NREM 睡眠期间减弱。还观察到跨纹状体和远程 EC 的破坏。EC 的另一种形式是皮质神经元对刺激的反应性和特异性，称为皮质兴奋性，它对应于皮质神经元对刺激的反应强度。可以使用经颅磁刺激（TMS）模拟内源样反应。皮质兴奋性在昼夜节律中变化，在 NREM 睡眠期间、注意力下降和睡眠剥夺后增加。它反映了皮质在时间和空间上的局部处理和反应的充分性。

与清醒状态相比，N2 期睡眠期间不同 FC 拓扑之间的转换频率较低。因此，NREM 睡眠中大脑状态库减少并更稳定。模块化为功能网络分离的空间度量，随着 NREM 睡眠（N2 和 N3 阶段）的加深，整个大脑的模块化程度增加。在最深的睡眠阶段，FC 网络的分离程度变得更高。在深度 NREM 睡眠期间做梦时，后部的"热区"（一个位于 DMN 内的顶叶中枢，在信息处理和发送中起着极其重要的作用）活动增加。在 REM 睡眠期间，作为区域活动的替代指标，脑干、丘脑和枕叶外侧皮质的区域脑血流增加，与 PGO 波的生成一致。海马和杏仁核的脑血流也增加，可能与记忆和情绪过程有关。在 REM 睡眠期间，DMN 的节点也恢复了它们的全局功能连接性。

镇静剂对大脑功能的影响主要与药物特异性和剂量相关。总体而言，镇静剂似乎能使大脑状态库减少并更稳定。在这个领域中，丙泊酚是研究最多的 GABA 能镇静剂，在额叶皮质、枕叶 / 前枕叶、丘脑和脑干区域的脑活动呈剂量依赖性减少。它破坏了大规模 RSN

中网络内部和网络间的 FC，特别是在前顶叶连接性和顶叶"热区"方面。此外，它破坏了高阶网络中的丘脑 - 皮质连接性，同时保留了低阶感觉网络中的 FC。丙泊酚镇静期间 EC 的损害，不仅在大规模网络中存在，在低阶感觉网络中也存在。同样，还观察到远程皮质通信的幅度和复杂性的改变、EC 的动力学和方向性的改变，以及连接性配置库的限制。

表 3-3　镇静和睡眠阶段之间的功能域比较

	镇静	睡眠
脑各区活动	GABA/DEX：全脑活动减少，额叶、顶叶、丘脑和脑干区域活动减少 KET：扣带前部皮质、额叶、楔前叶、顶叶和岛区活动减少，膝下 / 胼胝体下（扣带前部皮质）、眶额和直回区域活动减少	NREM 期：全脑活动减少，额叶、顶叶、丘脑和脑干区域活动减少 REM 期：较 NREM 期，脑干、丘脑、纹状体外的枕叶皮质、海马和杏仁核的活动增强
功能连接	额顶叶连接和后部"热区"中断 GABA：大规模 RSN、丘脑 - 皮质 FC 的内部与两者之间的网络中断 高阶网络被干扰，低阶感觉网络存在 DEX：除了丘脑之间、前扣带回和中脑桥区保留 FC，类似于 GABA 和 NREM 期 KET：全脑增强，除 ECN、额顶叶中断外，所有高阶 RSN 中断，保留在低阶感觉网络中	NREM 期：全脑 FC 下降，NREM 睡眠加深，高级连接模式消失，但在 RSN 中残留 FC，N1 期缺乏广泛的丘脑皮质和下丘脑 - 皮质 FC，N2 和 N3 期具有较高的丘脑 - 皮质同步性，同时具有强烈的丘脑 - 皮质 FC，DMN 与 DAN 之间、DMN 与 ECN 之间的负相关性衰减 REM 期：在做梦时，顶叶后"热区"活动增加
有效连接	GABA：大规模网络和低级感觉网络受损，长距离皮质交流的幅度和复杂性减弱，方向性改变，长潜伏期诱发电位受抑制 DEX：长潜伏期诱发电位受抑制，皮质兴奋性增加 KET：额顶叶前后 EC 紊乱	NREM 期：经胼胝体长程 EC 逐步分解，皮质兴奋性增加，在 N3 期 DMN 和 DAN 缺乏长程时间相关性
网络拓扑	GABA 和 DEX：大规模网络连通性减弱，整体效率降低，集群性和模块化增强，大脑网络结构重构，分离与整合的空间平衡被打破 DEX：局部和全脑大规模网络的效率降低 KET：网络重组	RSN 架构与 N2 和 N3 期唤醒相同：网络模块化增加，网络隔离增加 NREM 期：DMN 节点再次出现
时空动力学	GABA 和 DEX：降低了可能构型的复杂性和种类，偏离了临界点，破坏了亚稳态，破坏了分离和整合之间的时间平衡	更稳定的大脑状态 N2 和 N3 期：不同 FC 拓扑之间的转换频率较低

注：REM. 快速眼动；NREM. 非快速眼动；N1 ～ N3. 非快眼动睡眠阶段；GABA. γ- 氨基丁酸，此类药物主要通过增强 γ- 氨基丁酸神经传递发挥作用（丙泊酚、苯二氮䓬类、巴比妥类和卤化麻醉剂）；FC. 功能连接；DMN. 默认模式网络；DAN. 默认注意网络；ECN. 执行控制网络；EC. 有效连接；RSN. 静息态网络；DEX. 右美托咪定；KET. 氯胺酮

相比之下，氯胺酮以剂量依赖方式增加前扣带回皮质、额叶、前枕叶、顶叶和岛叶的全局和区域脑活动；其他区域的活动减少（例如，前扣带回皮质的舌下 / 胼胝体下部分、眶前额叶皮质和直沟回）。氯胺酮在整个大脑范围内增加了 FC，导致网络重组，并在低阶

感觉网络中保持了 FC。然而，除了 ECN，所有高阶意识网络中都可观察到 FC 的中断。此外，前顶叶 - 顶叶前部的 EC 场发生了干扰。

右美托咪定也引发了多种 FC 的改变，包括高阶 RSN 中丘脑连接的内部网络减少，低阶感觉网络的保留。这些观察到的 FC 变化类似于深度 NREM 睡眠，但是与睡眠或丙泊酚镇静相比，丘脑、内侧前扣带回皮质和中脑桥部之间的 FC 保留得更好。这些区域与显著性网络（大脑中选择需要注意的刺激并调用相关功能网络的区域集合）有关，观察到的 FC 保留可能与右美托咪定镇静患者在受到刺激时比深度睡眠或丙泊酚镇静时更容易唤醒有关。右美托咪定还可导致大规模网络的局部和全局效率降低，以及大规模网络连接强度的降低。与清醒状态相比，该药物增加了皮质兴奋性，类似于睡眠时观察到的情况（见 https://www.biorxiv.org，《英国麻醉学杂志》）。

最后，研究确定了所有镇静药物共有的一系列功能性变化。关于 FC 和 EC，这些变化包括复杂度和可能配置的降低、额顶连接的中断，以及长潜伏期诱发电位的抑制。在网络结构方面，出现了全局效率降低、聚类和模块化增加、后部"热区"的中断、全局大脑网络结构的重构，以及分离和整合之间的空间平衡被破坏。在时空动态方面，出现了距离关键点的偏离（关键点是指网络中信息传递能力最强的状态），稳定性破坏（指动态系统中看似稳定的状态，其中扰动可能导致更加稳定的状态），有限的时间网络配置和分离与整合之间的时间平衡的破坏。需要注意的是，这些变化可能不适用于氯胺酮。

关于睡眠和镇静在大脑功能变化方面的研究，仍然处在起步阶段，因为许多连接性和大脑网络属性尚未得到全面的研究，并且直接比较睡眠和镇静的研究也很少见。可以肯定的是，在清醒状态下，大脑展现出快速、清晰且不断变化的构型。这种动态变化反映了思维活动的丰富性。相反，在 NREM 睡眠和镇静状态下，大脑倾向于呈现更少、缓慢且有组织的活动。然而，仍然需要大量的研究工作来进一步描述 REM 睡眠、NREM 睡眠和镇静之间的功能差异，并更好地定义与梦境、环境的脱离、对外部刺激的反应性、镇静过程中的意识发作及与形成记忆的能力相关的大脑状态。大脑功能的具体变化可能更多地与特定现象学要素（思维内容、记忆、对环境的感知等）的存在或缺失相关，而不仅仅与镇静或睡眠本身相关。

6　睡眠结局

睡眠对许多核心生理系统的正常功能来说是至关重要的。目前尚不清楚是否在镇静状态下也能获得一些益处（表 3-4）。例如，在深度自然睡眠后常出现的不明确的、主观感觉到的宁静状态在镇静后尚未得到一致报道。对危重症患者的研究显示，使用丙泊酚和右美托咪定后患者睡眠不佳。这可能是因为右美托咪定可能仍然会降低 REM 期和 N3 期睡眠，尽管它已被证明可以改善 N2 期睡眠（参见"ICU 常用药物对睡眠的影响"）。

恢复性睡眠是指在睡眠不足后发生的睡眠。通常，在睡眠不足后的几个晚上，REM 睡眠和 N3 期睡眠的百分比都会高于正常水平，这表明失去的睡眠需要得到补偿。在某些镇静药物的影响下，可以偿还 NREM 睡眠债；然而，对于 REM 睡眠债，情况似乎并非如此。虽然在稳态控制下可能会部分恢复睡眠，但镇静剂也会影响生物钟系统（参见"ICU 常用药物对睡眠的影响"）。研究发现，下午晚些时候输注丙泊酚 1 小时以模拟门诊程序镇静会导致睡眠潜伏期延迟。

表 3-4　睡眠和镇静结果的比较

	镇静	睡眠
休息、恢复睡眠和昼夜节律	镇静后报告结果不一致 丙泊酚和 DEX 可减少 REM 和 N3 期睡眠 NREM 睡眠债可以偿还，但 REM 睡眠债不能偿还 昼夜节律系统的改变	需要深度自然睡眠
记忆（记忆和遗忘）	镇静无法改善记忆力 GABA 导致顺行性遗忘	用先验知识处理输入信息
胶质淋巴系统	可能在注入促进低波振荡的镇静剂（GABA 和 DEX，非卤化麻醉剂）时激活	NREM：星形胶质细胞收缩以促进淋巴管的生长，清除废物
免疫调节、蛋白质合成、情绪调节、内分泌调节	尚未充分研究 危重症的混淆效应 镇静剂使用时间和剂量的影响尚不清楚	积极效果

注：REM. 快速眼动；NREM. 非快速眼动；GABA. γ- 氨基丁酸，此类药物主要通过增强 γ- 氨基丁酸神经传递发挥作用（丙泊酚、苯二氮䓬类、巴比妥类和卤化麻醉剂）；DEX. 右美托咪定

尽管学习（包括记忆和遗忘）是睡眠的重要功能，但总体而言，镇静剂并不能改善记忆；与 GABA 受体激动剂如咪达唑仑相关的顺行性健忘症已得到证实。在这些镇静剂的影响下，虽然信息输入可能发生，但大脑对这种输入的必要处理却不会发生。即使在轻度的、有意识的镇静状态下，也可能无法形成记忆。这与睡眠形成知识和经验融合的过程形成鲜明对比。然而，危重症患者的回忆不仅仅受到他们所接受药物的影响。

一个有趣的新的研究领域是睡眠对胶质淋巴系统的依赖性。在深度非快速眼动睡眠期间，星形胶质细胞会收缩，增强淋巴流动，以清除淀粉样蛋白等废物。这一系统对中枢神经系统的营养输送、长期认知功能和中枢神经系统的药物输送至关重要；该系统功能失调与神经退行性疾病包括痴呆的发展密切相关。在动物模型中，通过输注某些镇静剂，特别是促进慢波振荡的 GABA 受体激动剂和 α_2 受体激动剂（不包括吸入麻醉剂），可能会促进这一功能的发挥。尽管这种关系可能与剂量有关，但在人类中发生的程度尚不清楚，其机制目前也不明确。

关于危重症患者中长时间输注镇静药物对免疫调节、蛋白质合成、情绪调节和内分泌调节等其他睡眠依赖功能的影响，其临床意义尚未得到充分研究。在短期输注（如程序性镇静）下确定其效果可能较为困难，而对于那些进行长时间连续输注的患者，也难以将其效应与危重疾病的影响相分离。

7　总结

尽管睡眠和镇静之间存在多种相似之处，但镇静药物导致的意识状态的改变显然与睡眠不同。最有力的表明镇静与睡眠不同的论据是，镇静剂与睡眠期间观察到的特定脑电图模式不同。在不同的镇静药物类别中，右美托咪定镇静最接近于睡眠，尽管仍存在一些重要差异。在 ICU 中，使用镇静剂治疗一些危重症患者可能是必要的，但在镇静输注期间可

能无法获得睡眠的生理益处；因此，由于镇静剂对睡眠的影响，使用镇静剂对患者从危重疾病中恢复有一定的影响。

（译者　刘韵霄）

参 考 文 献

1. Marechal H, Defresne A, Montupil J, Bonhomme V. Chapter 24 - Choice of sedation in neuro-intensive care. In: Prabhakar H, editor. Essentials of evidence-based practice of neuroanesthe-sia and neurocritical care [Internet]. Academic Press; 2022. p. 321-58. Available from: https://www.sciencedirect.com/science/article/pii/B978012821776400024X

2. Bonhomme V, Vanhaudenhuyse A, Demertzi A, Bruno MA, Jaquet O, Bahri MA, et al. Resting-state network-specific breakdown of functional connectivity during ketamine altera-tion of consciousness in volunteers. Anesthesiology. 2016;125(5):873-88.

3. Weerink MAS, Struys MMRF, Hannivoort LN, Barends CRM, Absalom AR, Colin P. Clinical pharmacokinet-ics and pharmacodynamics of dexmedetomidine. Clin Pharmacokinet [Internet]. 2017;56(8):893-913. https://doi.org/10.1007/s40262-017-0507-7.

4. Sanders RD, Tononi G, Laureys S, Sleigh JW. Unresponsiveness ≠ unconsciousness. Anesthesiology. 2012;116(4):946-59.

5. Bonhomme V, Staquet C, Montupil J, Defresne A, Kirsch M, Martial C, et al. General anesthe-sia: a probe to explore consciousness. Front Syst Neurosci. 2019;13:36.

6. Baird B, Mota-Rolim SA, Dresler M. The cognitive neuroscience of lucid dreaming. Neurosci Biobehav Rev. 2019;100:305-23.

7. Baird B, LaBerge S, Tononi G. Two-way communication in lucid REM sleep dreaming. Trends Cogn Sci. 2021;25(6):427-8.

8. Wamsley EJ, Stickgold R. Memory, sleep and dreaming: experiencing consolidation. Sleep Med Clin. 2011;6:97-108.

9. Zanos P, Moaddel R, Morris PJ, Riggs LM, Highland JN, Georgiou P, et al. Ketamine and ketamine metabo-lite pharmacology: insights into therapeutic mechanisms. Pharmacol Rev. 2018;70(3):621-60.

10. Brown EN, Purdon PL, Van Dort CJ. General anesthesia and altered states of arousal: a sys-tems neuroscience analysis. Annu Rev Neurosci. 2011;34:601-28.

11. Moody OA, Zhang ER, Vincent KF, Kato R, Melonakos ED, Nehs CJ, et al. The neural circuits underlying general anesthesia and sleep. Anesthesia and Analgesia Lippincott Williams and Wilkins. 2021;132:1254-64.

12. Prerau MJ, Brown RE, Bianchi MT, Ellenbogen JM, Purdon PL. Sleep neurophysiological dynamics through the lens of multitaper spectral analysis. Physiology. 2017;32(1):60-92.

13. Adamantidis AR, Gutierrez Herrera C, Gent TC. Oscillating circuitries in the sleeping brain. Nat Rev Neurosci. 2019;20(12):746-62.

14. Nelson LE, Lu J, Guo T, Saper CB, Franks NP, Maze M. The alpha2-adrenoceptor agonist dexmedetomi-dine converges on an endogenous sleep-promoting pathway to exert its sedative effects. Anesthesiology. 2003;98(2):428-36.

15. Purdon PL, Sampson A, Pavone KJ, Brown EN. Clinical electroencephalography for anesthe-siologists: part I: background and basic signatures. Anesthesiology. 2015;123(4):937-60.

16. Sleigh J, Harvey M, Voss L, Denny B. Ketamine - more mechanisms of action than just NMDA blockade. Trends Anaesth Crit Care [Internet]. 2014;4(2-3):76-81. https://doi.org/10.1016/j. tacc.2014.03.002.

17. Kokkinou M, Ashok AH, Howes OD. The effects of ketamine on dopaminergic function: meta-analysis and

review of the implications for neuropsychiatric disorders. Mol Psychiatry. 2018;23(1):59-69.

18. Kraguljac NV, Frölich MA, Tran S, White DM, Nichols N, Barton-McArdle A, et al. Ketamine modulates hippocampal neurochemistry and functional connectivity: a combined magnetic resonance spectroscopy and resting-state fMRI study in healthy volunteers. Mol Psychiatry. 2017;22(4):562-9.

19. Höflich A, Hahn A, Küblböck M, Kranz GS, Vanicek T, Ganger S, et al. Ketamine-dependent neuronal acti-vation in healthy volunteers. Brain Struct Funct. 2017;222(3):1533-42.

20. Franks NP, Zecharia AY. Sleep and general anesthesia. Can J Anesth. 2011;58(2):139-48.

21. Meuret P, Backman SBSB, Bonhomme V, Plourde G, Fiset P. Physostigmine reverses propo-fol-induced unconsciousness and attenuation of the auditory steady state response and bispec-tral index in human volun-teers. Anesthesiology [Internet]. 2000;93(3):708-17. Available from: http://content.wkhealth.com/linkback/openurl?sid=WKPTLP:landingpage&an=00000542- 20 0009000- 00020.

22. Akeju O, Brown EN. Neural oscillations demonstrate that general anesthesia and sedative states are neuro-physiologically distinct from sleep. Curr Opin Neurobiol. 2017;44:178-85.

23. Sarasso S, Rosanova M, Casali AG, Casarotto S, Fecchio M, Boly M, et al. Quantifying corti-cal EEG re-sponses to TMS in (Un)consciousness. Clin EEG Neurosci. 2014;45(1):40-9.

24. Gaskell ALL, Hight DFF, Winders J, Tran G, Defresne A, Bonhomme V, et al. Frontal alpha- delta EEG does not preclude volitional response during anaesthesia: prospective cohort study of the isolated forearm technique. Br J Anaesth. 2017;119(4):664-73.

25. Purdon PL, Pierce ET, Mukamel EA, Prerau MJ, Walsh JL, Wong KFK, et al. Electroencephalo-gram signatures of loss and recovery of consciousness from propofol. Proc Natl Acad Sci [Internet]. 2013;110(12):E1142-51. https://doi.org/10.1073/pnas.1221180110.

26. Sarasso S, Boly M, Napolitani M, Gosseries O, Charland-Verville V, Casarotto S, et al. Consciousness and complexity during unresponsiveness induced by propofol, xenon, and ket-amine. Curr Biol [Internet]. 2015;25(23):3099-105. https://doi.org/10.1016/j.cub.2015.10.014.

27. Purdon PL, Sampson A, Pavone KJ, Brown EN. Clinical electroencephalography for anesthe-siologists-Part I- background and basic Signatures_Anesthesiology_2015.pdf - Google drive. Anesthesiology [Internet] 2015;123(4):937-60. Available from: https://drive.google.com/file/d/14_bPZ- wIZJ3-JrVsUN- 2a5-b3_rDOw6u/view?ts=5aa038f3

28. Lee U, Mashour GA. Role of network science in the study of anesthetic state transitions. Anesthesiol-ogy [Internet]. 2018;129(5):1029-44. Available from: http://insights.ovid.com/crossref?an=00000542-900000000-96883.

29. Houldin E, Fang Z, Ray LB, Owen AM, Fogel SM. Toward a complete taxonomy of resting state networks across wakefulness and sleep: an assessment of spatially distinct resting state networks using independent component analysis. Sleep. 2019;42(3):1-9.

30. Picchioni D, Duyn JH, Horovitz SG. Sleep and the functional connectome. NeuroImage. 2013;80:387-96.

31. Tagliazucchi E, van Someren EJW. The large-scale functional connectivity correlates of con-sciousness and arousal during the healthy and pathological human sleep cycle. NeuroImage. 2017;160(June):55-72.

32. Sanz Perl Y, Pallavicini C, Pérez Ipiña I, Demertzi A, Bonhomme V, Martial C, et al. Perturbations in dy-namical models of whole-brain activity dissociate between the level and stability of consciousness. PLoS Comput Biol. 2021;17(7):e1009139.

33. Houldin E, Fang Z, Ray LB, Stojanoski B, Owen AM, Fogel SM. Reversed and increased functional con-nectivity in non-REM sleep suggests an altered rather than reduced state of consciousness relative to wake. Sci Rep. 2021;11(1):1-15.

34. Tagliazucchi E, Von Wegner F, Morzelewski A, Brodbeck V, Jahnke K, Laufs H. Breakdown of long-range temporal dependence in default mode and attention networks during deep sleep. Proc Natl Acad Sci U S A.

2013;110(38):15419-24.

35. Massimini M, Ferrarelli F, Huber R, Esser SK. Breakdown of cortical effective connectivity during sleep. Science (80-). 2005;309(5744):2228-33.

36. Ly JQM, Gaggioni G, Chellappa SL, Papachilleos S, Brzozowski A, Borsu C, et al. Circadian regulation of human cortical excitability. Nat Commun. 2016;7(May):11828.

37. Cardone P, Egroo M, Van Chylinski D, Narbutas J, Gaggioni G, Vandewalle G. Increased cor-tical excitabil-ity and reduced brain response propagation during attentional lapses. medRxiv. 2020;2020.04.01.20049650.

38. Huber R, Mäki H, Rosanova M, Casarotto S, Canali P, Casali AG, et al. Human cortical excit-ability in-creases with time awake. Cereb Cortex. 2013;23(2):332-8.

39. Zhou S, Zou G, Xu J, Su Z, Zhu H, Zou Q, et al. Dynamic functional connectivity states char-acterize NREM sleep and wakefulness. Hum Brain Mapp. 2019;40(18):5256-68.

40. Del Pozo SM, Laufs H, Bonhomme V, Laureys S, Balenzuela P, Tagliazucchi E. Unconsciousness reconfig-ures modular brain network dynamics. Chaos. 2021 Sep;31(9):93117.

41. Tagliazucchi E, Laufs H. Decoding wakefulness levels from typical fMRI resting-state data reveals reliable drifts between wakefulness and sleep. Neuron. 2014;82(3):695-708.

42. Siclari F, Baird B, Perogamvros L, Bernardi G, LaRocque JJ, Riedner B, et al. The neural cor-relates of dreaming. Nat Neurosci. 2017;20(6):872-8.

43. Fiset P, Paus T, Daloze T, Plourde G, Meuret P, Bonhomme V, et al. Brain mechanisms of propofol-in-duced loss of consciousness in humans: a positron emission tomographic study. J Neurosci [Internet]. 1999;19(13):5506-13. Available from: http://eutils.ncbi.nlm.nih.gov/entrez/eutils/elink.fcgi?dbfrom=pub-med&id=10377359&retmode=ref&cmd=prlinks%5Cnpa pers3://publication/uuid/18403EA6- 98F9- 4B0F-B8D3- 538FDF747B51.

44. Boveroux P, Vanhaudenhuyse A, Bruno M-AA, Noirhomme Q, Lauwick S, Luxen A, et al. Breakdown of within- and between-network resting state functional magnetic resonance imag-ing connectivity during propofol-induced loss of consciousness. Anesthesiology [Internet]. 2010;113(5):1038-53. https://doi.org/10.1097/ALN.0b013e3181f697f5.

45. Ihalainen R, Gosseries O, de Steen F, Van Raimondo F, Panda R, Bonhomme V, et al. How hot is the hot zone? Computational modelling clarifies the role of parietal and frontoparietal con-nectivity during anaes-thetic-induced loss of consciousness. NeuroImage. 2021;231:117841.

46. Lee U, Ku S, Noh G, Baek S, Choi B, Mashour G, a. Disruption of frontal - parietal commu-nication. Anes-thesiology. 2013;118(6):1264-75.

47. Lee U, Kim S, Noh GJ, Choi BM, Hwang E, Mashour GA. The directionality and func-tional organization of frontoparietal connectivity during consciousness and anesthesia in humans. Conscious Cogn [Internet]. 2009;18(4):1069-78. https://doi.org/10.1016/j. concog.2009.04.004.

48. Boly M, Moran R, Murphy M, Boveroux P, Bruno M-AM-A, Noirhomme Q, et al. Connectivity changes underlying spectral EEG changes during propofol-induced loss of consciousness. J Neurosci [Internet]. 2012;32(20):7082-90. https://doi.org/10.1523/JNEUROSCI.3769-11.2012.

49. Untergehrer G, Jordan D, Kochs EF, Ilg R, Schneider G. Fronto-parietal connectivity is a non-static phe-nomenon with characteristic changes during unconsciousness. PLoS One. 2014;9(1):e87498.

50. Guldenmund P, Gantner ISIS, Baquero K, Das T, Demertzi A, Boveroux P, et al. Propofol- induced frontal cortex disconnection: a study of resting-state networks, Total brain connectivity, and mean BOLD signal os-cillation frequencies. Brain Connect [Internet]. 2016;6(3):225-37. https://doi.org/10.1089/brain.2015.0369.

51. Sanders RD, Banks MI, Darracq M, Moran R, Sleigh J, Gosseries O, et al. Propofol-induced unresponsive-ness is associated with impaired feedforward connectivity in cortical hierarchy. Br J Anaesth [Internet]. 2018;121(5):1084-96. https://doi.org/10.1016/j.bja.2018.07.006.

52. Gómez F, Phillips C, Soddu A, Boly M, Boveroux P, Vanhaudenhuyse A, et al. Changes in effective connectivity by propofol sedation. PLoS One. 2013;8(8):e71370.

53. Barttfeld P, Uhrig L, Sitt JD, Sigman M, Jarraya B. Erratum: signature of consciousness in the dynamics of resting-state brain activity (Proceedings of the National Academy of Sciences of the United States of America (2015) 112 (887-892)). Proc Natl Acad Sci U S A. 2015;112(37):E5219-20.

54. Cavanna F, Vilas MG, Palmucci M, Tagliazucchi E. Dynamic functional connectivity and brain metastability during altered states of consciousness. Neuroimage [Internet]. 2018;180:383-95. Available from: https://doi.org/10.1016/j.neuroimage.2017.09.065.

55. Långsjö JW, Kaisti KK, Aalto S, Hinkka S, Aantaa R, Oikonen V, et al. Effects of subanesthetic doses of ketamine on regional cerebral blood flow, oxygen consumption, and blood volume in humans. Anesthesiology [Internet]. 2003;99(3):614-23. Available from: http://www.ncbi.nlm. nih.gov/pubmed/12960545.

56. Driesen NR, McCarthy G, Bhagwagar Z, Bloch M, Calhoun V, D'Souza DC, et al. Relationship of resting brain hyperconnectivity and schizophrenia-like symptoms produced by the NMDA receptor antagonist ketamine in humans. Mol Psychiatry [Internet]. 2013;18(11):1199-204. Available from: http://www.pubmedcentral.nih.gov/articlerender.fcgi?artid=3646075&tool=p mcentrez&rendertype=abstract.

57. Vlisides PE, Bel-Bahar T, Lee U, Li D, Kim H, Janke E, et al. Neurophysiologic correlates of ketamine sedation and anesthesia. Anesthesiology. 2017;127(1):58-69.

58. Guldenmund P, Vanhaudenhuyse A, Sanders RD, Sleigh J, Bruno MA, Demertzi A, et al. Brain functional connectivity differentiates dexmedetomidine from propofol and natural sleep. Br J Anaesth. 2017 Oct;119(4):674-84.

59. Hashmi JA, Loggia ML, Khan S, Gao L, Kim J, Napadow V, et al. Dexmedetomidine dis-rupts the local and global efficiencies of large-scale brain networks. Anesthesiology. 2017;126(3):419-30.

60. Treggiari-Venzi M, Borgeat A, Fuchs-Buder T, et al. Overnight sedation with midazolam or propofol in the ICU: effects on sleep quality, anxiety and depression. Intensive Care Med. 1996;22:1186-90.

61. Corbett SM, Rebuck JA, Greene CM, et al. Dexmedetomidine does not improve patient satisfaction when compared with propofol during mechanical ventilation. Crit Care Med. 2005;33:940-5.

62. Pal D, Lipinski WJ, Walker AJ, et al. State-specific effects of sevoflurane anesthesia on sleep homeostasis: selective recovery of slow wave but not rapid eye movement sleep. Anesthesiology. 2011;114:302-10.

63. Tung A, Bergmann BM, Herrara S, et al. Recovery from sleep deprivation occurs during pro-pofol anesthesia. Anesthesiology. 2004;100:1419-26.

64. Ozone M, Itoh H, Wataru Y, et al. Changes in subjective sleepiness, subjective fatigue and nocturnal sleep after anaesthesia with propofol. Psychiatry Clin Neurosci. 2000;54:317-8.

65. Burry L, Cook D, Herridge M, et al. Recall of ICU stay in patients managed with a sedation protocol or a sedation protocol with daily interruption. Crit Care Med. 2015;43:210-90.

66. Xie L, Kang H, Xu Q, et al. Sleep drives metabolite clearance from the adult brain. Science. 2013;342:373-7.

67. Nedergaard M, Goldman SA. Glymphatic failure as a final common pathway to dementia. Science. 2020;370:50-6.

68. Lilius TO, Blomqvist K, Hauglund NL, et al. Dexmedetomidine enhances glymphatic brain delivery of intrathecally administered drugs. J Control Release. 2019;304:29-38.

69. Benveniste H, Heerdt P, Fontes M, et al. Glymphatic system function in relation to anesthesia and sleep states. Anesth Analg. 2019;128:747-58.

第4章 睡眠中断的生物学效应

Makayla Cordoza, Christopher W. Jones, and David F. Dinges

1 引言

睡眠是维持身体功能所必需的基本生命活动,这在许多动物中都可以观察到,尤其是哺乳动物。大量流行病学、临床和实验研究证实了睡眠作为机体稳态和神经行为功能的"调节器"的重要性。对于成人来说,每天保持 7 ~ 9 小时的优质睡眠有利于维持身体健康。优质睡眠的特点是睡眠时间合理、充足、连续性好。

睡眠中断是指由多种因素(参见"ICU 睡眠中断的风险因素")引起的睡眠持续时间(比睡眠指南建议的时间短或长)、连续性或睡眠质量异常,可分为急性和慢性两类。睡眠中断会影响健康和幸福指数,并对生物行为系统产生急性(短期)或慢性(长期)的不利影响。长期睡眠中断可能会增加多种疾病发生的风险,如心血管代谢疾病和偶发性痴呆。

重症监护室(intensive care unit, ICU)患者存在较高的睡眠中断的风险,这与病室环境、药物治疗及病理生理等因素相关。较长的住院时间和康复过程也会增加睡眠中断的风险。鉴于危重疾病的复杂性,很少有研究观察 ICU 期间睡眠中断引起的生物学变化。因此,本章主要探讨健康成人与危重症患者睡眠中断的生物学效应。

理解睡眠中断的生物学效应可能需要数十年的研究。睡眠和健康之间的相互作用是复杂的,受到许多外源和内源性因素的影响。为了在危重病背景下加深对于睡眠中断的认识,本章还将重点讨论睡眠中断对各主要身体系统的短期生物学效应。睡眠与生物学效应的关系往往是双向的,这意味着生物学效应会影响睡眠质量。睡眠中断的生物学效应可以同时发生,通常多个系统相互作用,产生整体反应。此外,个体间睡眠中断的差异性可能反映潜在的生物学效应。

2 睡眠中断和神经行为功能

睡眠中断,尤其是睡眠不足,会对神经行为功能产生显著影响,包括情绪和神经认知(表 4-1)。在危重病阶段,研究者大多都是研究 ICU 谵妄状态下的睡眠不足和神经认知功能。"睡眠中断与谵妄的关系"两个部分分别讨论了睡眠与 ICU 谵妄之间的生理和临床关系,在此不作回顾。本章重点关注健康人群和 ICU 患者睡眠中断的神经行为反应。

表 4-1　睡眠中断对身体各系统的影响

观测指标	睡眠中断导致的反应 / 变化
神经行为功能	
嗜睡	明显
疲劳	明显
活力	降低
焦虑	明显
沮丧	明显
情绪调节	降低
警觉性注意力	降低
工作 / 陈述性记忆	降低
免疫功能	
TNF-α	增高[a]
IL-6	增高[a]
CRP	增高[a]
内分泌功能	
皮质醇	增高[a]
儿茶酚胺	增高[a]
葡萄糖	增高
胰岛素敏感性	降低
心血管功能	
心率变异性	降低
左心房功能	降低
QT 间期	延长
心律失常	增多
活性氧	增高
内皮功能	降低
血压	增高
肺功能	
肺容量	降低
吸气耐力	降低
胃肠功能	
胃饥饿素	增高
瘦素	降低
能量摄入	增高
食欲	增高
肌肉骨骼功能	

观测指标	睡眠中断导致的反应 / 变化
睾丸激素	降低
胰岛素样生长因子 -1	降低
生长激素	降低
肌肉蛋白合成	减少
骨矿物质密度	降低 [a]

a 一般反应，虽然与睡眠中断相关的反应 / 变化各研究结果尚不完全一致

2.1　情绪

睡眠不足和情绪是密切相关的。但是，睡眠不足对情绪的影响与其性质（如睡眠碎片化与睡眠受限）及类型，如急性（一天或几天）还是慢性（多天或更长时间）都有关系。例如，数天限制性睡眠会在很大程度上影响躯体健康（疲劳增加，活力降低），而情绪表现不明显（如焦虑、抑郁症状）。相比之下，急性睡眠不足对躯体和情感情绪均会产生不良影响。一夜不睡便会导致严重的焦虑和抑郁症状。此外，急性睡眠不足会降低压力阈值，提高对负性刺激的反应性（当睡眠被剥夺时，较小的压力刺激就会产生焦虑和愤怒反应）。因此，ICU 患者会因一夜或多夜睡眠中断而出现负性情绪，表现出较明显的心理状况，如焦虑和抑郁。睡眠恢复，即在部分或完全睡眠丢失后延长睡眠时间，可以缓解负性情绪，使机体恢复健康状态。因此，恢复性睡眠是危重病康复的一个重要目标。

2.2　警觉性注意力

睡眠不足对神经行为功能最显著的影响是警觉性注意力。警觉性注意力是注意力功能的一个基本组成部分，代表个体对刺激做出快速准确反应的能力，例如在驾驶时对道路危险做出反应。睡眠不足，无论是急性完全剥夺还是慢性持续受限，都会导致警觉性注意力不足，包括注意力下降和反应速度减慢，这与其严重程度和持续时间有关（图 4-1）。

个人主观自我评估神经行为警觉性的能力尚不清楚。当睡眠受限时，主观嗜睡和疲劳最初会增加，然后在连续几天的睡眠不足中保持稳定；这表明主观嗜睡和警觉性注意力是不同的概念结构，个体无法准确评估其在警觉性注意力方面的不足。在 ICU 中，睡眠不足引起的警觉性注意力下降可表现为无法遵循指示和保持眼睛睁开，或语言及运动反应延迟。这些表现可独立存在，也可能与药物或病理因素引起的注意力损害同时发生。当睡眠恢复后，警觉性注意力缺陷通常会消除或减轻。

2.3　学习和记忆

睡眠在学习和记忆中发挥着至关重要的作用，睡眠不足会破坏记忆编码和记忆巩固，从而损害工作记忆和陈述性记忆。因此，急性睡眠不足的危重症患者可能难以记住事情并且无法有效参与教学活动。与警觉性注意力不同，记忆力缺失（如陈述性记忆）可能不会在睡眠恢复后完全恢复至正常，至少在短期内不会。优质睡眠对长期记忆的恢复作用尚不清楚。

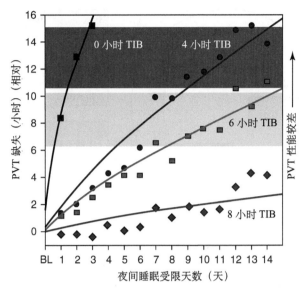

图 4-1 不同睡眠剥夺时间下的警觉性注意力

PVT. 精神运动警觉性；TIB. 卧床时间。在 14 天内 8 小时、6 小时和 4 小时以及 3 天 0 小时的睡眠条件下受试者的组内平均值。受试者每 2 小时接受一次测试；数据点表示相对于基线（BL）的日平均值（07：30～23：30）。y 轴表示 PVT 缺失。向上对应于 PVT 较差。连接数据点的曲线表示在 4 种实验条件下，受试者对睡眠剥夺反应的非线性模型最佳拟合曲线。1 天和 2 天的 0 小时睡眠（完全睡眠剥夺）范围分别标记为浅灰色和深灰色，可以与 3 天完全睡眠剥夺和 14 天慢性睡眠受限比较。改编自 Van Dongen HPA et al. The Cumulative Cost of Additional Wakefulness: Dose-Response Effects on Neurobehavioral Functions and Sleep Physiology From Chronic Sleep Restriction and Total Sleep Deprivation. Sleep. 2003;26:117-126

3 睡眠中断和免疫功能

睡眠和免疫系统通过大脑 - 免疫轴紧密联系在一起（图 4-2）。免疫系统的介质（如炎症细胞因子）参与睡眠调节，并在睡眠开始时和整个睡眠周期发挥作用。在每个睡眠阶段（即非快速眼动与快速眼动睡眠期）免疫学特征是不同的。参与睡眠调节的炎症细胞因子中，白细胞介素 1β（interleukin-1β，IL-1β）和肿瘤坏死因子 α（tumor necrosis factor-α，TNF-α）是非快速眼动睡眠的主要调节物质。与内源性睡眠觉醒周期类似，免疫系统，如外周水平的炎症细胞因子和免疫标志物也存在昼夜节律的动态变化。

3.1 炎症细胞因子

与神经行为功能和生物系统一样，睡眠不足对免疫系统的影响取决于睡眠是急性还是慢性丢失。一般来说，睡眠不足与促炎症状态有关，尽管各研究结果不一。例如，与同一时期的部分睡眠剥夺相比，连续多天的急性完全睡眠剥夺（即 88 小时不睡觉）可提高血浆可溶性 TNF-α 受体和白细胞介素 6（interleukin-6，IL-6）的水平。

一项关于睡眠中断和外周全身炎症水平的荟萃分析发现，睡眠中断与 C 反应蛋白（C-reactive protein，CRP）和 IL-6 的升高有关，但与 TNF-α 无关。与之相反，另一研究发现无论是急性睡眠剥夺还是睡眠受限，IL-6 或 TNF-α 水平都没有显著变化，仅 CRP 水平发生较小改变。对此原因尚不清楚，可能与睡眠中断研究中的潜在共病相关，这些研究通常

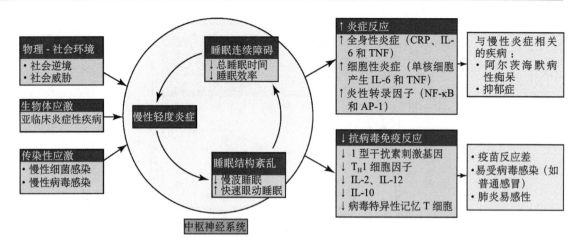

图4-2 将慢性压力或炎症与睡眠障碍及其他不良结果联系起来的途径。表明潜在社会威胁或逆境的物理 - 社会环境可激活炎症反应，类似于亚临床炎症性疾病或慢性感染性炎症。当长期处于上述环境时，大脑外周和相关区域的炎症水平会进一步增加。该模型指出，慢性压力与中枢炎症会导致睡眠调节的双相改变：最初，睡眠连续性和慢波睡眠（slow wave sleep，SWS）增加；之后，总睡眠时间、睡眠效率和 SWS 降低，快速眼动（rapid eye movement，REM）睡眠增加，这是睡眠障碍的特征。睡眠障碍使炎症反应增加和抗病毒免疫反应减弱。可出现炎症性疾病的临床表现，也可导致疫苗反应差和对疾病的易感性增加。AP-1. 激活蛋白 -1；CRP. C 反应蛋白；NF-κB. 核因子 -κB；T_H1. T1 辅助细胞；TNF. 肿瘤坏死因子。经许可转载自 Irwin，M.R. Sleep and inflammation: partners in sickness and in health. Nat Rev Immunol 19, 702-715 (2019). https: //doi.org/10.1038/s41577-019-0190-z

包括大量社区参与者，而实验性研究通常是健康志愿者。此外，也可能与研究设计、研究类型、时间效应（即昼夜节律影响）和免疫靶点不同有关。尽管炎症细胞因子活性和睡眠不足有关的实验结果各不相同，但流行病学研究已将睡眠不足与炎症性疾病（如心血管代谢疾病）紧密联系起来。

3.2 免疫功能和疾病恢复

目前对 ICU 常见急性疾病的睡眠反应知之甚少。在为数不多的关于感染性疾病（如鼻病毒暴露）的睡眠研究中发现，自我报告的睡眠时间在暴露后数天内增加。然而，一项评估生理性睡眠的研究表明，在鼻病毒的临床症状期，睡眠中断程度较轻（总睡眠时间缩短，睡眠效率降低）。此外，实验性内毒素暴露表明剂量 - 反应关系，小剂量的外毒素引起的轻度宿主防御与非快速眼动睡眠有关，而高剂量的内毒素与睡眠中断有关。危重症患者常表现为严重的急性疾病，其病理生理机制很可能会导致睡眠中断，从而进一步加剧与疾病相关的炎症反应。

关于睡眠在宿主防御中的作用，一些研究表明，睡眠不足与宿主反应受损有关，如对流感和乙型肝炎等病原体的疫苗吸收受损。一项对健康受试者的研究发现，与平均每晚睡眠超过 7 小时相比，睡眠不足 6 小时的个体乙型肝炎抗体水平较低，且更易受病毒侵袭感染。睡眠不足与易感病原体（如普通感冒）的风险增加有关。此外，糖皮质激素的抗炎作用也影响着睡眠和免疫系统之间的关系。皮质醇（见本章 4 失眠中断和内分泌功能）与睡眠觉醒模式密切相关，急性疾病引起的机体应激可诱导糖皮质激素抵抗，从而抑制皮质醇的抗炎作用。总而言之,ICU 患者因其危重疾病表现出复杂的免疫特征,且与睡眠是相互作用的。睡眠在健康人群的免疫反应中也起着重要作用,睡眠中断会损害人体对急性疾病的免疫反应能力。

4　睡眠中断和内分泌功能

内分泌系统由分泌调节机体新陈代谢、生长修复和维持体内激素平衡的器官及腺体组成。睡眠和昼夜节律在控制激素调节的众多信号通路中起着关键作用。长期睡眠中断导致的内分泌功能障碍是代谢性疾病(如肥胖和糖尿病)发病率上升的一个机制。内分泌系统在很大程度上调节着睡眠和觉醒(参见"非典型睡眠和病理性觉醒")。

4.1　下丘脑 - 垂体 - 肾上腺轴

下丘脑 - 垂体 - 肾上腺轴(hypothalamic-pituitary-adrenal axis,HPA 轴)是主要的应激反应系统,既调节睡眠觉醒和昼夜节律,又受其影响。部分睡眠不足和完全睡眠不足对皮质醇(HPA 轴的主要终产物)有不同的影响,这取决于皮质醇测量的时间和睡眠剥夺的实验模型。多项研究显示,下午和晚上外周皮质醇水平较高,早晨皮质醇水平较低。这表明睡眠不足会对皮质醇下降产生抑制作用,进而导致外周皮质醇水平升高。

然而,也有研究发现外周皮质醇水平没有变化,甚至略有下降。这可能是由于研究方法不同导致的,如睡眠剥夺时间、皮质醇测量样本(如血液、尿液或唾液)、皮质醇测量时间和其他研究变量(如睡眠时间、运动量等)。基于人群的研究表明,长期睡眠不足与皮质醇水平升高有关。

睡眠时间、睡眠持续时间和睡眠结构也会影响 HPA 轴的活动。皮质醇的抑制作用受 SWS 调节。频繁觉醒会减少 SWS 数量,导致外周皮质醇水平升高。此外,昼夜节律失调(如白天睡觉)也与外周皮质醇水平升高有关。ICU 患者在一天 24 小时内都处于断断续续的睡眠状态,很少或没有 SWS。因此,危重病期间特定睡眠丢失(即 SWS)可能会引起机体应激反应和皮质醇分泌增多。

4.2　儿茶酚胺

关于睡眠不足对儿茶酚胺活性影响的报道也不尽相同。几项研究显示,睡眠不足期间及一段时间之后均会引起去甲肾上腺素水平升高。有慢性睡眠障碍(如失眠)的个体也表现出夜间儿茶酚胺水平升高。然而,一些研究暂未发现儿茶酚胺活性会随睡眠不足而变化。与皮质醇的研究结果不同的原因相似,这可能是由于研究方法存在差异。在败血症等危重疾病期间,儿茶酚胺和皮质醇水平升高与睡眠不足密切相关。因此,在急性疾病期间,睡眠不足可能会加剧已经激活的应激反应。

4.3　新陈代谢和体温调节

睡眠中断会影响机体新陈代谢(见本章 7 睡眠中断和胃肠道功能)和体温调节。急性睡眠不足会抑制夜间体温的正常下降,这主要与促甲状腺激素水平升高有关,有时也会导致游离 T_3 和 T_4 水平增高。睡眠不足也会抑制合成代谢活动中的生长激素和睾酮的正常释放(见本章 8 睡眠中断和肌肉功能),这些激素通常会在睡眠期间大量分泌。

流行病学和实验研究都证实了睡眠不足与胰岛素敏感性降低相关，胰岛素敏感性降低是糖尿病和肥胖症的一个重要危险因素。大量研究表明，睡眠不足会导致葡萄糖清除率降低和胰岛素反应受损，从而导致血糖水平升高和胰岛素抵抗。与皮质醇一样，葡萄糖稳态也受 SWS 调节。因此，SWS 数量可能是葡萄糖活性的重要调节剂。ICU 患者出现睡眠中断，尤其是碎片化睡眠，可能会导致危重疾病期间胰岛素和葡萄糖代谢失调。

睡眠不足和内分泌功能是相互作用、密切相关的。例如，皮质醇本身就是调节睡眠的重要因子，它与儿茶酚胺可独立于睡眠影响葡萄糖调节和代谢。睡眠时间和持续时间也影响内分泌调节，其中 SWS 是一种重要的内分泌调节剂。由于 ICU 患者通常一天 24 小时内都处于碎片化睡眠状态，缺乏足够的 SWS，因此会进一步导致内分泌失调。然而，在 ICU 中，睡眠中断对内分泌功能的直接影响尚未得到有力证实。

5　睡眠中断和心血管功能

睡眠不足和睡眠质量差都是心血管疾病的重要危险因素（图 4-3）。对 153 项研究中 5 172 710 名受试者的荟萃分析表明，与正常睡眠者相比，睡眠不足会使患心血管疾病的风险提高 16%。交感神经系统是心血管功能的关键调节器，睡眠不足与其激活有关。大量研究发现，睡眠不足（无论是急性、慢性，还是碎片化睡眠）会引起心率变异性降低，这表明交感神经向交感神经优势转移（或副交感神经退缩），心血管系统对应激原的反应能力降低。也有报道称，体位改变会导致压力反射敏感性降低。

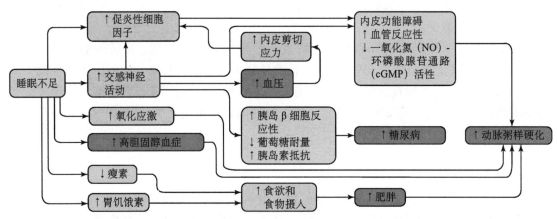

图 4-3　睡眠不足与心血管疾病之间的病理生理途径。睡眠不足会引起生物过程的改变，如自主神经系统、炎症、氧化应激和血脂异常。这些改变会导致动脉血压升高、内皮功能障碍、糖尿病和动脉粥样硬化。经许可转载自 Tobaldini, E., Fiorelli, E.M., Solbiati, M. et al. Short sleep duration and cardiometabolic risk: from pathophysiology to clinical evidence. Nat Rev Cardiol 16, 213-224 (2019).https://doi.org/10.1038/s41569-018-0109-6

睡眠不足会影响心脏功能。一项对健康志愿者的研究表明，夜晚失眠会导致左心房功能障碍（即舒张早期应变率降低和被动排空减少）。此外，急性睡眠不足与 QT 间期延长和其他心电活动改变有关，如 p 波离散度增加和心房传导延迟。在住院患者中，睡眠中断（夜间被动惊醒）与心室异位和心搏骤停的发生频率增加有关。因此，睡眠中断引起的心电活动变化会促进心脏功能障碍和心律失常，这在危重症患者中会产生严重后果。

　　睡眠不足对心脏和血管功能产生不利影响的一个潜在途径是氧化应激。高水平活性氧（氧化应激的标志）会损害心脏和血管功能。在动物实验中发现，睡眠不足与氧化应激增加有关。在人体中，髓过氧化物酶修饰的低密度脂蛋白（一种参与氧化剂合成的酶）同样会在睡眠不足后升高。

　　氧化应激通过降低内皮依赖性血管舒张和内皮依赖性微血管灌注导致内皮功能障碍。也有研究发现，睡眠不足后内皮素 -1 介导的血管张力会增加。除了儿茶酚胺活性增加外，血管功能改变在一定程度上解释了睡眠不足后观察到的血压升高。正常情况下，在昼夜节律一致的睡眠期间，血压会因交感神经活动减少和副交感神经活动增加而降低。然而，睡眠不足会减弱这种效应。虽然睡眠不足会严重影响心血管稳定性，但这些影响在 ICU 的表现程度和不良后果尚不清楚。

6　睡眠中断和肺功能

　　肺功能与睡眠障碍密切相关，如睡眠相关的呼吸障碍。然而，睡眠不足对呼吸系统的单一影响是难以区分的。例如，与睡眠不足相关的警觉性和肌肉功能的降低会影响呼吸动力和肺活量。健康成人的急性睡眠不足也会损害肺功能，加重上气道塌陷，并降低吸气耐力。睡眠剥夺后也有关于呼吸困难的自我报告，特别是"空气饥饿"。对危重症患者，尤其是脱离机械通气和患有潜在肺部合并症的患者来说，睡眠不足导致的呼吸系统并发症会对疾病恢复产生不利影响。在 ICU，有研究调查了与机械通气相关的睡眠中断和呼吸状况，在"机械通气与睡眠"一章中会详细讨论。

7　睡眠中断和胃肠功能

　　胃肠道（gastrointestinal，GI）系统受激素和昼夜节律调节，并对外部刺激（如食物摄入）作出反应。睡眠中断会引起激素失调，并改变进食时间和食物构成比例，进而导致胃肠功能紊乱。睡眠中断还会引起促炎性细胞因子释放（见本章 3 睡眠中断和免疫功能），导致许多胃肠道疾病的发生，如反流、炎症性肠病和肝功能障碍。此外，最新研究表明，睡眠在促进肠道微生物群的多样性方面也发挥着作用。

　　睡眠中断通过许多复杂的途径影响食欲和能量摄入。睡眠不足与食欲刺激激素（胃饥饿素）水平升高和食欲抑制激素（瘦素）水平下降有关。睡眠不足会导致食物摄入增多，而且机体饥饿感往往会较明显。此外，睡眠不足还与能量摄入增多密切相关，尤其是含较多脂肪和糖的高热量食物。这种增加的能量摄入往往会超过维持长期清醒所需的能量消耗。从睡眠时间的变化中也观察到了类似的食物选择模式，如上夜班时，虽然这不完全与过量的能量摄入有关。需要注意的是，白天睡觉、夜晚上班实际上与较低的能量消耗有关。

　　食物组分和摄入能量也受神经行为、肠 - 脑轴、年龄、性别和环境的影响。睡眠不足会影响神经行为功能（见本章 2 睡眠中断和神经行为功能），包括情绪、冲动控制和自我调节，继而影响食物选择。例如，睡眠不足会抑制调节食欲行为的额叶和岛叶皮质功能，并增加杏仁核活动，导致对高热量食物的渴望增加。

　　总之，相对于 24 小时的能量消耗而言，过多的能量摄入会使游离脂肪酸增多，从而导致肥胖。流行病学和实验研究证明了睡眠中断与肥胖或肥胖促进行为有关。Cappuccio 等 的荟萃分析发现，每日睡眠时间减少 1 小时，体重指数会增加 $0.35kg/m^2$。在 ICU，患者的饮食摄入和食物选择通常受到控制，体重变化并不总是能量摄入的结果。然而，睡眠中断可能会进一步导致危重病期间能量需求改变和胃肠道功能障碍。

8   睡眠中断和肌肉功能

睡眠不足会扰乱激素的正常分泌，从而加重肌肉萎缩和骨质流失。睡眠不足会导致合成代谢激素（如睾酮）、胰岛素、胰岛素样生长因子 -1 和生长激素的血清浓度降低，分解代谢激素（如皮质醇）浓度增加。这反映了 HPA 轴和下丘脑 - 垂体 - 性腺轴的失调，并与分解代谢状态一致，即蛋白质合成减少，降解增加。因此，在危重病期间，睡眠中断可能会导致肌肉质量下降和恢复受损。即使是短期的急性睡眠不足（如一晚）也会诱导合成代谢抵抗并促进分解代谢。

在动物和人体研究中，已经明确睡眠中断与骨矿物质密度（bone mineral density，BMD）降低之间的联系。流行病学研究表明，睡眠时间异常（如夜班工作）和睡眠质量差都与骨密度降低、骨转换异常、骨质减少和骨质疏松有关。然而，有研究发现睡眠与骨骼健康之间没有关联。这可能是由于研究人群、BMD 评估方法及睡眠中断类型的定义不一致。无论研究结果如何，这是一个新的研究方向，需要做进一步研究。

ICU 患者睡眠中断，尤其是长期危重症患者，会导致肌肉骨骼损伤。睡眠相关的肌肉骨骼损伤与危重病的长期康复及重症监护后综合征等疾病有关。危重症患者有发生 ICU 获得性虚弱的风险，并可能出现骨密度下降，有研究发现住院后长达 1 年时间内仍存在睡眠中断。然而，这些关系在危重病中的严重程度和持续时间尚不清楚。

9   睡眠不足的个体脆弱性

本章描述了睡眠不足的生物学影响。然而，个体对睡眠不足的反应存在显著差异。例如，一些人对睡眠不足表现出较强的适应能力，保持正常的神经行为和认知功能；而其他人可能较易受到影响。此外，基因变异可能会使个体的睡眠持续时间更短（如每晚少于 6 小时），而神经行为功能没有明显损伤。从急性疾病中恢复所需的最佳睡眠量尚未确定。因此，尽管个体对睡眠不足的反应可能不同，但在 ICU 中高质量睡眠仍然是促进健康和身体恢复的关键。

10   结论

睡眠中断的生物学影响是广泛的。由于睡眠不足相关反应在各身体系统中既相互整合又相互依赖，因此必须从整体和各身体系统的角度考虑睡眠中断对生物系统的影响（图 4-4）。这种相互依赖性使得所建立的因果关系更具有挑战性，且睡眠和生物系统之间的双向作用使其更加复杂化。但是充足的睡眠是保持健康的基础，而缺乏充足、高质量的睡眠会导致疾病风险增加和整体功能下降。尽管现有的研究尚未针对危重症患者睡眠中断的不利影响进行充分研究，但有理由认为，ICU 中睡眠中断风险较高的患者可能存在类似本章描述的改变，不利于疾病恢复。

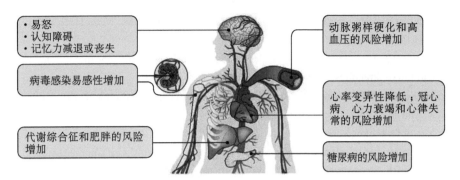

图 4-4　睡眠不足对各器官和系统的影响。睡眠不足会影响认知功能和免疫反应，导致代谢紊乱（糖尿病、肥胖和代谢综合征），并影响心血管功能，加速动脉粥样硬化，升高血压，增加心血管事件的风险。经许可转载自 Tobaldini, E., Fiorelli, E.M., Solbiati, M. et al. Short sleep duration and cardiometabolic risk: from pathophysiology to clinical evidence. Nat Rev Cardiol 16, 213-224 (2019)：213-224. https://doi. org/10.1038/s41569-018-0109-6

（译者　聂庭玉　刘　霖）

参 考 文 献

1. Watson NF, Badr MS, Belenky G, Bliwise DL, Buxton OM, Buysse D, et al. Joint Consensus Statement of the American Academy of Sleep Medicine and Sleep Research Society on the recommended amount of sleep for a healthy adult: methodology and discussion. Sleep. 2015;38(8):1161-83.

2. Beccuti G, Pannain S. Sleep and obesity. Curr Opin Clin Nutr Metab Care. 2011;14(4):402-12.

3. Sabia S, Fayosse A, Dumurgier J, van Hees VT, Paquet C, Sommerlad A, et al. Association of sleep duration in middle and old age with incidence of dementia. Nat Commun. 2021;12(1):2289.

4. Pisani MA, Friese RS, Gehlbach BK, Schwab RJ, Weinhouse GL, Jones SF. Sleep in the intensive care unit. Am J Respir Crit Care Med. 2015;191(7):731-8.

5. Tkachenko O, Dinges DF. Interindividual variability in neurobehavioral response to sleep loss: a comprehensive review. Neurosci Biobehav Rev. 2018;89:29-48.

6. Banks S. Behavioral and physiological consequences of sleep restriction. J Clin Sleep Med. 2007;3(05):519-28.

7. Dinges DF, Pack F, Williams K, Gillen KA, Powell JW, Ott GE, et al. Cumulative sleepiness, mood disturbance, and psychomotor vigilance performance decrements during a week of sleep restricted to 4-5 hours per night. Sleep. 1997;20(4):267-77.

8. Van Dongen H, Maislin G, Mullington JM, Dinges DF. The cumulative cost of additional wakefulness: dose-response effects on neurobehavioral functions and sleep physiology from chronic sleep restriction and total sleep deprivation. Sleep. 2003;26(2):117-26.

9. Goldstein AN, Walker MP. The role of sleep in emotional brain function. Annu Rev Clin Psychol. 2014; 10:679-708.

10. Pilcher JJ, Huffcutt AI. Effects of sleep deprivation on performance: a meta-analysis. Sleep. 1996; 19(4):318-26.

11. Banks S, Van Dongen HPA, Maislin G, Dinges DF. Neurobehavioral dynamics follow-ing chronic sleep restriction: dose-response effects of one night for recovery. Sleep. 2010;33(8):1013-26.

12. Kahn-Greene ET, Killgore DB, Kamimori GH, Balkin TJ, Killgore WD. The effects of sleep deprivation on symptoms of psychopathology in healthy adults. Sleep Med. 2007;8(3):215-21.

13. Simon EB, Rossi A, Harvey AG, Walker MP. Overanxious and underslept. Nat Hum Behav. 2020;4(1):100-10.

14. Minkel JD, Banks S, Htaik O, Moreta MC, Jones CW, McGlinchey EL, et al. Sleep depriva-tion and stress-

ors: evidence for elevated negative affect in response to mild stressors when sleep deprived. Emotion. 2012;12(5):1015.

15. Gruber R, Cassoff J. The interplay between sleep and emotion regulation: conceptual frame-work empirical evidence and future directions. Curr Psychiatry Rep. 2014;16(11):500.

16. Altman MT, Knauert MP, Pisani MA. Sleep disturbance after hospitalization and critical ill-ness: a systematic review. Ann Am Thorac Soc. 2017;14(9):1457-68.

17. Hatch R, Young D, Barber V, Griffiths J, Harrison DA, Watkinson P. Anxiety, depression and post traumatic stress disorder after critical illness: a UK-wide prospective cohort study. Crit Care. 2018;22(1):310.

18. Lim JL, Dinges DF. Sleep deprivation and vigilant attention. In: Pfaff DW, Kieffer BL, edi-tors. Molecular and biophysical mechanisms of arousal, alertness, and attention. Annals of the New York Academy of Sci-ences. 11292008. p. 305-22.

19. Dinges DF, Powell JW. Microcomputer analyses of performance on a portable, simple visual RT task during sustained operations. Behav Res Methods Instrum Comput. 1985;17(6):652-5.

20. Dinges DF. An overview of sleepiness and accidents. J Sleep Res. 1995;4:4-14.

21. McHill AW, Hull JT, Wang W, Czeisler CA, Klerman EB. Chronic sleep curtailment, even without extended (>16-h) wakefulness, degrades human vigilance performance. Proc Natl Acad Sci. 2018;115(23):6070-5.

22. Franzen PL, Siegle GJ, Buysse DJ. Relationships between affect, vigilance, and sleepiness following sleep deprivation. J Sleep Res. 2008;17(1):34-41.

23. Stickgold R, Hobson JA, Fosse R, Fosse M. Sleep, learning, and dreams: off-line memory reprocessing. Science. 2001;294(5544):1052-7.

24. Stickgold R. Sleep-dependent memory consolidation. Nature. 2005;437(7063):1272-8.

25. Killgore WD. Effects of sleep deprivation on cognition. Prog Brain Res. 2010;185:105-29.

26. Chai Y, Fang Z, Yang FN, Xu S, Deng Y, Raine A, et al. Two nights of recovery sleep restores hippocampal connectivity but not episodic memory after total sleep deprivation. Sci Rep. 2020;10(1):1-11.

27. Zhao Z, Zhao X, Veasey SC. Neural consequences of chronic short sleep: reversible or last-ing? Front Neurol. 2017;8:235.

28. Imeri L, Opp MR. How (and why) the immune system makes us sleep. Nat Rev Neurosci. 2009;10(3):199-210.

29. Besedovsky L, Lange T, Haack M. The sleep-immune crosstalk in health and disease. Physiol Rev. 2019;99(3):1325-80.

30. Lange T, Dimitrov S, Born J. Effects of sleep and circadian rhythm on the human immune system. Ann N Y Acad Sci. 2010;1193(1):48-59.

31. Krueger JM, Obál F Jr, Fang J, Kubota T, Taishi P. The role of cytokines in physiological sleep regulation. Ann N Y Acad Sci. 2001;933(1):211-21.

32. Irwin MR, Cole SW. Reciprocal regulation of the neural and innate immune systems. Nat Rev Immunol. 2011;11(9):625-32.

33. Irwin MR. Sleep and inflammation: partners in sickness and in health. Nat Rev Immunol. 2019;19(11):702-15.

34. Irwin MR, Olmstead R, Carroll JE. Sleep disturbance, sleep duration, and inflammation: a systematic review and meta-analysis of cohort studies and experimental sleep deprivation. Biol Psychiatry. 2016;80(1):40-52.

35. Shearer WT, Reuben JM, Mullington JM, Price NJ, Lee B-N, Smith EB, et al. Soluble TNF-α receptor 1 and IL-6 plasma levels in humans subjected to the sleep deprivation model of spaceflight. J Allergy Clin Immunol. 2001;107(1):165-70.

36. Irwin MR, Opp MR. Sleep health: reciprocal regulation of sleep and innate immunity. Neuropsychophar-macology. 2017;42(1):129-55.

37. Ruparelia N, Chai JT, Fisher EA, Choudhury RP. Inflammatory processes in cardiovascular disease: a route to targeted therapies. Nat Rev Cardiol. 2017;14(3):133-44.

38. Smith A. Sleep, arousal, and performance. Boston: Birkhäuser; 1992.

39. Drake CL, Roehrs TA, Royer H, Koshorek G, Turner RB, Roth T. Effects of an experimen-tally induced rhinovirus cold on sleep, performance, and daytime alertness. Physiol Behav. 2000;71(1-2):75-81.

40. Mullington J, Korth C, Hermann DM, Orth A, Galanos C, Holsboer F, et al. Dose-dependent effects of en-dotoxin on human sleep. Am J Physiol Regul Integr Comp Physiol. 2000;278(4):R947-55.

41. Prather AA, Hall M, Fury JM, Ross DC, Muldoon MF, Cohen S, et al. Sleep and antibody response to hepa-titis B vaccination. Sleep. 2012;35(8):1063-9.

42. Prather AA, Janicki-Deverts D, Hall MH, Cohen S. Behaviorally assessed sleep and suscep-tibility to the common cold. Sleep. 2015;38(9):1353-9.

43. Hirotsu C, Tufik S, Andersen ML. Interactions between sleep, stress, and metabolism: from physiological to pathological conditions. Sleep Sci. 2015;8(3):143-52.

44. Silverthorn D. Human physiology: an integrated approach. 6th ed. San Francisco: Pearson/Benjamin Cummings; 2013.

45. Knutson KL, Spiegel K, Penev P, Van Cauter E. The metabolic consequences of sleep depri-vation. Sleep Med Rev. 2007;11(3):163-78.

46. Ogilvie RP, Patel SR. The epidemiology of sleep and obesity. Sleep Health. 2017;3(5):383-8.

47. Buckley TM, Schatzberg AF. On the interactions of the hypothalamic-pituitary-adrenal (HPA) axis and sleep: normal HPA axis activity and circadian rhythm, exemplary sleep dis-orders. J Clin Endocrinol Metab. 2005;90(5):3106-14.

48. Omisade A, Buxton OM, Rusak B. Impact of acute sleep restriction on cortisol and leptin levels in young women. Physiol Behav. 2010;99(5):651-6.

49. Leproult R, Copinschi G, Buxton O, Van Cauter E. Sleep loss results in an elevation of corti-sol levels the next evening. Sleep. 1997;20(10):865-70.

50. Guyon A, Balbo M, Morselli LL, Tasali E, Leproult R, L'Hermite-Balériaux M, et al. Adverse effects of two nights of sleep restriction on the hypothalamic-pituitary-adrenal axis in healthy men. J Clin Endocrinol Metab. 2014;99(8):2861-8.

51. Spiegel K, Leproult R, Van Cauter E. Impact of sleep debt on metabolic and endocrine func-tion. Lancet (Lond, Engl). 1999;354(9188):1435-9.

52. Song HT, Sun XY, Yang TS, Zhang LY, Yang JL, Bai J. Effects of sleep deprivation on serum cortisol level and mental health in servicemen. Int J Psychophysiol. 2015;96(3):169-75.

53. Wright KP Jr, Drake AL, Frey DJ, Fleshner M, Desouza CA, Gronfier C, et al. Influence of sleep deprivation and circadian misalignment on cortisol, inflammatory markers, and cyto-kine balance. Brain Behav Immun. 2015;47:24-34.

54. Minkel J, Moreta M, Muto J, Htaik O, Jones C, Basner M, et al. Sleep deprivation potentiates HPA axis stress reactivity in healthy adults. Health Psychol. 2014;33(11):1430-4.

55. Joo EY, Yoon CW, Koo DL, Kim D, Hong SB. Adverse effects of 24 hours of sleep depriva-tion on cognition and stress hormones. J Clin Neurol (Seoul, Korea). 2012;8(2):146-50.

56. González-Ortiz M, Martínez-Abundis E, Balcázar-Muñoz BR, Pascoe-González S. Effect of sleep deprivation on insulin sensitivity and cortisol concentration in healthy subjects. Diabetes Nutr Metab. 2000;13(2):80-3.

57. Vgontzas AN, Zoumakis E, Bixler EO, Lin HM, Follett H, Kales A, et al. Adverse effects of modest sleep restriction on sleepiness, performance, and inflammatory cytokines. J Clin Endocrinol Metab. 2004;89(5):2119-26.

58. Klumpers UM, Veltman DJ, van Tol MJ, Kloet RW, Boellaard R, Lammertsma AA, et al. Neurophysiological effects of sleep deprivation in healthy adults, a pilot study. PLoS One. 2015;10(1):e0116906.

59. Kumari M, Badrick E, Ferrie J, Perski A, Marmot M, Chandola T. Self-reported sleep duration and sleep disturbance are independently associated with cortisol secretion in the Whitehall II study. J Clin Endocrinol Metab. 2009;94(12):4801-9.

60. Abell JG, Shipley MJ, Ferrie JE, Kivimäki M, Kumari M. Recurrent short sleep, chronic insomnia symptoms and salivary cortisol: a 10-year follow-up in the Whitehall II study. Psychoneuroendocrinology. 2016;68:91-9.

61. Follenius M, Brandenberger G, Bandesapt JJ, Libert JP, Ehrhart J. Nocturnal cortisol release in relation to sleep structure. Sleep. 1992;15(1):21-7.

62. Vgontzas AN, Bixler EO, Papanicolaou DA, Kales A, Stratakis CA, Vela-Bueno A, et al. Rapid eye movement sleep correlates with the overall activities of the hypothalamic-pituitary- adrenal axis and sympathetic system in healthy humans. J Clin Endocrinol Metab. 1997;82(10):3278-80.

63. Li J, Bidlingmaier M, Petru R, Pedrosa Gil F, Loerbroks A, Angerer P. Impact of shift work on the diurnal cortisol rhythm: a one-year longitudinal study in junior physicians. J Occup Med Toxicol (Lond, Engl). 2018;13:23.

64. Cannizzaro E, Cirrincione L, Mazzucco W, Scorciapino A, Catalano C, Ramaci T, et al. Night-time shift work and related stress responses: a study on security guards. Int J Environ Res Public Health. 2020;17(2).

65. Elliott R, McKinley S, Cistulli P, Fien M. Characterisation of sleep in intensive care using 24-hour polysomnography: an observational study. Crit Care. 2013;17(2):R46.

66. Irwin M, Thompson J, Miller C, Gillin JC, Ziegler M. Effects of sleep and sleep deprivation on catecholamine and interleukin-2 levels in humans: clinical implications. J Clin Endocrinol Metab. 1999;84(6):1979-85.

67. Tochikubo O, Ikeda A, Miyajima E, Ishii M. Effects of insufficient sleep on blood pres-sure monitored by a new multibiomedical recorder. Hypertension (Dallas, Tex: 1979). 1996;27(6):1318-24.

68. Lusardi P, Zoppi A, Preti P, Pesce RM, Piazza E, Fogari R. Effects of insufficient sleep on blood pressure in hypertensive patients: a 24-h study. Am J Hypertens. 1999;12(1 Pt 1):63-8.

69. Irwin M, Clark C, Kennedy B, Christian Gillin J, Ziegler M. Nocturnal catecholamines and immune function in insomniacs, depressed patients, and control subjects. Brain Behav Immun. 2003;17(5):365-72.

70. Schmid SM, Hallschmid M, Jauch-Chara K, Bandorf N, Born J, Schultes B. Sleep loss alters basal metabolic hormone secretion and modulates the dynamic counterregulatory response to hypoglycemia. J Clin Endocrinol Metab. 2007;92(8):3044-51.

71. Mullington JM, Haack M, Toth M, Serrador JM, Meier-Ewert HK. Cardiovascular, inflammatory, and metabolic consequences of sleep deprivation. Prog Cardiovasc Dis. 2009;51(4):294-302.

72. Annane D. The role of ACTH and corticosteroids for sepsis and septic shock: an update. Front Endocrinol. 2016;7:70.

73. Harding EC, Franks NP, Wisden W. The temperature dependence of sleep. Front Neurosci. 2019;13:336.

74. Gary KA, Winokur A, Douglas SD, Kapoor S, Zaugg L, Dinges DF. Total sleep depriva-tion and the thyroid axis: effects of sleep and waking activity. Aviat Space Environ Med. 1996;67(6):513-9.

75. Redwine L, Hauger RL, Gillin JC, Irwin M. Effects of sleep and sleep deprivation on interleu-kin- 6, growth hormone, cortisol, and melatonin levels in humans. J Clin Endocrinol Metab. 2000;85(10):3597-603.

76. Everson CA, Crowley WR. Reductions in circulating anabolic hormones induced by sus-tained sleep deprivation in rats. Am J Physiol Endocrinol Metab. 2004;286(6):E1060-70.

77. Leproult R, Van Cauter E. Effect of 1 week of sleep restriction on testosterone levels in young healthy men. JAMA. 2011;305(21):2173-4.

78. Donga E, van Dijk M, van Dijk JG, Biermasz NR, Lammers GJ, van Kralingen KW, et al. A single night of partial sleep deprivation induces insulin resistance in multiple metabolic pathways in healthy subjects. J Clin Endocrinol Metab. 2010;95(6):2963-8.

79. Tobaldini E, Fiorelli EM, Solbiati M, Costantino G, Nobili L, Montano N. Short sleep dura-tion and car-diometabolic risk: from pathophysiology to clinical evidence. Nat Rev Cardiol. 2019;16(4):213-24.

80. Aldabal L, Bahammam AS. Metabolic, endocrine, and immune consequences of sleep depri-vation. Open Respir Med J. 2011;5:31-43.

81. Robinson LE, van Soeren MH. Insulin resistance and hyperglycemia in critical illness: role of insulin in glycemic control. AACN Clin Issues. 2004;15(1):45-62.

82. Yin J, Jin X, Shan Z, Li S, Huang H, Li P, et al. Relationship of sleep duration with all-cause mortality and cardiovascular events: a systematic review and dose-response meta-analysis of prospective cohort studies. J Am Heart Assoc. 2017;6(9)

83. Itani O, Jike M, Watanabe N, Kaneita Y. Short sleep duration and health outcomes: a system-atic review, meta-analysis, and meta-regression. Sleep Med. 2017;32:246-56.

84. Bourdillon N, Jeanneret F, Nilchian M, Albertoni P, Ha P, Millet GP. Sleep deprivation dete-riorates heart rate variability and photoplethysmography. Front Neurosci. 2021;15:642548.

85. Sauvet F, Leftheriotis G, Gomez-Merino D, Langrume C, Drogou C, Van Beers P, et al. Effect of acute sleep deprivation on vascular function in healthy subjects. J Appl Physiol (Bethesda, Md: 1985). 2010;108(1):68-75.

86. Zhong X, Hilton HJ, Gates GJ, Jelic S, Stern Y, Bartels MN, et al. Increased sympathetic and decreased parasympathetic cardiovascular modulation in normal humans with acute sleep deprivation. J Appl Physiol (Bethesda, Md : 1985). 2005;98(6):2024-32.

87. Açar G, Akçakoyun M, Sari I, Bulut M, Alizade E, Özkan B, et al. Acute sleep deprivation in healthy adults is associated with a reduction in left atrial early diastolic strain rate. Sleep Breathing = Schlaf & Atmung. 2013;17(3):975-83.

88. Cincin A, Sari I, Sunbul M, Kepez A, Oguz M, Sert S, et al. Effect of acute sleep deprivation on left atrial mechanics assessed by three-dimensional echocardiography. Sleep Breathing = Schlaf & Atmung. 2016;20(1):227-35. discussion 35

89. Cakici M, Dogan A, Cetin M, Suner A, Caner A, Polat M, et al. Negative effects of acute sleep deprivation on left ventricular functions and cardiac repolarization in healthy young adults. Pacing Clin Electrophysiol. 2015;38(6):713-22.

90. Ozer O, Ozbala B, Sari I, Davutoglu V, Maden E, Baltaci Y, et al. Acute sleep deprivation is associated with increased QT dispersion in healthy young adults. Pacing Clin Electrophysiol. 2008;31(8):979-84.

91. Sari I, Davutoglu V, Ozbala B, Ozer O, Baltaci Y, Yavuz S, et al. Acute sleep deprivation is associated with increased electrocardiographic P-wave dispersion in healthy young men and women. Pacing Clin Electro-physiol. 2008;31(4):438-42.

92. Esen Ö, Akçakoyun M, Açar G, Bulut M, Alızade E, Kargin R, et al. Acute sleep deprivation is associ-ated with increased atrial electromechanical delay in healthy young adults. Pacing Clin Electrophysiol. 2011;34(12):1645-51.

93. Miner SE, Pahal D, Nichols L, Darwood A, Nield LE, Wulffhart Z. Sleep disruption is asso-ciated with in-creased ventricular ectopy and cardiac arrest in hospitalized adults. Sleep. 2016;39(4):927-35.

94. Münzel T, Camici GG, Maack C, Bonetti NR, Fuster V, Kovacic JC. Impact of oxidative stress on the heart and vasculature: part 2 of a 3-part series. J Am Coll Cardiol. 2017;70(2):212-29.

95. Villafuerte G, Miguel-Puga A, Rodríguez EM, Machado S, Manjarrez E, Arias-Carrión O. Sleep deprivation and oxidative stress in animal models: a systematic review. Oxidative Med Cell Longev. 2015;2015:234952.

96. Boudjeltia KZ, Faraut B, Esposito MJ, Stenuit P, Dyzma M, Antwerpen PV, et al. Temporal dissociation

between myeloperoxidase (MPO)-modified LDL and MPO elevations during chronic sleep restriction and recovery in healthy young men. PLoS One. 2011;6(11):e28230.

97. Faraut B, Boudjeltia KZ, Vanhamme L, Kerkhofs M. Immune, inflammatory and cardiovas-cular consequences of sleep restriction and recovery. Sleep Med Rev. 2012;16(2):137-49.

98. Sauvet F, Drogou C, Bougard C, Arnal PJ, Dispersyn G, Bourrilhon C, et al. Vascular response to 1 week of sleep restriction in healthy subjects. A metabolic response? Int J Cardiol. 2015;190:246-55.

99. Dettoni JL, Consolim-Colombo FM, Drager LF, Rubira MC, Souza SB, Irigoyen MC, et al. Cardiovascular effects of partial sleep deprivation in healthy volunteers. J Appl Physiol (Bethesda, Md: 1985). 2012;113(2):232-6.

100. Bain AR, Weil BR, Diehl KJ, Greiner JJ, Stauffer BL, DeSouza CA. Insufficient sleep is associated with impaired nitric oxide-mediated endothelium-dependent vasodilation. Atherosclerosis. 2017;265:41-6.

101. Calvin AD, Covassin N, Kremers WK, Adachi T, Macedo P, Albuquerque FN, et al. Experimental sleep restriction causes endothelial dysfunction in healthy humans. J Am Heart Assoc. 2014;3(6):e001143.

102. Higashi Y, Maruhashi T, Noma K, Kihara Y. Oxidative stress and endothelial dysfunction: clinical evidence and therapeutic implications. Trends Cardiovasc Med. 2014;24(4):165-9.

103. Cherubini JM, Cheng JL, Williams JS, MacDonald MJ. Sleep deprivation and endothelial function: reconciling seminal evidence with recent perspectives. Am J Physiol Heart Circ Physiol. 2021;320(1):H29-h35.

104. Weil BR, Mestek ML, Westby CM, Van Guilder GP, Greiner JJ, Stauffer BL, et al. Short sleep duration is associated with enhanced endothelin-1 vasoconstrictor tone. Can J Physiol Pharmacol. 2010;88(8):777-81.

105. Covassin N, Bukartyk J, Singh P, Calvin AD, St Louis EK, Somers VK. Effects of experi-mental sleep restriction on ambulatory and sleep blood pressure in healthy young adults: a randomized crossover study. Hypertension (Dallas, Tex : 1979). 2021;78(3):859-70.

106. Sherwood A, Steffen PR, Blumenthal JA, Kuhn C, Hinderliter AL. Nighttime blood pressure dipping: the role of the sympathetic nervous system. Am J Hypertens. 2002;15(2 Pt 1):111-8.

107. Yang H, Haack M, Gautam S, Meier-Ewert HK, Mullington JM. Repetitive exposure to shortened sleep leads to blunted sleep-associated blood pressure dipping. J Hypertens. 2017;35(6):1187-94.

108. Budhiraja R, Siddiqi TA, Quan SF. Sleep disorders in chronic obstructive pulmonary disease: etiology, impact, and management. J Clin Sleep Med. 2015;11(3):259-70.

109. Adir Y, Humbert M, Chaouat A. Sleep-related breathing disorders and pulmonary hyperten-sion. Eur Respir J. 2021;57(1).

110. Rault C, Heraud Q, Ragot S, Robert R, Drouot X. Sleep deprivation increases air hunger rather than breathing effort. Am J Respir Crit Care Med. 2021;203(5):642-5.

111. Rault C, Sangaré A, Diaz V, Ragot S, Frat JP, Raux M, et al. Impact of sleep deprivation on respiratory motor output and endurance. A physiological study. Am J Respir Crit Care Med. 2020;201(8):976-83.

112. Cooper KR, Phillips BA. Effect of short-term sleep loss on breathing. J Appl Physiol Respir Environ Exerc Physiol. 1982;53(4):855-8.

113. Chen HI, Tang YR. Sleep loss impairs inspiratory muscle endurance. Am Rev Respir Dis. 1989;140(4):907-9.

114. Westphal WP, Rault C, Robert R, Ragot S, Neau JP, Fernagut PO, et al. Sleep deprivation reduces vagal tone during an inspiratory endurance task in humans. Sleep. 2021;44(10):zsab105.

115. Sériès F, Roy N, Marc I. Effects of sleep deprivation and sleep fragmentation on upper airway collapsibility in normal subjects. Am J Respir Crit Care Med. 1994;150(2):481-5.

116. Khanijow V, Prakash P, Emsellem HA, Borum ML, Doman DB. Sleep dysfunction and gas-trointestinal diseases. Gastroenterol Hepatol. 2015;11(12):817-25.

117. Huang ZP, Li SM, Shen T, Zhang YY. Correlation between sleep impairment and functional dyspepsia. J Int Med Res. 2020;48(7):300060520937164.

118. Grover M, Kolla BP, Pamarthy R, Mansukhani MP, Breen-Lyles M, He JP, et al. Psychological, physical, and sleep comorbidities and functional impairment in irritable bowel syndrome: results from a national survey of U.S. adults. PLoS One. 2021;16(1):e0245323.

119. Bruyneel M, Sersté T. Sleep disturbances in patients with liver cirrhosis: prevalence, impact, and management challenges. Nat Sci Sleep. 2018;10:369-75.

120. Smith RP, Easson C, Lyle SM, Kapoor R, Donnelly CP, Davidson EJ, et al. Gut microbiome diversity is associated with sleep physiology in humans. PLoS One. 2019;14(10):e0222394.

121. Lin J, Jiang Y, Wang G, Meng M, Zhu Q, Mei H, et al. Associations of short sleep duration with appetite-regulating hormones and adipokines: a systematic review and meta-analysis. Obes Rev. 2020;21(11):e13051.

122. Taheri S, Lin L, Austin D, Young T, Mignot E. Short sleep duration is associated with reduced leptin, elevated ghrelin, and increased body mass index. PLoS Med. 2004;1(3):e62.

123. Spiegel K, Tasali E, Penev P, Van Cauter E. Brief communication: sleep curtailment in healthy young men is associated with decreased leptin levels, elevated ghrelin levels, and increased hunger and appetite. Ann Intern Med. 2004;141(11):846-50.

124. Spaeth AM, Goel N, Dinges DF. Caloric and macronutrient intake and meal timing responses to repeated sleep restriction exposures separated by varying intervening recovery nights in healthy adults. Nutrients. 2020;12(9)

125. Spaeth AM, Dinges DF, Goel N. Effects of experimental sleep restriction on weight gain, caloric intake, and meal timing in healthy adults. Sleep. 2013;36(7):981-90.

126. Shechter A, Rising R, Albu JB, St-Onge MP. Experimental sleep curtailment causes wake- dependent increases in 24-h energy expenditure as measured by whole-room indirect calo-rimetry. Am J Clin Nutr. 2013;98(6):1433-9.

127. Markwald RR, Melanson EL, Smith MR, Higgins J, Perreault L, Eckel RH, et al. Impact of insufficient sleep on total daily energy expenditure, food intake, and weight gain. Proc Natl Acad Sci U S A. 2013;110(14):5695-700.

128. Chen C, ValizadehAslani T, Rosen GL, Anderson LM, Jungquist CR. Healthcare shift work-ers' temporal habits for eating, sleeping, and light exposure: a multi-instrument pilot study. J Circadian Rhythms. 2020;18:6.

129. Chen Y, Lauren S, Chang BP, Shechter A. Objective food intake in night and day shift work-ers: a laboratory study. Clocks & Sleep. 2018;1(1):42-9.

130. Lauren S, Chen Y, Friel C, Chang BP, Shechter A. Free-living sleep, food intake, and physical activity in night and morning shift workers. J Am Coll Nutr. 2020;39(5):450-6.

131. McHill AW, Melanson EL, Higgins J, Connick E, Moehlman TM, Stothard ER, et al. Impact of circa-dian misalignment on energy metabolism during simulated nightshift work. Proc Natl Acad Sci U S A. 2014;111(48):17302-7.

132. Greer SM, Goldstein AN, Walker MP. The impact of sleep deprivation on food desire in the human brain. Nat Commun. 2013;4:2259.

133. Rihm JS, Menz MM, Schultz H, Bruder L, Schilbach L, Schmid SM, et al. Sleep depriva-tion selectively upregulates an amygdala-hypothalamic circuit involved in food reward. J Neurosci. 2019;39(5):888-99.

134. St-Onge MP. Sleep-obesity relation: underlying mechanisms and consequences for treat-ment. Obes Rev. 2017;18(Suppl 1):34-9.

135. Zhu B, Shi C, Park CG, Zhao X, Reutrakul S. Effects of sleep restriction on metabolism- related parame-ters in healthy adults: a comprehensive review and meta-analysis of random-ized controlled trials. Sleep Med Rev. 2019;45:18-30.

136. Cappuccio FP, Taggart FM, Kandala NB, Currie A, Peile E, Stranges S, et al. Meta-analysis of short sleep duration and obesity in children and adults. Sleep. 2008;31(5):619-26.

137. Andersen ML, Martins PJ, D'Almeida V, Bignotto M, Tufik S. Endocrinological and cat-echolaminergic alterations during sleep deprivation and recovery in male rats. J Sleep Res. 2005;14(1):83-90.

138. Dattilo M, Antunes HK, Medeiros A, Mônico Neto M, Souza HS, Tufik S, et al. Sleep and muscle recovery: endocrinological and molecular basis for a new and promising hypothesis. Med Hypotheses 2011;77(2):220-2.

139. Lamon S, Morabito A, Arentson-Lantz E, Knowles O, Vincent GE, Condo D, et al. The effect of acute sleep deprivation on skeletal muscle protein synthesis and the hormonal environ-ment. Physiol Rep. 2021;9(1):e14660.

140. Xu X, Wang L, Chen L, Su T, Zhang Y, Wang T, et al. Effects of chronic sleep deprivation on bone mass and bone metabolism in rats. J Orthop Surg Res. 2016;11(1):87.

141. Everson CA, Folley AE, Toth JM. Chronically inadequate sleep results in abnormal bone for-mation and abnormal bone marrow in rats. Exp Biol Med (Maywood). 2012;237(9):1101-9.

142. Lucassen EA, de Mutsert R, le Cessie S, Appelman-Dijkstra NM, Rosendaal FR, van Heemst D, et al. Poor sleep quality and later sleep timing are risk factors for osteopenia and sarcope-nia in middle-aged men and women: the NEO study. PLoS One. 2017;12(5):e0176685.

143. Swanson CM. Sleep disruptions and bone health: what do we know so far? Curr Opin Endocrinol Diabe-tes Obes. 2021;28(4):348-53.

144. Wang D, Ruan W, Peng Y, Li W. Sleep duration and the risk of osteoporosis among middle-aged and el-derly adults: a dose-response meta-analysis. Osteoporosis Int. 2018;29(8):1689-95.

145. Foley D, Ancoli-Israel S, Britz P, Walsh J. Sleep disturbances and chronic disease in older adults: results of the 2003 National Sleep Foundation Sleep in America Survey. J Psychosom Res. 2004;56(5):497-502.

146. Feskanich D, Hankinson SE, Schernhammer ES. Nightshift work and fracture risk: the Nurses' Health Study. Osteoporosis Int. 2009;20(4):537-42.

147. Moradi S, Shab-Bidar S, Alizadeh S, Djafarian K. Association between sleep duration and osteoporosis risk in middle-aged and elderly women: a systematic review and meta-analysis of observational studies. Metab Clin Exp. 2017;69:199-206.

148. Swanson CM, Blatchford PJ, Stone KL, Cauley JA, Lane NE, Rogers-Soeder TS, et al. Sleep duration and bone health measures in older men. Osteoporosis Int. 2021;32(3):515-27.

149. Santhanam P, Khthir R, Dial L, Driscoll HK, Gress TW. Femoral neck bone mineral density in persons over 50 years performing shiftwork: an epidemiological study. J Occup Environ Med. 2016;58(3):e63-5.

150. Rawal G, Yadav S, Kumar R. Post-intensive care syndrome: an overview. J Transl Int Med. 2017;5(2):90-2.

151. Jolley SE, Bunnell AE, Hough CL. ICU-acquired weakness. Chest. 2016;150(5):1129-40.

152. Orford NR, Lane SE, Bailey M, Pasco JA, Cattigan C, Elderkin T, et al. Changes in bone min-eral density in the year after critical illness. Am J Respir Crit Care Med. 2016;193(7):736-44.

153. Alexopoulou C, Bolaki M, Akoumianaki E, Erimaki S, Kondili E, Mitsias P, et al. Sleep qual-ity in survivors of critical illness. Sleep & breathing = Schlaf & Atmung. 2019;23(2):463-71.

154. Solverson KJ, Easton PA, Doig CJ. Assessment of sleep quality post-hospital discharge in survivors of critical illness. Respir Med. 2016;114:97-102.

155. Dennis LE, Wohl RJ, Selame LA, Goel N. Healthy adults display long-term trait-like neu-robehavioral resilience and vulnerability to sleep loss. Sci Rep. 2017;7(1):14889.

156. He Y, Jones CR, Fujiki N, Xu Y, Guo B, Holder JL Jr, et al. The transcriptional repressor DEC2 regulates sleep length in mammals. Science (New York, NY). 2009;325(5942):866-70.

第5章 ICU 睡眠中断的风险因素

Kimia Honarmand and Karen J. Bosma

1 简介

睡眠中断是危重症患者普遍存在的一个令人痛苦的问题。重症监护室（ICU）的患者经常会遇到昼夜节律紊乱、睡眠碎片化、慢波睡眠减少和几乎没有快速眼动（REM）睡眠的情况。尽管评估了多种不同的干预措施来改善 ICU 的睡眠，但许多策略在改善患者感知的睡眠质量方面成效有限。未能理解和认识扰乱患者睡眠的潜在因素是导致许多睡眠改善措施失败的重要原因之一。一项大型的 ICU 队列研究发现，光线、噪声和护理活动只能解释 30% 的睡眠碎片，70% 的睡眠唤醒和觉醒是无法解释的。也可能是干扰睡眠的因素太多，以至于单一的干预措施，即使是多方面的，也不一定能扭转所有潜在的睡眠干扰因素。睡眠干扰的风险因素也可能在不同的夜晚有所不同。最后，患者内在的睡眠风险因素可能是无法改变的。由于这些原因，为了成功地改善 ICU 患者的睡眠，我们必须尽可能多地了解扰乱危重症患者睡眠和昼夜节律的易发和诱发因素。

本章将重点介绍在 ICU 中扰乱睡眠的因素，概述用于识别和评估睡眠风险因素的方法，并检查患者报告的与睡眠不佳有关因素的普遍性和所造成的影响。我们还将考虑特殊 ICU 人群睡眠中断的风险因素，并探讨这些风险因素在患者之间的变化，为未来的研究和临床质量改进干预奠定基础，这些干预措施不仅侧重于改善睡眠，还包括减少不适、躁动和谵妄状况的策略。

2 描述和识别睡眠中断的风险因素

2.1 风险因素特征

风险因素被定义为个体的任何增加疾病或伤害可能性的属性、特征或暴露。风险因素可分为以下几类：①固定标志物，即不可改变的属性或特征（如性别、年龄）；②可变标志物，即可改变的变量，但其改变不会影响相关结果的风险；③因果风险因素，即变量的改变会改变结果的可能性。易感因素是指那些在进入 ICU 之前就存在的、使患者处于易感状态的内在因素。诱发因素是指那些在 ICU 中发生的风险因素，可能与 ICU 环境和（或）危重疾病的生理和（或）心理影响有关。如"睡眠中断的生物学效应"一章所述，ICU 中睡眠中断的复杂生物机制表明，睡眠中断涉及内在（与患者有关）和外在（外部）因素的相互作用，各种保护因素具有重要的缓解作用。因此，识别 ICU 患者睡眠中断的风险因素最好通过回顾具有不同设计的研究来实现。

2.2　风险因素识别

2.2.1　患者感知

人们用各种方法来确定危重症患者睡眠中断的风险因素。有些因素最好由患者自己来确定。这些描述性（"自我报告"）的研究通常依赖于问卷调查，以确定特定患者的比例，无论患者是否认为某一特定因素对睡眠质量有害或有益。可用于测量 ICU 睡眠的主观方法在"日常睡眠评估与监测方法"一章中进行了回顾。在一些"患者报告"的研究中，患者被要求以开放式的方式来表达那些他们认为对其睡眠有不利影响的因素。在其他研究中，患者被要求从预先指定的已知影响睡眠的因素清单中选择风险因素；随后报告赞同每个风险因素的患者比例。还有一些研究使用调查问卷，要求患者对每个因素的感知影响进行数字评分（而不是简单地回答是或否）。

2.2.2　客观

其他风险因素（如患者特征和临床病史、ICU 干预）最好通过分析研究来确定，通常使用多变量方法来估计每个潜在睡眠风险因素与睡眠质量之间的关联强度。睡眠中断的内在因素（即与患者或与疾病有关）和外在因素（即 ICU 获得的）都可以考虑。睡眠质量的结果可以通过主观（即患者自我报告工具）或客观 [如多导睡眠图（PSG）、行为图或双频谱指数（BIS）] 措施来评估。参见"日常睡眠评估与监测方法"一章中的"客观睡眠评估"。根据得出的风险估计值（即关联性），将每个潜在的睡眠风险因素归入三类中的一类：①睡眠破坏性的；②睡眠保护性的；③与睡眠变化无关的。利用 PSG 分析性研究的一个子集的优点是提供了风险因素和唤醒或从睡眠中醒来之间的时间关联程度的数据，允许进行基本的因果推断。

2.3　总结睡眠风险因素文献的系统性方法

在下文中，我们总结了多项研究的结果，这些研究评估了与患者相关的、与疾病相关的，以及从 ICU 获得的导致 ICU 睡眠中断的风险因素。我们的方法是基于对 63 项评估睡眠中断潜在风险因素的原始 ICU 研究的系统回顾。为了综合这些广泛的文献，我们将研究划分为：①患者报告的研究，即报告由患者确定或认可的破坏睡眠的风险因素；②影响评级研究，即患者根据其对睡眠的影响对各种风险因素进行排名；③关联研究，即报告潜在风险因素与睡眠测量之间的关联（并分为病前因素、疾病相关因素和 ICU 获得性因素）。值得注意的是，这些类别并不是相互排斥的，因为有些研究评估了这 3 个类别中一个以上的潜在风险因素。

3　患者报告的风险因素

3.1　疾病相关

危重症患者通常伴有身体和心理上的衰弱后遗症，可能对 ICU 患者的睡眠产生不利影响。图 5-1 显示了患者报告的在这种情况下睡眠中断的生理（图 5-1A）和心理（图 5-1B）风险因素。对于危重症患者的生理后遗症，在 ICU 幸存者的一般队列中，不管他们自我报告的睡眠质量如何，患者最常认为疼痛和不适会破坏他们的睡眠。在报告睡眠质量差的 ICU 患者中，疼痛仍然是最常报告的风险因素。在心理后遗症中，焦虑、担心、压力、陌生的环境及孤独感经常被报告为导致 ICU 睡眠不佳的原因。其他患者报告的与危重病有关的风险因素见图 5-1。

3.2 ICU 相关

图 5-1C 显示了患者报告的与 ICU 环境和治疗有关的风险因素。其中，噪声、护理活动

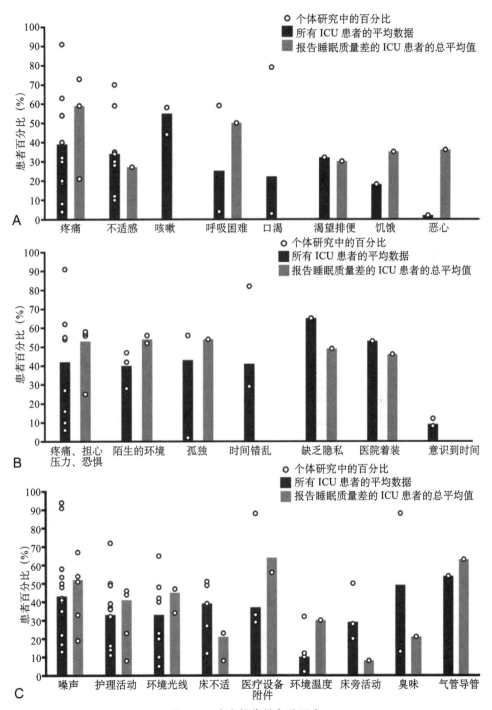

图 5-1 患者报告的危险因素

A. 患者报告的生理风险因素的频率；B. 患者报告的心理风险因素的频率；C. 患者报告的与 ICU 有关的风险因素的频率

（如用药、检查和手术）及环境光线是最常报告的与 ICU 有关的睡眠中断的风险因素。在报告睡眠质量差的 ICU 患者中，噪声仍然是最常报告的风险因素之一。

3.3 影响 / 严重程度评级

在报告患者对不同因素对睡眠的影响 / 严重程度评分的研究中（图 5-2），患者将噪声、环境光线和护理活动评为最重要（影响最大）的睡眠干扰因素。值得注意的是，4 项研究中患者的总评分相对较低（Freedman 等设计的 10 分制问卷中的 4 ～ 4.5 分），这表明尽管患者认可这些因素对睡眠的影响，但往往只对个别因素给予适度的归因。

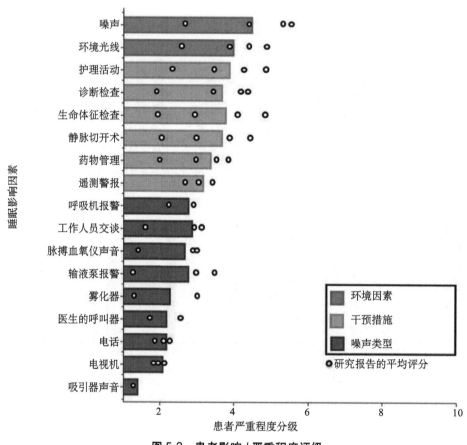

图 5-2 患者影响 / 严重程度评级

4 与患者相关的睡眠中断的风险因素

4.1 基线（病前）

尽管在 ICU 环境下，患者的特征和健康史因素是不可改变的，但认识到这种风险因素对于识别睡眠中断的高风险患者至关重要。与患者相关的（病前）因素的预后价值最好使用多变量关联研究来确定（图 5-3）。在此，患者的人口统计学特征，如年龄和性别，与 ICU 的睡眠中断没有关系。事实上，一项研究发现了年龄与性别的相互作用，老年女性不太可能出现睡眠障碍。另一方面，预先存在多种合并症、住院前睡眠质量差以及可能在家中使用睡眠药物（在一项研究中显示，但在另一项研究中没有显示）都与睡眠中断有关，可能代表潜在的预后指标，可用于确定 ICU 中睡眠中断的高风险患者。

4.2　与疾病相关的风险因素

与发病前的风险因素类似，与疾病相关的因素一般也是不可改变的，但可以帮助 ICU 临床医生识别睡眠中断的高风险患者（图 5-3B）。ICU 入院诊断和手术类型（针对手术患者）都没有被证明与睡眠中断有关。然而，疾病的严重程度与睡眠中断之间的关系却不太清楚。虽然许多研究认为疾病严重程度评分和睡眠质量之间没有关联，但有两项研究报道，病情较重的患者睡眠中断情况更严重，而另外两项研究则描述了病情严重程度较高的患者睡眠更好。ICU 住院时间被认为是疾病严重程度的间接衡量标准（即病情较重的患者往往在 ICU 住院时间较长）；大多数研究发现 ICU 住院时间与 ICU 的睡眠干扰之间没有关联。睡眠可能在 ICU 住院期间发生变化：Redeker 及其同事发现，心脏手术后最初的睡眠是高度碎片化的，但在随后的时间里却有所下降。因此，研究结果可能因 ICU 住院期间的睡眠评估时间不同而不同。在 ICU 入院时测量的疾病严重程度得分高，可能与 ICU 住院早期睡眠中断但是晚期睡眠良好高度相关。

研究表明，在 ICU 中，谵妄的存在和严重程度与睡眠中断之间存在关联（图 5-3B）。这种关联在临床上很重要，原因有二：①谵妄是危重症患者普遍存在的并发症；②谵妄是 ICU 幸存者短期和长期不良后果的独立风险因素。尽管谵妄和睡眠中断之间的关系可能是双向的，但 ICU 中睡眠中断的存在和（或）严重程度对谵妄的存在和（或）严重程度可能对患者护理有重要影响。特别是，如果睡眠中断与谵妄有部分因果关系，那么预防和治疗睡眠中断可能是降低谵妄发生率及其严重程度的重要策略，这可能导致 ICU 幸存者长期预后的改善。鉴于这个问题的重要性，专门对电生理学进行了深入的讨论（参见"睡眠中断与谵妄的关系"），分别讨论了谵妄和睡眠中断之间的关系。

5　ICU 获得的风险因素

ICU 获得的风险因素可以说是导致 ICU 睡眠不佳的最易改变的风险因素，对这些因素的认识和解决是在这种情况下改善睡眠的基础（参见"ICU 改善睡眠的最佳实践：第一部分"）。图 5-3 列出了 ICU 获得的风险因素，分为三类：① ICU 环境；②用于治疗危重病及其后遗症的药物；③呼吸疗法。

5.1　ICU 环境

典型的 ICU 环境是不利于促进睡眠的。鉴于各种因素（如光线和噪声）之间的潜在相互关系，评估这些因素的多种方法，以及它们在 24 小时内和患者之间的变化程度，具体的环境风险因素对 ICU 睡眠的影响程度是很难描述的。评估 ICU 环境中环境噪声和光线的潜在影响的研究在方法学质量和结论上有很大的差异，一些研究报告噪声和照明水平越高，对睡眠的干扰越大，另一些报告则认为没有关联。尽管人们普遍认为护理/护理干预的数量会加剧睡眠中断，但已有证据并不支持这一假设，患者护理活动可能只是有可能扰乱 ICU 睡眠的众多因素之一，一些可能影响睡眠的潜在因素还难以识别和（或）难以测量（如在其他床边的活动）。尽管有这些不一致的结果和与该领域研究相关的方法逻辑上的挑战，但患者认为噪声、环境光线和护理活动是他们主观经验中评分最高（影响最大）

的睡眠干扰因素，因此仍应尽可能地改变这些因素。

5.2 ICU 用药

正如"ICU 常用药物对睡眠的影响"一章所概述的，许多常用的 ICU 药物已被证明会扰乱睡眠，通常与剂量有关。在临床上，ICU 的临床医生做出处方决定时应考虑药物对睡眠的影响。评估不同药物制剂与睡眠破坏之间关系的研究得出了不一致的结果（图 5-3C），可能与用于评估睡眠质量的不同测量工具有关。最有分歧的发现是，阿片类镇痛剂并不会破坏睡眠，事实上还可能对睡眠有保护作用，但阿片类药物对睡眠质量的影响可能取决于

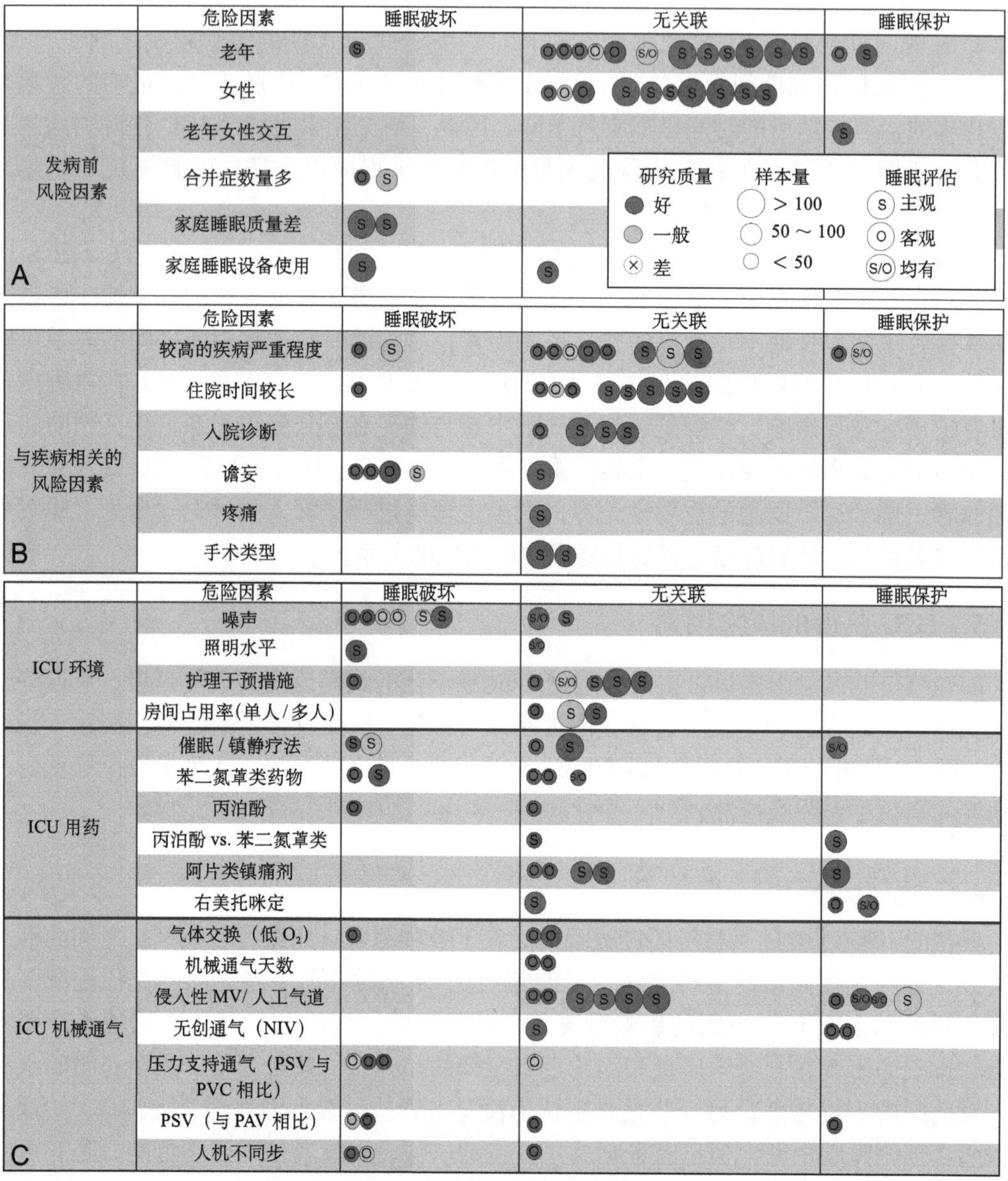

图例：
研究质量：● 好；● 一般；⊗ 差
样本量：○ > 100；○ 50 ～ 100；○ < 50
睡眠评估：Ⓢ 主观；Ⓞ 客观；S/O 均有

	危险因素	睡眠破坏	无关联	睡眠保护
A 发病前风险因素	老年			
	女性			
	老年女性交互			
	合并症数量多			
	家庭睡眠质量差			
	家庭睡眠设备使用			
B 与疾病相关的风险因素	较高的疾病严重程度			
	住院时间较长			
	入院诊断			
	谵妄			
	疼痛			
	手术类型			
C ICU 环境	噪声			
	照明水平			
	护理干预措施			
	房间占用率(单人/多人)			
ICU 用药	催眠/镇静疗法			
	苯二氮䓬类药物			
	丙泊酚			
	丙泊酚 vs. 苯二氮䓬类			
	阿片类镇痛剂			
	右美托咪定			
ICU 机械通气	气体交换（低 O₂）			
	机械通气天数			
	侵入性 MV / 人工气道			
	无创通气（NIV）			
	压力支持通气（PSV 与 PVC 相比）			
	PSV（与 PAV 相比）			
	人机不同步			

图 5-3 统计学或时间上的关联

A. 发病前风险因素；B. 与疾病相关的风险因素；C. ICU 相关的风险因素。PCV. 压力控制通气；PAV. 成比例辅助通气

疼痛对特定患者睡眠破坏的程度。当患者被要求评价他们的睡眠质量时，他们可能会注意到使用阿片类药物和催眠药后失眠和睡眠潜伏期的减少，因此他们的睡眠质量比使用安慰剂时要高，而如果用多导睡眠仪评估睡眠，对快速眼动睡眠的抑制可能会导致整体睡眠质量下降。方法质量一般和较好的研究均表明，催眠药和镇静剂，特别是苯二氮䓬类往往会对睡眠产生干扰。已知可增加 N2 和 N3 阶段睡眠的右美托咪定，在一项研究中没有显示出对患者报告的睡眠质量有影响（尽管它降低了谵妄的发生率），但在 2 项研究中发现，通过主观（患者报告的）措施对睡眠有保护作用。在 "ICU 改善睡眠的最佳实践第二部分"中强调了改善 ICU 睡眠的药物治疗策略。

5.3 呼吸支持疗法

急性呼吸系统疾病是 ICU 环境中最常见的疾病之一，对危重症患者的管理往往涉及有创通气和无创通气。图 5-3C 概述了评估 ICU 中呼吸疗法和睡眠中断之间关系的研究结果。大多数研究发现睡眠中断与有创或无创机械通气之间没有关联。事实上，一些研究称，与自然呼吸相比，呼吸支持可能具有睡眠保护作用。

相反，一些研究发现，有创通气的模式可能会影响睡眠中断的发生。目前的证据表明，压力支持通气（PSV）可能比压力控制通气（PCV）或成比例辅助通气（PAV）更容易造成睡眠障碍。在少数评估呼吸参数对睡眠影响的研究中，患者 - 呼吸机不同步与睡眠干扰有关，因为它增加了睡眠碎片化指数，与呼吸暂停有关的唤醒和无效的努力分别占唤醒和觉醒总量（睡眠碎片化指数）的 7% 和 8%。然而评估这些呼吸参数的文献仍然有限，试验规模小，通常有中等程度的偏倚风险，主要与分配隐蔽性和无盲法有关（在比较不同机械通气模式的研究中通常不可避免）。尽管有潜在的局限性，但这些研究通常采用连续的呼吸参数和睡眠质量的测量方法（通过 PSG），从而为患者呼吸不同步和睡眠质量之间的潜在时间联系提供了宝贵的数据。"机械通气与睡眠"一章全面介绍了机械通气对 ICU 睡眠的影响。

6 特殊人群

6.1 神经系统损伤

在确定神经系统损伤（如头部创伤、卒中、蛛网膜下腔或颅内出血）成人睡眠中断的风险因素时存在特殊的挑战。第一，需要经常对神经系统状况进行临床评估，有时是每小时一次，需要将患者从睡眠中唤醒；第二，这类人群往往没有能力自我报告他们的睡眠质量、舒适 / 疼痛、睡眠习惯、喜好或那些使他们无法入睡的因素；第三，危重的神经系统疾病患者经常接受短效镇静剂，如已知会扰乱睡眠的丙泊酚；第四，根据美国睡眠医学会的评分标准，多导睡眠图和基于脑电图的睡眠评估的结果往往无法解释，因此，客观地确定干扰睡眠的风险因素具有挑战性；第五，在这一人群中自发或诱发的过度紧张可能会导致周期性呼吸，这已被证明在非神经系统损伤人群中会诱发睡眠碎片化。在神经系统损伤的急性期，必须优先考虑患者的基本护理活动，包括频繁的神经系统评估，甚至要牺牲睡眠。然而，一旦患者病情稳定，则应考虑优化环境和巩固患者护理活动，以保证夜间睡眠不受干扰。事实上，根据多导睡眠图评估，在亚急性创伤后昏迷的患者群体中，考虑了影响睡眠的其他变量后，有组织的睡眠觉醒模式的存在对格拉斯哥昏迷评分测量的良好结果有很强的预测性（即完全恢复，无残疾或在轻微神经功能障碍的情况下重新获得自主能力）。然而，鉴于在神经科 ICU 使用睡眠改善策略集还没有得到很好的评估，在这一类人群中促进睡眠的努力是否能改善结果仍不清楚。尽管如此，由于睡眠促进技术已被证明可以减少谵妄的天数，而神经系统损伤的患者处于谵妄的高风险中，因此应在这类高风险人群中尽可能地改善睡眠。关于改善睡眠技术的完整回顾，参见"ICU 改善睡眠的最佳实践"。

6.2　2019 冠状病毒病

2019 新型冠状病毒感染（COVID-19）的全球大流行给危重症患者的睡眠中断带来了新的挑战和风险。与冠状病毒病（COVID）之前的时期相比，COVID 时期普通人群的睡眠障碍更大（被一些睡眠神经学家称为"COVID-失眠"），最常见的是失眠、夜惊/扰梦，以及与滥用睡眠药物有关的睡眠障碍。在 2020 年 2 月冠状病毒传播高峰期，一项对居住在中国的 5641 名成人进行的在线调查报告显示临床上有意义的失眠（20%）、压力（16%）和焦虑（18%）的比例很高，从 2019 年底开始，失眠增加了 25%。这种失眠的增加可归因于 COVID-19 感染的增加和住院期间更大的睡眠干扰，特别是如果患者依靠使用催眠药来对抗失眠的情况。在 6 项观察性研究中，住院的 COVID-19 患者的睡眠障碍发生率从 33% 到 85% 不等；一项研究称，60% 的住院 COVID-19 患者在之前的 12 个月内曾服用过催眠药。对于进入 ICU 的 COVID-19 患者来说，由于探视限制和所有临床医生强制使用个人防护设备（PPE），大多数患者所经历的恐惧、焦虑、陌生和隔离，可能会进一步加剧失眠和昼夜节律失调，尽管与 COVID 相关的 ICU 临床医生进入病房的次数减少，理论上可以促进睡眠的巩固，但许多患者知道他们的护士就在附近，可以随时警报并在有需要时帮助他们，这让他们感到很安心。患有 COVID-19 和（或）急性呼吸窘迫综合征（ARDS）的人工呼吸患者往往有很强的呼吸动力，需要使用大量的镇静剂以确保肺部保护性通气。正如"ICU 常用药物对睡眠的影响"一章所强调的，苯二氮䓬类药物和丙泊酚会抑制快速眼动睡眠，有利于 N1 期和 N2 期睡眠，而不是 N3 期深度睡眠。反过来说，COVID-19 患者呼吸衰竭恶化和由此产生的高呼吸功的机械支持不足也是睡眠质量差的一个重要风险因素。正如第十章"长期预后：危重症幸存者的睡眠"中所概述的，睡眠障碍持续困扰COVID-19 幸存者出院后数周至数月，表明除了 ICU 环境外，还有其他因素影响这一类人群的睡眠。

7　不同患者之间的睡眠风险因素的变异性

就睡眠和昼夜节律紊乱的风险因素而言，不同患者之间存在巨大的差异。在家睡眠不好的患者、入院前在家使用睡眠药物帮助睡眠的患者，以及合并症较多的患者，相对于 ICU 中的其他同龄人，可能认为自己的睡眠更差。此外，根据患者的睡眠习惯和个人喜好，他们认为的舒适和诱导睡眠的因素与有害和破坏睡眠的因素存在差异。例如，一些患者听到附近的声音和脚步声，知道他们的护士就在附近，会感到安心，而另一些患者则表示听到护士的谈话会影响他们的睡眠。白天噪声或音乐对一些患者来说可能是放松的，而其他人则喜欢安静，或认为某些类型的音乐会干扰睡眠。此外，在 ICU 里，随着危重症的消散，镇静剂应用的减少，以及患者对周围环境的认识和适应，睡眠中断的风险因素可能会随着时间的推移而改变。他们在进入 ICU 的第一天时认为困扰他们（和干扰他们睡眠）的因素，在进入 ICU 的第 5 天后可能就不再重复了。最后，多导睡眠图研究可能会发现，或者患者可能只记得促使睡眠中醒来的最有害的、最接近的因素。去除这个因素（如消声警报）可能会导致其他因素的出现，而这些因素对患者来说是更明显的睡眠干扰（如不舒服的床或房间温度）。一项 ICU 研究发现，患者在入住 ICU 期间，平均有 11 个不同的因素（在 33 个可能的因素列表中）被列为睡眠障碍。这表明存在许多风险因素扰乱睡眠，而且每个患者可能在他们认为对睡眠干扰最大的因素方面有所不同。

8　减少风险和改善睡眠

由于已知有大量的病前、ICU 获得的或与疾病相关的因素会干扰睡眠，以及这些因素在患者之间的差异性和时间上的异质性，许多睡眠干预措施对改善患者感知的睡眠质量的影响有限。无数的风险因素，可能在不同的夜晚及不同患者之间有所不同，这表明需要根据患者的个人偏好制定整体的、多成分组合的促进睡眠的干预措施（例如，为患者提供眼罩和耳塞，但让房间太热或太冷，或在熄灯前忽略解决患者的恐惧和问题，都是不够的）。"ICU 改善睡眠的最佳实践第一部分"和"ICU 改善睡眠的最佳实践第二部分"对这些方法进行了详细的回顾。此外，疼痛、躁动、谵妄和失眠的风险因素之间存在着显著的重叠。当发现睡眠障碍可改变的风险因素时，不但要考虑睡眠改善计划，而且要根据最近发表的指南，将其作为患者管理疼痛、激动、谵妄、不动和睡眠障碍（PADIS）的整体计划的一部分。事实上，尽管通过有效的患者评分量表进行主观测量并没有改善睡眠质量，但一些研究表明，通过使用睡眠改善策略集或夜间使用右美托咪定，无谵妄天数有所改善。这可能反映了主观测量工具的缺陷和（或）不精确性，而不是无法从大脑和认知恢复的角度改善睡眠质量。

9　研究机会和未来方向

在确定和进一步了解睡眠中断的风险因素及某些因素阻碍恢复性睡眠的机制方面，需要开展的研究很多。表 5-1 介绍了与 ICU 睡眠风险因素研究有关的几个方法学问题，并提供了潜在的解决方案。未来的研究应寻求确定以前未描述的风险因素，确定潜在风险因素和睡眠不佳之间的相关性和机制，并评估风险缓解技术对改善睡眠质量 / 数量和昼夜节律的影响，以及对潜在的相关结果的影响，如谵妄、无呼吸机和无 ICU 天数。睡眠问题是错综复杂的，而我们在 ICU 中测量睡眠的工具显得相对粗糙；因此，评估睡眠中断风险和减少风险技术的研究工作还需要包括改良测量工具，或者根据其与患者重要结果的相关性重新定义"良好睡眠"和"不良睡眠"。最后，考虑到 ICU 中睡眠风险因素的时间依赖性，患者自身和患者之间的变化，以及取决于患者内在的和（或）不可改变的风险因素的协变量，对风险因素的评估需要有充分的设计严谨的研究。尽管这样的研究极具挑战性，但考虑到 ICU 中睡眠障碍的普遍性和重要性，我们有必要了解导致睡眠障碍的因素，并通过针对患者的个性化干预措施降低风险。事实上，了解风险因素和改善 ICU 的睡眠可能会对患者的 ICU 经历产生巨大的影响，并有可能影响 ICU 结局和 ICU 预后。

表 5-1　设计和解释评价睡眠中断风险因素的研究方法学考虑因素

风险因素研究中潜在的偏倚来源	偏倚描述	研究设计中潜在的缓解策略
因研究设计而产生的偏倚风险		
选择偏倚	非随机抽样导致的系统误差。尽管在风险因素研究中不可避免，但这可能导致患者样本不具代表性，从而导致选择效应	比较已暴露的队列（那些暴露于潜在风险因素的人）和未暴露的人
混杂的偏倚	影响潜在风险因素和结果变量的未经评估的变量可能导致风险因素和睡眠结果之间的虚假关联	分层（按患者分组报告研究结果）将减少患者亚型混杂的影响（如内科与外科 ICU 患者的分层报告，老年与年轻患者的分层报告等）
		报告多变量分析，以控制较大数据集中的潜在混杂因素
回忆偏倚（对于患者报告的研究）	在患者报告的研究中可能出现的非随机的错误分类偏差	尽量使用客观措施来评估风险因素（如声音水平）
		如果可行的话，考虑尽可能在接近 ICU 时期进行自我报告的睡眠评估
与解释有关的偏倚风险		
不正确的因果推断	根据统计学上的关联，对风险因素和睡眠结果之间的因果关系得出的不准确的结论	避免从旨在确定潜在风险因素的研究中得出关于干预措施有效性的结论
		在随机试验中评估风险因素减少/缓解策略的效果；避免使用观察数据来得出干预措施效果的结论
薄弱的关联	一个风险因素和睡眠指标之间的小的或弱的统计关联并不表明缺乏因果关系，而是人群中结果的背景率的结果	在广泛的患者中评估风险因素；避免将样本局限于那些有更多睡眠中断的患者，以放大关联并减少混杂的风险

（译者　袁　泉）

参 考 文 献

1. Cooper AB, Thornley KS, Young GB, Slutsky AS, Stewart TE, Hanly PJ. Sleep in critically ill patients requiring mechanical ventilation. Chest. 2000;117(3):809-18.

2. Simini B. Patients' perceptions of intensive care. Lancet. 1999;354(9178):571-2.

3. Zhang L, Sha YS, Kong QQ, Woo JA, Miller AR, Li HW, et al. Factors that affect sleep qual-ity: perceptions made by patients in the intensive care unit after thoracic surgery. Support Care Cancer. 2013;21(8):2091-6.

4. Drouot X, Quentin S. Sleep neurobiology and critical care illness. Sleep Med Clin. 2016;11(1):105-13.

5. Pulak LM, Jensen L. Sleep in the intensive care unit: a review. J Intensive Care Med. 2016;31(1):14-23.

6. Devlin JW, Skrobik Y, Gelinas C, Needham DM, Slooter AJC, Pandharipande PP, et al. Clinical practice guidelines for the prevention and management of pain, agitation/seda-tion, delirium, immobility, and sleep

disruption in adult patients in the ICU. Crit Care Med. 2018;46(9):e825-e73.

7. Kamdar BB, King LM, Collop NA, Sakamuri S, Colantuoni E, Neufeld KJ, et al. The effect of a quality improvement intervention on perceived sleep quality and cognition in a medical ICU. Crit Care Med. 2013;41(3):800-9.

8. Skrobik Y, Duprey MS, Hill NS, Devlin JW. Low-dose nocturnal dexmedetomidine pre-vents ICU delirium. A randomized, placebo-controlled trial. Am J Respir Crit Care Med. 2018;197(9):1147-56.

9. Freedman NS, Gazendam J, Levan L, Pack AI, Schwab RJ. Abnormal sleep/wake cycles and the effect of environmental noise on sleep disruption in the intensive care unit. Am J Respir Crit Care Med. 2001;163(2):451-7.

10. World Health Organization. Environmental health: Estimations of attributable burden of dis-ease due to a risk factor 2018. Available from: https://www.who.int/news- room/q-a-detail/environmental- health-estimations-of-attributable-burden-of-disease-due-to-a-risk-factor.

11. Honarmand K, Rafay H, Le J, Mohan S, Rochwerg B, Devlin JW, et al. A systematic review of risk factors for sleep disruption in critically ill adults. Crit Care Med. 2020;48(7):1066-74.

12. Ehlers VJ, Watson H, Moleki MM. Factors contributing to sleep deprivation in a multidisci-plinary intensive care unit in South Africa. Curationis. 2013;36(1):E1-8.

13. Frisk U, Nordstrom G. Patients' sleep in an intensive care unit—patients' and nurses' percep-tion. Intensive Crit Care Nurs. 2003;19(6):342-9.

14. Little A, Ethier C, Ayas N, Thanachayanont T, Jiang D, Mehta S. A patient survey of sleep quality in the intensive care unit. Minerva Anestesiol. 2012;78(4):406-14.

15. Nicolas A, Aizpitarte E, Iruarrizaga A, Vazquez M, Margall A, Asiain C. Perception of night- time sleep by surgical patients in an intensive care unit. Nurs Crit Care. 2008;13(1):25-33.

16. Simpson T, Lee ER, Cameron C. Patients' perceptions of environmental factors that disturb sleep after cardiac surgery. Am J Crit Care. 1996;5(3):173-81.

17. Storti LJ, Servantes DM, Borges M, Bittencourt L, Maroja FU, Poyares D, et al. Validation of a novel sleep-quality questionnaire to assess sleep in the coronary care unit: a polysomnography study. Sleep Med. 2015;16(8):971-5.

18. Hofhuis JG, Spronk PE, van Stel HF, Schrijvers AJ, Rommes JH, Bakker J. Experiences of critically ill patients in the ICU. Intensive Crit Care Nurs. 2008;24(5):300-13.

19. Ugras GA, Oztekin SD. Patient perception of environmental and nursing factors con-tributing to sleep disturbances in a neurosurgical intensive care unit. Tohoku J Exp Med. 2007;212(3):299-308.

20. Jones C, Dawson D. Eye masks and earplugs improve patient's perception of sleep. Nurs Crit Care. 2012;17(5):247-54.

21. Karaman Özlü Z, Özer N. The effect of enhancing environmental factors on the quality of patients' sleep in a cardiac surgical intensive care unit. Biol Rhythm Res. 2017;48(1):85-98.

22. Longley L, Simons T, Glanzer L, Du C, Trinks H, Letzkus L, et al. Evaluating sleep in a surgical trauma burn intensive care unit: an elusive dilemma. Dimens Crit Care Nurs. 2018;37(2):97-101.

23. Stewart JA, Green C, Stewart J, Tiruvoipati R. Factors influencing quality of sleep among non- mechanically ventilated patients in the intensive care unit. Aust Crit Care. 2017;30(2):85-90.

24. Dave K, Qureshi A, Lakshmanan G. Effects of earplugs and eye masks on perceived quality of sleep during night among patients in intensive care units. Asian J Nurs Educ Res. 2015;5:319.

25. Ugras GA, Babayigit S, Tosun K, Aksoy G, Turan Y. The effect of nocturnal patient care inter-ventions on patient sleep and satisfaction with nursing care in neurosurgery intensive care unit. J Neurosci Nurs. 2015;47(2):104-12.

26. Yinnon AM, Ilan Y, Tadmor B, Altarescu G, Hershko C. Quality of sleep in the medical depart-ment. Br J

Clin Pract. 1992;46(2):88-91.

27. Freedman NS, Kotzer N, Schwab RJ. Patient perception of sleep quality and etiology of sleep disruption in the intensive care unit. Am J Respir Crit Care Med. 1999;159(4 Pt 1):1155-62.

28. Bihari S, Doug McEvoy R, Matheson E, Kim S, Woodman RJ, Bersten AD. Factors affecting sleep quality of patients in intensive care unit. J Clin Sleep Med. 2012;8(3):301-7.

29. Chen CJ, Hsu LN, McHugh G, Campbell M, Tzeng YL. Predictors of sleep quality and suc-cessful weaning from mechanical ventilation among patients in respiratory care centers. J Nurs Res. 2015;23(1):65-74.

30. Diaz-Abad M, Verceles AC, Brown JE, Scharf SM. Sleep-disordered breathing may be under-recognized in patients who wean from prolonged mechanical ventilation. Respir Care. 2012;57(2):229-37.

31. Kamdar BB, Niessen T, Colantuoni E, King LM, Neufeld KJ, Bienvenu OJ, et al. Delirium transitions in the medical ICU: exploring the role of sleep quality and other factors. Crit Care Med. 2015;43(1):135-41.

32. Cicek H, Armutcu B, Dizer B, Yava A, Tosun N, editors. Sleep quality of patients hospitalized in the coron ary intensive care unit and the affecting factors; 2014.

33. Scotto CJ, McClusky C, Spillan S, Kimmel J. Earplugs improve patients' subjective experi-ence of sleep in critical care. Nurs Crit Care. 2009;14(4):180-4.

34. Trompeo AC, Vidi Y, Locane MD, Braghiroli A, Mascia L, Bosma K, et al. Sleep distur-bances in the criti-cally ill patients: role of delirium and sedative agents. Minerva Anestesiol. 2011;77(6):604-12.

35. Drouot X, Roche-Campo F, Thille AW, Cabello B, Galia F, Margarit L, et al. A new classifica-tion for sleep analysis in critically ill patients. Sleep Med. 2012;13(1):7-14.

36. Hardin KA, Seyal M, Stewart T, Bonekat HW. Sleep in critically ill chemically paralyzed patients requiring mechanical ventilation. Chest. 2006;129(6):1468-77.

37. Litton E, Elliott R, Thompson K, Watts N, Seppelt I, Webb SAR, et al. Using clinically acces-sible tools to measure sound levels and sleep disruption in the ICU: a prospective multicenter observational study. Crit Care Med. 2017;45(6):966-71.

38. Roche Campo F, Drouot X, Thille AW, Galia F, Cabello B, d'Ortho MP, et al. Poor sleep qual-ity is asso-ciated with late noninvasive ventilation failure in patients with acute hypercapnic respiratory failure. Crit Care Med. 2010;38(2):477-85.

39. Ersoy EO, Ocal S, Kara A, Ardic S, Topeli A. Sleep in mechanically ventilated patients in the intensive care unit. J Turk Sleep Med. 2016;3:10-3.

40. Chen JH, Chao YH, Lu SF, Shiung TF, Chao YF. The effectiveness of valerian acupressure on the sleep of ICU patients: a randomized clinical trial. Int J Nurs Stud. 2012;49(8):913-20.

41. Fanfulla F, Ceriana P, D'Artavilla Lupo N, Trentin R, Frigerio F, Nava S. Sleep disturbances in patients admitted to a step-down unit after ICU discharge: the role of mechanical ventilation. Sleep. 2011;34(3):355-62.

42. Friese RS, Diaz-Arrastia R, McBride D, Frankel H, Gentilello LM. Quantity and quality of sleep in the sur-gical intensive care unit: are our patients sleeping? J Trauma. 2007;63(6):1210-4.

43. Redeker NS, Mason DJ, Wykpisz E, Glica B. Sleep patterns in women after coronary artery bypass surgery. Appl Nurs Res. 1996;9(3):115-22.

44. Redeker NS, Wykpisz E. Gender differences in sleep and activity-rest after coronary bypass. Sleep. 1998:21-211.

45. Cheraghi M, Hazaryan M, Bahramnezhad F, Mirzaeipour F, Haghani H. Study of the relation-ship between sleep quality and prevalence of delirium in patients undergoing cardiac surgery. Int J Med Res Health Sci. 2016;5:38-43.

46. Zaal IJ, Slooter AJ. Delirium in critically ill patients: epidemiology, pathophysiology, diagno-sis and man-agement. Drugs. 2012;72(11):1457-71.

47. Pandharipande P, Ely EW. Sedative and analgesic medications: risk factors for delirium and sleep distur-
bances in the critically ill. Crit Care Clin. 2006;22(2):313-27, vii.

48. Lat I, McMillian W, Taylor S, Janzen JM, Papadopoulos S, Korth L, et al. The impact of delirium on clini-
cal outcomes in mechanically ventilated surgical and trauma patients. Crit Care Med. 2009;37(6):1898-905.

49. Cabello B, Thille AW, Drouot X, Galia F, Mancebo J, d'Ortho MP, et al. Sleep quality in mechanically
ventilated patients: comparison of three ventilatory modes. Crit Care Med. 2008;36(6):1749-55.

50. Elbaz M, Leger D, Sauvet F, Champigneulle B, Rio S, Strauss M, et al. Sound level intensity severely dis-
rupts sleep in ventilated ICU patients throughout a 24-h period: a preliminary 24-h study of sleep stages and
associated sound levels. Ann Intensive Care. 2017;7(1):25.

51. Elliott R, McKinley S, Cistulli P, Fien M. Characterisation of sleep in intensive care using 24-hour poly-
somnography: an observational study. Crit Care. 2013;17(2):R46.

52. Elliott R, Rai T, McKinley S. Factors affecting sleep in the critically ill: an observational study. J Crit Care.
2014;29(5):859-63.

53. Casida JM, Davis JE, Shpakoff L, Yarandi H. An exploratory study of the patients' sleep patterns and in-
flammatory response following cardiopulmonary bypass (CPB). J Clin Nurs. 2014;23(15-16):2332-42.

54. Navarro-Garcia MA, de Carlos AV, Martinez-Oroz A, Irigoyen-Aristorena MI, Elizondo-Sotro A, In-
durain-Fernandez S, et al. Quality of sleep in patients undergoing cardiac surgery during the postoperative
period in intensive care. Enferm Intensiva. 2017;28(3):114-24.

55. Lu W, Fu Q, Luo X, Fu S, Hu K. Effects of dexmedetomidine on sleep quality of patients after surgery with-
out mechanical ventilation in ICU. Medicine (Baltimore). 2017;96(23):e7081.

56. Wu XH, Cui F, Zhang C, Meng ZT, Wang DX, Ma J, et al. Low-dose Dexmedetomidine improves sleep
quality pattern in elderly patients after noncardiac surgery in the intensive care unit: a pilot randomized
controlled trial. Anesthesiology. 2016;125(5):979-91.

57. Cordoba-Izquierdo A, Drouot X, Thille AW, Galia F, Roche-Campo F, Schortgen F, et al. Sleep in hypercap-
nic critical care patients under noninvasive ventilation: conventional versus dedi-cated ventilators. Crit Care
Med. 2013;41(1):60-8.

58. Drouot X, Bridoux A, Thille AW, Roche-Campo F, Cordoba-Izquierdo A, Katsahian S, et al. Sleep continu-
ity: a new metric to quantify disrupted hypnograms in non-sedated intensive care unit patients. Crit Care.
2014;18(6):628.

59. Andrejak C, Monconduit J, Rose D, Toublanc B, Mayeux I, Rodenstein D, et al. Does using pressure-con-
trolled ventilation to rest respiratory muscles improve sleep in ICU patients?Respir Med. 2013;107(4):534-
41.

60. Parthasarathy S, Tobin MJ. Effect of ventilator mode on sleep quality in critically ill patients. Am J Respir
Crit Care Med. 2002;166(11):1423-9.

61. Toublanc B, Rose D, Glerant JC, Francois G, Mayeux I, Rodenstein D, et al. Assist-control ventilation vs.
low levels of pressure support ventilation on sleep quality in intubated ICU patients. Intensive Care Med.
2007;33(7):1148-54.

62. Alexopoulou C, Kondili E, Vakouti E, Klimathianaki M, Prinianakis G, Georgopoulos D. Sleep during pro-
portional-assist ventilation with load-adjustable gain factors in critically ill patients. Intensive Care Med.
2007;33(7):1139-47.

63. Bosma K, Ferreyra G, Ambrogio C, Pasero D, Mirabella L, Braghiroli A, et al. Patient- ventilator interac-
tion and sleep in mechanically ventilated patients: pressure support versus proportional assist ventilation.
Crit Care Med. 2007;35(4):1048-54.

64. Valente M, Placidi F, Oliveira AJ, Bigagli A, Morghen I, Proietti R, et al. Sleep organization pattern as a
prognostic marker at the subacute stage of post-traumatic coma. Clin Neurophysiol. 2002;113(11):1798-

805.

65. Hurley D. Sleep neurologists call it 'COVID-Somnia'—increased sleep disturbances linked to the pandemic. Neurol Today. 2020;20(13):1-31.

66. Lin LY, Wang J, Ou-Yang XY, Miao Q, Chen R, Liang FX, et al. The immediate impact of the 2019 novel coronavirus (COVID-19) outbreak on subjective sleep status. Sleep Med. 2021;77:348-54.

67. Meira ECM, Miyazawa M, Gozal D. Putative contributions of circadian clock and sleep in the context of SARS-CoV-2 infection. Eur Respir J. 2020;4;55(6):2001023.

68. Beck F, Leger D, Fressard L, Peretti-Watel P, Verger P, Coconel G. Covid-19 health crisis and lockdown associated with high level of sleep complaints and hypnotic uptake at the population level. J Sleep Res. 2021;30(1):e13119.

69. Farokhnezhad Afshar P, Bahramnezhad F, Asgari P, Shiri M. Effect of white noise on sleep in patients admitted to a coronary care. J Caring Sci. 2016;5(2):103-9.

70. Kim J, Choi D, Yeo MS, Yoo GE, Kim SJ, Na S. Effects of patient-directed interactive music therapy on sleep quality in postoperative elderly patients: a randomized-controlled trial. Nat Sci Sleep. 2020;12:791-800.

第6章 ICU 常用药物对睡眠的影响

Patricia R. Louzon and Mojdeh S. Heavner

1 简介

危重症患者在入住 ICU 期间通常会应用多种药物。而这些常用药物可以通过多种机制影响患者的睡眠。本章的目的是回顾 ICU 药物影响睡眠的常见途径，包括药物相关的睡眠中断、意外生理效应、潜在的并发症和戒断状态。

正如"ICU 睡眠中断的风险因素"一章所强调的那样，药物只是干扰 ICU 睡眠的众多已知因素之一。例如，在夜间服用药物会导致与护理相关的睡眠中断。用于危重疾病的药物疗法也可能对睡眠生理学产生意想不到但重要的影响，其中包括对调节睡眠的中枢神经系统通路的直接影响。正如"正常睡眠与镇静期间意识改变的比较"一章所述，与镇静剂给药相关的意识水平的改变在生理和临床上都不同于正常的安宁睡眠。然而，当使用脑电图（EEG）方法评估睡眠结构时，在 ICU 中诱导镇静的镇静剂可对 1 期（N1）、2 期（N2）、3 期（N3）/ 慢波睡眠（SWS）期和快速眼动（REM）期产生直接和明显的影响。药物也会直接影响睡眠质量的重要参数，包括睡眠效率（SE）、睡眠潜伏期（SL）、总睡眠时间（TST）和觉醒（W）。

与增加谵妄有关的药物也会对睡眠质量产生有害影响；这些机制在"睡眠中断与谵妄的关系"两部分进行了深入的描述。常见的 ICU 药物会加剧潜在的睡眠呼吸障碍（SDB），如阻塞性睡眠呼吸暂停（OSA）、周期性运动障碍（PMD）和异态睡眠，所有这些都会损害睡眠质量和数量。最后，由于突然停止对中枢神经系统有影响的慢性家庭疗法（如抗抑郁药、抗焦虑药、兴奋剂）和滥用药物（如酒精、大麻和尼古丁）而引发的戒断状态也会使睡眠复杂化。本章将详细讨论 ICU 常用药物对睡眠的影响，包括减少 ICU 药物相关睡眠中断的策略、当前的证据差距和未来研究的机会。

2 药物管理和监测相关的睡眠中断

药物可能会破坏睡眠，超出其已知药理特性的影响。夜间间歇性给药可能导致医源性觉醒，特别是半衰期较短且需要每 4 ～ 6 小时给药一次的药物及通过口服 / 肠道（而非静脉内）途径给药的药物。夜间采集血清药物浓度用于治疗药物监测（如万古霉素）也可能会唤醒患者。应考虑这些药物的使用时间，以尽可能避免夜间中断。每 8 小时、12 小时或 24 小时给药一次的给药时间应进行调整，尽可能避免在晚上 10：00 至凌晨 05：00 之间给药。例如，安排在下午 06：00、凌晨 02：00 和上午 10：00 给药的每 8 小时给药时间可以修改为下午 02：00、晚上 10：00 和早上 06：00。如果这种药物是万古霉素，可以在不唤醒患者的情况下，在按此时间表进行任何剂量给药之前绘制血清谷浓度。在睡眠改善策略集中应考虑用药时间的评估和标准化，主动优化药物给药时间以促进睡眠的策略包括处方集的标准化、药剂师处方验证过程中的干预，以及允许护士和药剂师在原始处方输入后重新安排药物时间的协议。

3 对睡眠有生理影响的药物

以下对在 ICU 中常用但对睡眠有生理影响的药物进行详细讨论。表 6-1 总结了常见 ICU 中枢神经系统（CNS）药物对睡眠结构影响的当前数据，表 6-2 总结了其他药物类型和药物戒断对睡眠结构的影响。图 6-1 总结了与药物相关的睡眠变化，以及危重症相关因素与这些变化的相互作用所涉及的药效机制和药代动力学特性。由于这些概念与特定药物和药物类别相关，因此也会在整个过程中进行讨论。

表 6-1 已知影响睡眠的常见 ICU 中枢神经系统药物

药物 / 药物类型	睡眠异常							
	REM	SWS	SL	SE	TST	W	OSA	PMD
γ- 氨基丁酸（GABA）能药物								
苯二氮䓬类	↓	↓	↓		↑	↓	↑	
丙泊酚	↓	↔	↓	↔	↔	↓		
α₂ 受体激动剂								
右美托咪定		↑	↓	↑	↑			
可乐定	↑↓ [a]	↑	↔	↔	↔			
氯胺酮	↑↓ [b]				↑↔ [b]	↓↔ [b]		
抗抑郁药								
SSRI/SNRI	↓	↓		↓	↓	↑	↓	↑
三环类——镇静剂	↓		↓	↑	↑	↓		
三环类——非镇静剂	↓		↑	↓				
曲唑酮		↑			↑			
米氮平	↑	↑	↓					
抗精神病药								
典型药物			↓	↑		↓		
非典型药物		↑	↓	↑	↑	↓	↑	
抗组胺药						↓		
抗惊厥药								
加巴喷丁	↑	↑			↑	↓		
苯巴比妥	↓		↓		↑	↓		↑

续表

药物 / 药物类型	睡眠异常							
	REM	SWS	SL	SE	TST	W	OSA	PMD
苯妥英钠		↑	↓					
阿片类药物	↓↔c	↓			↓	↑↔c	↑	

a 潜在的剂量相关效应；b 潜在的适应证相关影响；c 在美沙酮开始阶段观察到效果，但在维持阶段没有观察到

注：PMD. 周期性运动障碍；REM. 快速眼动；SE. 睡眠效率；SL. 睡眠潜伏期；SSRI. 选择性 5- 羟色胺再摄取抑制剂；SWS. 慢波睡眠；TST. 总睡眠时间；W. 觉醒；OSA. 阻塞性睡眠呼吸暂停

表 6-2　非中枢神经系统药物和药物戒断对睡眠结构的影响

药物 / 药物类型	睡眠异常							
	REM	SWS	SL	SE	TST	W	OSA	PMD
心血管								
β 受体阻滞剂	↓ a		↑			↑		
钙通道阻滞剂			↓	↓				
他汀类 a			↓					
升压药 多巴胺 肾上腺素 去甲肾上腺素	↓	↓						
激素								
皮质类固醇 b 地塞米松 泼尼松	↓	↑	↑	↓	↓	↑		
雌激素 / 孕激素							↓	
睾酮						↑	↑	
甲状腺激素						↓		
肺部药物								
β 受体激动剂					↑	↓		
异丙托溴铵	↑							
鼻用类固醇							↓	
茶碱 b, c	↓		↓		↓	↑	↓	
药物戒断								
酒精 d	↓	↓			↓	↑		↑
大麻 c	↑	↓	↑	↓	↓			
尼古丁			↑			↓		
兴奋剂	↑			↓	↓	↑		↑

a 受药剂脂溶性影响；b 潜在的剂量相关效应；c 急性与慢性使用的区别；d 前半夜和后半夜消耗量和戒断之间的区别

注：PMD. 周期性运动障碍；REM. 快速眼动；SE. 睡眠效率；SL. 睡眠潜伏期；SWS. 慢波睡眠；TST. 总睡眠时间；W. 觉醒；OSA. 阻塞性睡眠呼吸暂停

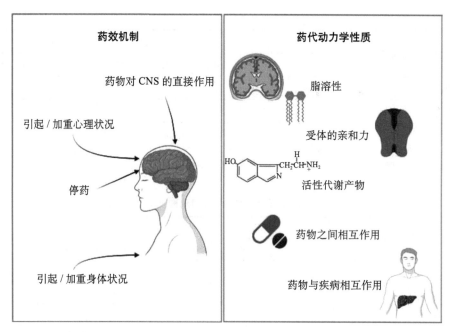

图 6-1　ICU 常用睡眠药物的药效机制和药代动力学特性。药效机制会影响药物影响睡眠的方式，包括对中枢神经系统（CNS）的直接作用，引起或加重已知影响睡眠途径的心理或身体状况的间接作用，或在重症监护后因停药而诱导药物或物质戒断。影响药物对睡眠影响的药物的药代动力学特性包括脂溶性和药物进入中枢神经系统对睡眠产生直接药效学影响的能力，对参与睡眠通路的受体（如肾上腺素能、胆碱能、多巴胺能、去甲肾上腺素能和血清素能受体）的亲和力，与 ICU 或入院前开具的其他药物的相互作用，以及所给药物与潜在合并症或与危重疾病相关的变化之间的相互作用

3.1　中枢神经系统药物

任何作用于中枢神经系统（CNS）的药物都会影响睡眠。然而，鉴于目前对睡眠生理学的理解存在差距，这些药物的复杂和剂量相关的药理学反应，ICU 中频繁使用中枢神经系统活性药物，以及危重病症对大脑的影响，许多此类作用的确切机制仍未完全明了。

使用 CNS 药物改善 ICU 睡眠的临床价值将在"ICU 改善睡眠的最佳实践第二部分"讨论，这些药物对睡眠生理学的潜在影响很重要，因为这些药物通常用于 ICU 的其他适应证。

3.1.1　γ- 氨基丁酸能药物

虽然不推荐苯二氮䓬类药物作为成人机械通气的一线镇静剂，但它们仍在 ICU 中使用，特别是用于酒精戒断综合征、癫痫发作、程序镇静的管理，以及避免慢性苯二氮䓬类药物使用者的戒断。需要深度镇静的患者（如在神经肌肉阻断治疗期间）和明显耐受丙泊酚的患者也可以给予苯二氮䓬类药物。一般来说，苯二氮䓬类药物暴露会增加 TST，减少觉醒，增加 N1 期和 N2 期睡眠并减少 N3 期和 REM 睡眠。在 ICU 患者中支持这些影响的数据通常质量较低，但在许多评估健康志愿者睡眠质量影响的研究中都有可靠的数据。苯二氮䓬类药物用药的一个实际考虑是白天（相对于夜间）给药可能导致白天嗜睡并扰乱昼夜节律。根据使用指征，每日苯二氮䓬类药物治疗最好在晚上进行。

在没有人工气道的情况下，使用苯二氮䓬类药物的阻塞性睡眠呼吸暂停（OSA）住院

患者可能会发生 SDB，因为苯二氮䓬类药物可能会加重上呼吸道阻塞并增加与睡眠相关的通气不足。患有严重基础性 OSA、呼吸功能受损、慢性神经肌肉疾病的患者和老年患者苯二氮䓬类药物相关 SDB 的风险最大。通过提高觉醒阈值，苯二氮䓬类药物可能对中枢性睡眠呼吸暂停患者有益。

丙泊酚是一种 γ- 氨基丁酸（GABA）能镇静剂，推荐用于需要持续镇静的机械通气成人患者。临床实践指南不建议将其用于改善 ICU 患者的睡眠。鉴于丙泊酚和苯二氮䓬类药物具有共同的 GABA 能作用机制，预计它们对睡眠的影响是相似的。然而，对 4 项比较丙泊酚与安慰剂对 149 名危重成人患者睡眠影响的随机对照试验的系统回顾和荟萃分析报告表明，丙泊酚不会影响 TST、N1、N2 或 N3 期睡眠或 SE，但 REM 睡眠明显减少。一项比较危重症患者和正常睡眠者睡眠结构的试验发现，使用丙泊酚或右美托咪定进行轻度镇静后，大多数患者的睡眠接近正常。丙泊酚和右美托咪定对睡眠产生了相似的影响，令人惊讶的是，这与先前证据表明的结果相反。

3.1.2　α₂ 受体激动剂

右美托咪定是一种 α₂- 肾上腺素能受体激动剂，用于需要持续镇静的危重症患者。虽然许多临床医生更倾向于使用右美托咪定而不是丙泊酚，以更好地维持轻度镇静和减少谵妄，但一项对照试验发现，右美托咪定和丙泊酚组在轻度镇静时间和无谵妄或昏迷的天数上相似。已在 ICU 中研究右美托咪定潜在的睡眠促进作用（参见"ICU 改善睡眠的最佳实践：第二部分"）。由于右美托咪定常在 ICU 中用于镇静，而不是明确用于睡眠，因此在制订 ICU 镇静计划时需要考虑其对睡眠的生理影响。右美托咪定可使患者产生类似睡眠的镇静状态（N2 期睡眠），这种状态可以很容易地通过外部刺激逆转并且不会引起呼吸抑制。非插管 ICU 患者夜间右美托咪定给药与 N2 期（可能还有 N3 期）睡眠增加、TST 延长、SE 改善、觉醒减少和 N1 期睡眠减少相关。值得注意的是，右美托咪定是否改善了患者报告的睡眠质量尚不清楚，只有一项研究显示有所改善，而至少有两项研究报告没有变化。

可乐定也是一种 α₂- 肾上腺素能受体激动剂，它不能像右美托咪定那样进入中枢神经系统，因此镇静作用较弱。它更常用作降压药。静脉内给药（在美国不可用）时，可乐定可以有效治疗急性躁动，特别是对于谵妄患者。可乐定对 ICU 患者睡眠的影响尚未得到充分研究。给予健康成人 225μg 剂量的可乐定时，TST、SE 和 SL 保持不变，N3 期睡眠增加，REM 睡眠减少。关于 REM 睡眠的发现在一项使用 100μg 可乐定剂量的研究中得到证实。值得注意的是，极低剂量的可乐定（25μg）被证明可以增加 REM 睡眠，这表明可乐定对 REM 睡眠的影响可能与剂量有关。α₂ 受体激动剂（如 GABA 能镇静剂）的一个重要考量因素是给药时间及其与正常睡眠时间的关系。例如，白天服用可乐定及白天嗜睡对昼夜节律的潜在影响可能相当大，值得未来进一步研究。

3.1.3　氯胺酮

氯胺酮主要通过 N- 甲基 -D- 天冬氨酸受体拮抗剂的活性发挥镇静、催眠、镇痛和遗忘作用。它还可能直接影响 CLOCK-BMAL1 复合物的功能，导致剂量相关昼夜节律基因表达的改变。在大鼠中使用氯胺酮已被证明可以抑制麻醉后觉醒，伴随着麻醉后第一天夜间 N1/N2/N3 期睡眠增加，但 REM 睡眠没有变化。使用氯胺酮治疗难治性抑郁症与 TST、N3 期和 REM 睡眠增加有关，尽管抑郁症本身也与睡眠中断有关。下一节将进一步讨论抑郁和睡眠之间的这种相互作用。研究发现，接受氯胺酮程序性镇静治疗的小儿烧伤患者

REM 睡眠减少，但觉醒和 TST 没有变化。

3.1.4 抗抑郁药

抑郁症在危重症成人中很常见，并且与 REM 潜伏期减少、REM 睡眠增加、N3 期睡眠减少和觉醒增加有关。抗抑郁药既可以在家庭治疗中继续使用，也可以在 ICU 中使用。有时 ICU 内会使用曲唑酮或米氮平等药物来改善睡眠，在"ICU 改善睡眠的最佳实践第二部分"中进行了更详细的讨论。曲唑酮能增加 TST 和 N3 期睡眠并减少觉醒和 SL。但它是否影响 REM 睡眠仍不清楚。米氮平已被证明可以增加 N3 期和 REM 睡眠，减少觉醒和 SL。这两种药物都可能导致显著的白天嗜睡，因此应在晚上服用。镇静性三环类抗抑郁药（如阿米替林）可降低 SL 并增加 SE；镇静作用较弱的仲胺三环类化合物（如地昔帕明、去甲替林）已被证明具有相反的睡眠结构效应。选择性 5- 羟色胺再摄取抑制剂（如氟西汀、西酞普兰）和选择性去甲肾上腺素再摄取抑制剂（如文拉法辛、度洛西汀）既可以激活又可以镇静。它们可以抑制 REM，增加 REM 潜伏期，并减少 SWS。抗抑郁药可通过减少与 REM 相关的呼吸暂停来降低 SDB 的风险，还可以增加上呼吸道的通畅性并起到中枢呼吸兴奋剂的作用。

3.1.5 抗精神病药

在 ICU 环境中，抗精神病药可以继续用于主要精神疾病的长期管理，也可以急性启动用于治疗精神错乱的躁动的住院患者。每种抗精神病药都有独特的神经递质作用，作为一类药物，它们可在不同程度上拮抗多巴胺。不必要的运动效应（如与氟哌啶醇相关的锥体外系症状）可能会影响睡眠质量。典型的抗精神病药（如氟哌啶醇）会增加 TST、SE 和 REM 潜伏期，减少 N2 期睡眠，但不影响 N3 期睡眠。非典型抗精神病药（如奥氮平、喹硫平）对睡眠结构的影响各不相同。喹硫平通常与其强抗组胺活性相关的嗜睡有关。当研究失眠时，它改善了主观（匹兹堡睡眠质量指数）和客观睡眠质量指标（如增加 TST 和 SE；减少 SL）。奥氮平可增加 TST、SE、SL 和 N2 期睡眠，减少 N1 期睡眠，但对 N3 期睡眠的影响尚不清楚。关于抗精神病药对 ICU 睡眠影响的研究具有挑战性，因为大多数患者在开始使用抗精神病药之前会因潜在的精神疾病（包括谵妄）而导致睡眠中断。健康受试者的抗精神病药对睡眠结构的改变与精神分裂症患者不同。例如，健康志愿者服用非典型抗精神病药通常不会改变 REM 睡眠，但奥氮平和帕利哌酮已被证明可以增加精神分裂症患者的 REM 睡眠，而喹硫平可以减少 REM 睡眠。

抗精神病药可能会加剧 SDB（特别是 OSA）。男性、肥胖和长期使用抗精神病药的患者经历这些影响的风险最大。这种独立风险的原因尚不清楚，尤其是因为这些药物对 REM 睡眠的影响是相互矛盾的。

3.1.6 抗组胺药

抗组胺药在 ICU 中用于多种适应证，并且经常由患者在家中自行使用以启动睡眠。组胺通常对目标神经元有兴奋作用，但也可能有助于抑制性神经递质 GABA 的释放。组胺活性在特定的昼夜节律阶段至关重要；降低神经元组胺活性有助于睡眠。急性阻断 H_1 受体会增加非快速眼动睡眠。组胺活性与昼夜节律之间的关系与夜间哮喘和过敏性鼻炎症状的恶化有关。1 型发作性睡病患者大脑中调节组胺能信号的神经元增加。第一代抗组胺药（如苯海拉明）比第二代抗组胺药（如西替利嗪）亲脂性更强，因此具有更强的中枢神经系统渗透性，具有更强的镇静作用。H_2 受体的抗组胺活性是 ICU 胃溃疡预防的目标。据报道，

使用 H_2 受体激动剂（如法莫替丁）可能会出现干扰睡眠的中枢神经系统相关不良反应（如激动、谵妄、意识模糊和令人不安的梦境），尤其是在老年人和肾清除率降低的患者中。

3.1.7　抗惊厥药

ICU 环境中通常也需要抗惊厥药来管理或预防新发癫痫。以夜间发作为主的癫痫患者的睡眠经常受到干扰；抗惊厥治疗可能对睡眠质量产生积极影响。剂量相关的嗜睡在白天开始使用镇静性更强的抗惊厥药（如卡马西平、苯妥英钠）时很常见，并且会扰乱昼夜节律。然而，随着治疗的继续，这些镇静作用及其对睡眠的影响将消失。巴比妥类药物（如苯巴比妥）在 ICU 中用于治疗与酒精戒断和谵妄相关的癫痫发作和急性激越，与 REM 睡眠和 SL 减少以及 REM 潜伏期和 N2 期睡眠增加有关。加巴喷丁是一种抗惊厥药，最近被用于控制酒精戒断和神经性疼痛，虽然增加了快速眼动睡眠，减少了觉醒，但并没有显示它会导致睡眠结构恶化。

3.1.8　阿片类药物

阿片类药物属于 μ 受体激动剂，是 ICU 中疼痛管理、镇静和呼吸机优化的主要药物。μ 受体激动作用与 REM 睡眠抑制相关。关键的阿片肽（脑啡肽、内啡肽和强啡肽）在睡眠开始和维持中起着至关重要的作用，并影响加压素对昼夜节律起搏器活动和节律的作用。尽管已经观察到与阿片类药物相关的唤醒促进系统的激活和大脑中睡眠促进系统的抑制，但对健康志愿者的研究报告了相互矛盾的数据。据报道，吗啡和美沙酮都会增加 N2 期睡眠并减少 N3 期睡眠。阿片类药物治疗的持续时间（即急性与慢性治疗）或阿片类药物是否已停药和是否正在戒断，可能会对睡眠结构产生不同的影响。例如，长期服用美沙酮的患者报告睡眠质量不佳，REM 和 N3 期睡眠减少，启动阶段觉醒增加。这种效应在维持治疗期间趋于正常。

阿片类药物与睡眠相关的另一个重要问题是能够引起呼吸暂停、呼气延迟或呼气时间延长、不规则 / 周期性呼吸和潮气量变化，以及潜在 SDB 的恶化。阿片类药物相关 SDB 风险最高的患者包括患有中度至重度 OSA、共病性肥胖、慢性肺部疾病（如 COPD）和神经肌肉疾病的患者。

3.2　心血管药物

血压和心率的变化是睡眠觉醒结构的正常组成部分，在每个睡眠阶段之间都会发生变化。在非快速眼动睡眠期间，副交感神经张力占主导地位，导致心率和心输出量下降，全身血压下降 5% ～ 15%。在 REM 睡眠期间，交感神经和副交感神经张力的波动导致血压出现更大变异性，变化高达 40mmHg。

此外，常见的潜在心脏病（如心力衰竭）会增加 SDB 的风险。任何能够改变血流动力学参数的心血管药物都有可能通过改变正常睡眠相关的波动来扰乱 ICU 中的睡眠。

1. β 受体阻滞剂

β 受体阻滞剂已被证明可以减少 REM 睡眠、诱发噩梦并增加觉醒次数。那些脂溶性高（从而具有 CNS 渗透性）的药物（如普萘洛尔、拉贝洛尔、美托洛尔）与睡眠最为相关。与安慰剂相比，美托洛尔已被证明可以增加觉醒并导致更清醒。ICU 护理人员应该意识到这些潜在的副作用，如果患者抱怨睡眠受到干扰，则应使用亲脂性较低的药物（如阿替洛尔）。

2. 他汀类药物

他汀类药物具有潜在的抗炎作用，通常在 ICU 中持续使用或开始使用。继续在家庭中使用他汀类药物与减少 ICU 谵妄有关，而谵妄是睡眠中断的一个重要危险因素。他汀类药物的使用也特别与失眠以及睡眠的启动和维持受损有关，尽管他汀类药物相关的睡眠影响可能取决于个别药物的亲脂性（对 CNS 的渗透性）以及随之而来的神经炎症效应。例如，使用辛伐他汀（高亲脂性）与降低 TST 和增加觉醒有关，而普伐他汀（低亲脂性）未被证明会影响睡眠。对于潜在的他汀类药物诱发的失眠患者，可能需要改用普伐他汀。

3. 其他

有限的证据表明 ICU 中常用的其他心血管药物对睡眠也有影响。在门诊，钙通道阻滞剂已被证明可以降低 OSA 患者的 TST 和 SE。尚未显示利尿剂和血管紧张素转换酶抑制剂会影响睡眠。胺碘酮的使用与高达 3% 的门诊患者的失眠和噩梦有关。在 ICU 中用于治疗低血压的升压药对 α_1 受体（肾上腺素、去甲肾上腺素）或 α_1 受体和多巴胺受体（多巴胺）均有影响，并可调节褪黑素分泌（去甲肾上腺素），褪黑素有助于调节觉醒状态，导致失眠、REM 和 SWS 减少。动物研究表明多巴胺传递有助于控制觉醒和 SWS，去甲肾上腺素有助于调节 REM 睡眠。肾上腺素能血管升压药对睡眠的临床重要性尚不清楚。

3.3　激素

1. 类固醇

尽管在 ICU 中经常使用全身性类固醇疗法来治疗感染性休克和急性炎症性肺病，但类固醇对危重成人睡眠的影响尚未得到很好的研究。大剂量类固醇治疗会增加谵妄，这是影响睡眠的重要危险因素。在慢性类固醇使用者中，失眠的报告很常见，并且随着每日剂量的增加而变得更严重。在门诊患者中，类固醇会增加 REM 潜伏期、觉醒和 SWS 的时间百分比。这些影响可能是由于类固醇对视交叉上核的作用，昼夜节律和神经抑制通路改变，从而导致过度觉醒。大多数研究数据与地塞米松有关，它会降低褪黑素水平并增加色氨酸的摄取。健康受试者每 8 小时服用 3mg 地塞米松（与安慰剂相比）增加了觉醒，延长了 REM、SL，减少了 REM 周期数，并减少了 SE。限制类固醇持续时间并使用最低有效剂量可能有助于减轻 ICU 类固醇相关的睡眠障碍。

2. 激素疗法

激素疗法主要通过其对 SDB 的影响来影响睡眠。由于雌激素和孕激素有降低 SDB 的作用，OSA 在女性中的发病率低于男性。相比之下，睾酮替代疗法，尤其是高剂量时，会加重 OSA。由于 OSA 与甲状腺功能减退有关，使用甲状腺激素（如左旋甲状腺素）治疗可能会改善 OSA，尽管研究结果从显示呼吸暂停得到改善到超生理剂量的左旋甲状腺素对睡眠结构没有影响不等。

3.4　肺部

患有肺部疾病（如慢性阻塞性肺疾病、哮喘）的患者通常睡眠不佳；慢性呼吸困难会恶化睡眠并导致 OSA。当用氧气治疗低氧血症时，SE 和所有睡眠阶段（包括 REM）都会增加。用于治疗肺部疾病的药物也有可能影响睡眠，尽管很难将药物使用对睡眠的影响与潜在疾病状态的影响、疾病状态的改善从而改善睡眠能力，或单个药物的影响区分开来，因为许多药物经常联合使用。

1. 支气管扩张剂

β 受体激动剂相关的中枢神经系统刺激可能改善睡眠。沙美特罗已被证明可以改善客观睡眠质量，延长深度睡眠时间，并减少觉醒。尽管至少有一项研究没有显示出任何睡眠结构的变化。β 受体激动剂对睡眠的临床影响可能与减少睡眠中断的症状改善有关。异丙托溴铵是一种吸入性抗胆碱能药物，可改善 COPD 患者感知的睡眠质量（通过视觉模拟量表）并增加 REM 睡眠。

2. 其他

有限的证据表明其他肺部药物会影响睡眠结构或 SDB。鼻用类固醇（如氟替卡松和布地奈德）可通过减少睡眠期间的上呼吸道阻塞来减轻 OSA。茶碱是一种中枢刺激性支气管扩张剂，仍偶尔用于哮喘和慢性阻塞性肺疾病。腺苷受体拮抗剂可提高警觉性，一些门诊研究报道，茶碱能减少 REM 睡眠和 TST、增加觉醒、延迟 SL 和改善 OSA，其他报告显示茶碱对睡眠没有影响。研究结果的差异可能取决于急性与慢性使用、潜在疾病状态，以及使用的制剂和剂量。由于抑制 CO_2 生成碳酸酐酶，乙酰唑胺用于治疗高原反应，由此产生的代谢性酸中毒可以帮助刺激呼吸，并已被证明在正常和高海拔地区对 OSA 有益。

3.5　慢性治疗和药物戒断

如果入住 ICU 后无法使用可能对睡眠产生积极影响的家庭药物（如无法吞咽药片），睡眠可能会恶化。例如，当停用抑制 REM 睡眠的药物（如苯二氮䓬类药物、阿片类药物、皮质类固醇、非法物质）时，可能会观察到 REM 睡眠增加、噩梦和潜在的 SDB 恶化，如 OSA 病情严重或医院处方可能导致 ICU 临床医生停用已知可改善睡眠参数的长期家庭药物，这可能导致直接的睡眠影响和反弹效果。入住 ICU 时的药物协调是一项重要策略，能够预测潜在的戒断症状并合理安排长期家庭药物的持续使用，包括那些旨在改善睡眠的药物。在 ICU 中引入阿片类或苯二氮䓬类药物并迅速停药也可能引发戒断症状，从而影响 ICU 住院后期的睡眠。

1. 酒精

酒精可导致前半夜的 SL 和 REM 睡眠减少，这可能导致人们误以为睡眠得到了改善，但随着酒精的代谢，后半夜 REM 睡眠和噩梦增加会导致整体睡眠质量变差。酒精使用障碍（alcohol-use disorders，AUD）是慢性失眠的常见原因。AUD 评分与睡眠质量、持续时间和干扰的主观关联之间存在正相关。酒精摄入可能会诱发 SDB，即使是那些没有预先存在睡眠呼吸暂停的人，或者在那些诊断为 SDB 的患者中加重 SDB。研究表明，对于每天饮用两杯或更多酒精饮料的女性，酒精会使周期性运动障碍（PMD）增加 3 倍。ICU 中的酒精戒断最有可能出现酒精相关睡眠障碍，导致 SWS 减少、REM 睡眠增加和噩梦。戒酒对 PMD 的影响尚不清楚。在 AUD 治疗药物中，一项系统评价表明，纳曲酮可能通过增加失眠而对睡眠产生负面影响，而阿坎酸可能有益于改善睡眠的连续性。这两种药物都会减少 REM 睡眠。

2. 大麻

改善睡眠可能是吸食大麻的一个目标。虽然急性或间歇性使用大麻与较短的 SL 和较长的睡眠时间有关，但长期使用与睡眠不佳有关，包括 REM 睡眠减少。一项对有重度使用史的使用者戒断大麻的研究表明，其 SL 延长、SE 恶化、TST 降低和 SWS 减少的情况可能持续长达 45 天。在 ICU 环境中，尤其是有长期吸毒史的住院患者，应该预料到在大麻停药期间会出现这些睡眠不佳的症状。门诊患者越来越多地使用大麻素的其他制剂，如大麻二酚（CBD）作为助眠剂，因为早期研究表明，较高剂量的大麻素具有改善焦虑和增加 TST 的潜在功效。停药的影响尚不清楚，但长期使用 CBD 作为助眠剂可能会引发医护人员的警觉，停止使用常规助眠剂可能会导致 ICU 的潜在睡眠障碍。

3. 兴奋剂

兴奋剂如咖啡因、尼古丁、非法药物或治疗注意缺陷多动障碍的药物在住院期间很少使用。虽然可卡因和 3，4- 亚甲基二氧甲基苯丙胺（MDMA/"摇头丸"）会增加觉醒、抑制 REM 睡眠、减少 TST 和 SE，但停药会对睡眠产生更显著的影响，如 REM 反弹、TST 减少和噩梦增加。戒断期间发生的噩梦和妄想可能会与谵妄相混淆。

戒断兴奋剂尚未被证明对 SDB 有影响，但如果导致体重减轻，则可能会对 SDB 产生长期改善效果。尼古丁替代产品可能有助于减轻部分患者的戒断症状。在进入 ICU 之前，应询问 ICU 患者及其家属使用兴奋剂的情况，以帮助识别对睡眠和其他戒断症状的潜在影响。

4 结论和未来方向

ICU 中常用的药物可以通过多种重叠机制影响睡眠，包括给药相关的干扰、意外的生理效应、潜在合并症或 SDB 的并发症，以及戒断状态。这些机制的复杂相互作用及处方适应证混淆是确定药物在这种环境中对睡眠的直接影响的挑战。尽管常用的 ICU 药物可能具有影响睡眠的合理生理基础，但临床数据往往相互矛盾且普遍不足。这导致人们对 ICU 护理期间使用的药物对患者睡眠的直接影响知之甚少。在 ICU 中测量和报告睡眠特征存在许多实际挑战，包括与多导睡眠图测量提供有关睡眠结构详细信息相关的时间和培训方面的困难。随着对 ICU 睡眠障碍认识的不断深入，以及鼓励实施睡眠改善策略集，药物对睡眠的影响应被视为整体药物评估策略的一部分。

（译者　鲁　俏）

参 考 文 献

1. Andrews JL, Louzon PR, Torres X, et al. Impact of a pharmacist-led intensive care unit sleep im-provement protocol on sleep duration and quality. Ann Pharmacother. 2021;55(7):863-9. https://doi.org/10.1177/1060028020973198.

2. Patel J, Baldwin J, Bunting P, Laha S. The effect of a multicomponent multidisciplinary bun-dle of interventions on sleep and delirium in medical and surgical intensive care patients. Anaesthesia. 2014;69(6):540-9. https://doi.org/10.1111/anae.12638.

3. Louzon PR, Heavner MS, Herod K, Wu T, Devlin JW. Sleep-promotion bundle develop-ment, implementation, and evaluation in critically ill adults: Roles for pharmacists. Ann Pharmacother. 2022;56(7):839-49. https://doi.org/10.1177/10600280211048494.

4. Novak M, Shapiro CM. Drug-induced sleep disturbances: focus on nonpsychotropic medica-tions. Drug Saf. 1997;16(2):133-49. https://doi.org/10.2165/00002018-199716020-00005.

5. Boucher BA, Wood GC, Swanson JM. Pharmacokinetic changes in critical illness. Crit Care Clin. 2006;22(2):255-71., vi. https://doi.org/10.1016/j.ccc.2006.02.011.

6. Devlin JW, Skrobik Y, Gélinas C, Needham DM, Slooter AJC, Pandharipande PP, et al. Clinical practice guidelines for the prevention and management of pain, agitation/seda-tion, delirium, immobility, and sleep disruption in adult patients in the ICU. Crit Care Med. 2018;46(9):e825-73. https://doi.org/10.1097/CCM.0000000000003299.

7. Geurkink EA, Sheth RD, Gidal BE, Hermann BP. Effects of anticonvulsant medication on EEG sleep architecture. Epilepsy Behav. 2000;1(6):378-83. https://doi.org/10.1006/ebeh.2000.0125.

8. de Mendonça FMR, de Mendonça GPRR, Souza LC, Galvão LP, Paiva HS, de Azevedo Marques Périco C, Torales J, Ventriglio A, Maurício Castaldelli-Maia J, Silva ASM. Benzodiazepines and sleep architecture: a systematic review. CNS Neurol Disord Drug Targets. 2021;17. https://doi.org/10.2174/1871527320666621061 8103344

9. Grote L. Drug-induced sleep-disordered breathing and ventilatory impairment. Sleep Med Clin. 2018;13(2):161-8. https://doi.org/10.1016/j.jsmc.2018.03.003.

10. Lewis SR, Schofield-Robinson OJ, Alderson P, Smith AF. Propofol for the promotion of sleep in adults in the intensive care unit. Cochrane Database Syst Rev. 2018;1(1):CD012454. https://doi.org/10.1002/14651858.CD012454.pub2.

11. Georgopoulos D, Kondili E, Alexopoulou C, Younes M. Effects of sedatives on sleep architecture measured with odds ratio product in critically ill patients. Crit Care Explor. 2021;3(8):e0503. https://doi.org/10.1097/CCE.0000000000000503.

12. Hughes CG, Mailloux PT, Devlin JW, Swan JT, Sanders RD, Anzueto A, Jackson JC, Hoskins AS, Pun BT, Orun OM, Raman R, Stollings JL, Kiehl AL, Duprey MS, Bui LN, O'Neal HR Jr, Snyder A, Gropper MA, Guntupalli KK, Stashenko GJ, Patel MB, Brummel NE, Girard TD, Dittus RS, Bernard GR, Ely EW, Pandharipande PP; MENDS2 Study Investigators. Dexmedetomidine or Propofol for Sedation in Mechanically Ventilated Adults with Sepsis. N Engl J Med. 2021;384(15):1424-36. https://doi.org/10.1056/NEJMoa2024922.

13. Skrobik Y, Duprey MS, Hill NS, Devlin JW. Low-dose nocturnal dexmedetomidine pre-vents ICU delirium. A randomized, placebo-controlled trial. Am J Respir Crit Care Med. 2018;197(9):1147-56. https://doi.org/10.1164/rccm.201710- 1995OC.

14. Romagnoli S, Villa G, Fontanarosa L, Tofani L, Pinelli F, De Gaudio AR, Ricci Z. Sleep dura-tion and architecture in non-intubated intensive care unit patients: an observational study. Sleep Med. 2020;70:79-87. https://doi.org/10.1016/j.sleep.2019.11.1265.

15. Wu XH, Cui F, Zhang C, Meng ZT, Wang DX, Ma J, Wang GF, Zhu SN, Ma D. Low-dose dex-medetomidine improves sleep quality pattern in elderly patients after noncardiac surgery in the intensive care unit: a pilot randomized controlled trial. Anesthesiology. 2016;125(5):979-91. https://doi.org/10.1097/ALN.0000000000001325.

16. Alexopoulou C, Kondili E, Diamantaki E, Psarologakis C, Kokkini S, Bolaki M, Georgopoulos D. Effects of dexmedetomidine on sleep quality in critically ill patients: a pilot study. Anesthesiology. 2014;121(4):801-7. https://doi.org/10.1097/ALN.0000000000000361.

17. Oto J, Yamamoto K, Koike S, Onodera M, Imanaka H, Nishimura M. Sleep quality of mechanically ventilated patients sedated with dexmedetomidine. Intensive Care Med. 2012;38(12):1982-9. https://doi.org/10.1007/s00134-012-2685-y.

18. Lu W, Fu Q, Luo X, Fu S, Hu K. Effects of dexmedetomidine on sleep quality of patients after surgery without mechanical ventilation in ICU. Medicine (Baltimore). 2017;96(23):e7081. https://doi.org/10.1097/MD.0000000000007081.

19. Huupponen E, Maksimow A, Lapinlampi P, Särkelä M, Saastamoinen A, Snapir A, Scheinin H, Scheinin M, Meriläinen P, Himanen SL, Jääskeläinen S. Electroencephalogram spindle activity during dexmedetomidine sedation and physiological sleep. Acta Anaesthesiol Scand. 2008;52(2):289-94. https://doi.org/10.1111/j.1399- 6576.2007.01537.x.

20. Guldenmund P, Vanhaudenhuyse A, Sanders RD, Sleigh J, Bruno MA, Demertzi A, Bahri MA, Jaquet O, Sanfilippo J, Baquero K, Boly M, Brichant JF, Laureys S, Bonhomme V. Brain functional connectivity differentiates dexmedetomidine from propofol and natural sleep. Br J Anaesth. 2017;119(4):674-84. https://doi.org/10.1093/bja/aex257.

21. Hsu YW, Cortinez LI, Robertson KM, Keifer JC, Sum-Ping ST, Moretti EW, Young CC, Wright DR, Macleod DB, Somma J. Dexmedetomidine pharmacodynamics: part I: crossover comparison of the respiratory effects of dexmedetomidine and remi-fentanil in healthy volunteers. Anesthesiology. 2004;101(5):1066-76. https://doi. org/10.1097/00000542- 200411000- 00005.

22. Corbett SM, Rebuck JA, Greene CM, Callas PW, Neale BW, Healey MA, Leavitt BJ. Dexmedetomidine does not improve patient satisfaction when compared with propofol during mechanical ventilation. Crit Care Med. 2005;33(5):940-5. https://doi.org/10.1097/01. m. 0000162565.18193.e5.

23. Kanno O, Clarenbach P. Effect of clonidine and yohimbine on sleep in man: polygraphic study and EEG analysis by normalized slope descriptors. Electroencephalogr Clin Neurophysiol. 1985;60(6):478-84. https://doi.org/10.1016/0013- 4694(85)91107-1.

24. Gentili A, Godschalk MF, Gheorghiu D, Nelson K, Julius DA, Mulligan T. Effect of clonidine and yohimbine on sleep in healthy men: a double-blind, randomized, controlled trial. Eur J Clin Pharmacol. 1996;50(6):463-5. https://doi.org/10.1007/s002280050141.

25. Miyazaki S, Uchida S, Mukai J, Nishihara K. Clonidine effects on all-night human sleep: opposite action of low- and medium-dose clonidine on human NREM-REM sleep proportion. Psychiatry Clin Neurosci. 2004;58(2):138-44. https://doi.org/10.1111/j.1440- 1819.2003.01207.x.

26. Bellet MM, Vawter MP, Bunney BG, Bunney WE, Sassone-Corsi P. Ketamine influ-ences CLOCK:BMAL1 function leading to altered circadian gene expression. PLoS One. 2011;6(8):e23982. https://doi.org/10.1371/journal.pone.0023982.

27. Kushikata T, Sawada M, Niwa H, Kudo T, Kudo M, Tonosaki M, Hirota K. Ketamine and pro-pofol have opposite effects on postanesthetic sleep architecture in rats: relevance to the endog-enous sleep-wakefulness substances orexin and melanin-concentrating hormone. J Anesth. 2016;30(3):437-43. https://doi.org/10.1007/s00540-016-2161-x.

28. Duncan WC Jr, Zarate CA Jr. Ketamine, sleep, and depression: current status and new ques-tions. Curr Psychiatry Rep. 2013;15(9):394. https://doi.org/10.1007/s11920-013-0394-z.

29. Kohtala S, Alitalo O, Rosenholm M, Rozov S, Rantamäki T. Time is of the essence: coupling sleep-wake and circadian neurobiology to the antidepressant effects of ketamine. Pharmacol Ther. 2021;221:107741. https://doi.org/10.1016/j.pharmthera.2020.107741.

30. Gottschlich MM, Mayes T, Khoury J, McCall J, Simakajornboon N, Kagan RJ. The effect of ketamine administration on nocturnal sleep architecture. J Burn Care Res. 2011;32(5):535-40. https://doi.org/10.1097/BCR.0b013e31822ac7d1.

31. Doghramji K, Jangro WC. Adverse effects of psychotropic medications on sleep. Sleep Med Clin. 2016;11(4):503-14. https://doi.org/10.1016/j.jsmc.2016.08.001.

32. Riemann D, Krone LB, Wulff K, Nissen C. Sleep, insomnia, and depression. Neuropsychopharmacology. 2020;45(1):74-89. https://doi.org/10.1038/s41386- 019- 0411-y. Epub 2019 May 9

33. Seda G, Tsai S, Lee-Chiong T, et al. Medication effects on sleep and breathing. Clin Chest Med. 2014;35:557-69. https://doi.org/10.1016/j.ccm.2014.06.011.

34. Lazowski LK, Townsend B, Hawken ER, Jokic R, du Toit R, Milev R. Sleep architecture and cognitive changes in olanzapine-treated patients with depression: a double blind randomized pla-cebo controlled trial. BMC Psychiatry. 2014;14:202. https://doi.org/10.1186/1471-244X-14-202.

35. Monti JM, Torterolo P, Pandi Perumal SR. The effects of second generation antipsychotic drugs on sleep variables in healthy subjects and patients with schizophrenia. Sleep Med Rev. 2017;33:51-7. https://doi.org/10.1016/j.smrv.2016.05.002.

36. Scammell TE, Jackson AC, Franks NP, Wisden W, Dauvilliers Y. Histamine: neural circuits and new medications. Sleep. 2019;42(1):zsy183. https://doi.org/10.1093/sleep/zsy183.

37. Werbel T, Cohen PR. Ranitidine-associated sleep disturbance: case report and review of H2 antihistamine-related central nervous system adverse effects. Cureus. 2018;10(4):e2414. https://doi.org/10.7759/cureus.2414.

38. Moore JL, Carvalho DZ, St Louis EK, Bazil C. Sleep and epilepsy: a focused review of pathophysiology, clinical syndromes, co-morbidities, and therapy. Neurotherapeutics. 2021;18(1):170-80. https://doi.org/10.1007/s13311- 021- 01021- w.

39. Wang D, Teichtahl H. Opioids, sleep architecture and sleep-disordered breathing. Sleep Med Rev. 2007;11(1):35-46. https://doi.org/10.1016/j.smrv.2006.03.006.

40. Eacret D, Veasey SC, Blendy JA. Bidirectional relationship between opioids and disrupted sleep: putative mechanisms. Mol Pharmacol. 2020;98(4):445-53. https://doi.org/10.1124/mol.119.119107.

41. Cutrufello NJ, Ianus VD, Rowley JA. Opioids and sleep. Curr Opin Pulm Med. 2020;26(6):634-41. https://doi.org/10.1097/MCP.0000000000000733.

42. Mehra R. Sleep apnea and the heart. Cleve Clin J Med. 2019;86(9 Suppl 1):10-8. https://doi. org/10.3949/ccjm.86.s1.03.

43. McAnish J, Cruickshank JM. Beta-blockers and central nervous system side effects. Pharmacol Ther. 1990;46:163-97. https://doi.org/10.1016/0163-7258(90)90092-g.

44. Betts TA, Alford C. Beta-blockers and sleep: a controlled trial. Eur J Clin Pharmacol. 1985;28:65-8. https://doi.org/10.1007/BF00543712.

45. Bourne RS, Mills GH. Sleep disruption in critically ill patients-pharmacological consider-ations. Anaesthesia. 2004;59:374-84. https://doi.org/10.1111/j.1365- 2044.2004.03664.x.

46. Kostis JB, Raymond RC. Central nervous system effects of Beta-adrenergic-blocking drugs: the role of ancillary properties. Circulation. 1987;75(1):204-12. https://doi.org/10.1161/01. cir.75.1.204.

47. Page VJ, Davis D, Zhao XB, et al. Statin use and risk of delirium in the critically ill. Am J Respir Crit Care Med. 2014;189(6):666-73. https://doi.org/10.1164/rccm.201306- 1150CC.

48. Takada M, Fujimoto M, Yamazaki K, Takamoto M, Hosomi K. Association of statin use with sleep disturbances: data mining of a spontaneous reporting database and a prescription data-base. Drug Saf. 2014;37:421-61. https://doi.org/10.1007/s40264- 014- 0163- x.

49. Szmyd B, Rogut M, Bialasiewicz, Gabryelska A. The impact of glucocorticoids and statins on sleep quality. Sleep Med Rev. 2021;55:101380. https://doi.org/10.1016/j.smrv.2020.101380.

50. Schaefer EJ. HMG-CoA reductase inhibitors for hypercholesterolemia. N Engl J Med. 1988;319:1222-3. https://doi.org/10.1056/NEJM198811033191811.

51. Barth JD, Kruisbrink OAE, Van Dijk AL. Inhibitors of hydroxymethylglutaryl coenzyme a reductase for treating hypercholesterolemia. Br Med J. 1990;301:669. https://doi.org/10.1136/bmj.301.6753.669- a.

52. Vgontzas AN, Kales A, Bixler ER, Manfredi RL, Tyson KL. Effects of lovastatin and pravas-tatin on sleep efficiency and sleep stages. Clin Pharmacol Ther. 1991;50:730-7. https://doi. org/10.1038/clpt.1991.213.

53. Nerbass FB, Pedrosa RP, Genta PR, Drager LF, Lorenzi-Filho G. Calcium channel blockers are independently associated with short sleep duration in hypertensive patients with obstructive sleep apnea. J

Hypertens. 2011;29:1236-41. https://doi.org/10.1097/HJH.0b013e3283462e8b.

54. Amiodarone hydrochloride [package insert]. Philadelphia, Pennsylvania: Wyeth pharmaceuti-cals; 2004.

55. Hilleman D, Miller MA, Parker R, Doering P, Pieper JA. Optimal management of amiodarone therapy: efficacy and side effects. Pharmacotherapy. 1998;18(6 Pt 2):138S-45S.

56. Olendorf WH. Brain uptake of radiolabeled amino acids, amines, and hexoses after arterial injection. Am J Phys. 1971;221:1629-39. https://doi.org/10.1152/ajplegacy. 1971.221.6.1629.

57. Mitchell HA, Weinshenker D. Good night and good luck: norepinephrine in sleep pharmacol-ogy. Biochem Pharmacol. 2010;79(6):801-9. https://doi.org/10.1016/j.bcp.2009.10.004.

58. Nishino S, Mao J, Sampathkumaran R, Shelton J. Increased dopaminergic transmission medi-ates the wake-promoting effects of CNS stimulants. Sleep Res Online. 1998;1(1):49-61.

59. Cole JL. Steroid-induced sleep disturbance and delirium: a focused review for critically ill patients. Fed Pract. 2020;37(6):260-7.

60. Curtis J, Westfall A, Allison J, et al. Population-based assessment of adverse effects asso-ciated with long-term glucocorticoid use. Arthritis Rheum. 2006;55(3):420-6. https://doi. org/10.1002/art.21984.

61. Moser NJ, Phillips BA, Guthrie G, Barnett G. Effects of dexamethasone on sleep. Pharmcol Toxicol. 1996;79:100-2. https://doi.org/10.1111/j.1600- 0773.1996.tb00249.x.

62. Demish L, Demish K, Neckelsen T. Influence of dexamethasone on nocturnal melatonin pro-duction in healthy adult subjects. J Pineal Res. 1988;5(3):317-21. https://doi.org/10.1111/ j. 1600- 079x.1988.tb00657.x.

63. McEwen BS, Davis PG, Parsons B, Pfaff DW. The brain as a target for steroid hormone secretion. Ann Rev Neurosci. 1979;2:65-112. https://doi.org/10.1146/annurev.ne.02.030179.000433.

64. Young T, Palta M, Dempsey J, et al. The occurrence of sleep-disordered breathing among middle-aged adults. N Engl J Med. 1993;328(17):1230-5. https://doi.org/10.1056/NEJM199304293281704.

65. Shahar E, Redline S, Young T, et al. Hormone replacement therapy and sleep disordered breathing. Am J Respir Crit Cre Med. 2003;167(9):1186-92. https://doi.org/10.1164/rccm.200210- 1238OC.

66. Hanafy HM. Testosterone therapy and obstructive sleep apnea: is there a real connection? J Sex Med. 2007;4(5):1241-6. https://doi.org/10.1111/j.1743- 6109.2007.00553.x.

67. Cistulli PA, Grunstein RR, Sullivan CE. Effect of testosterone administration on upper airway collapsibility during sleep. Am J Respir Crit Care Med. 1994;149(2 Pt 1):530-2. https://doi. org/10.1164/ajrccm.149.2.8306057.

68. Kraemer S, Danker-Hopfe H, Pilhatsch M, et al. Effects of supraphysiological doses of levo-thyroxine on sleep in healthy subjects: a prospective polysomnography study. J Thyroid Res. 2011;2011:420580. https://doi.org/10.4061/2011/420580.

69. Man GW, Chapman KR, Habib A, Darke A. Sleep quality and nocturnal respiratory func-tion with once-daily theophylline and inhaled salbutamol in patients with COPD. Chest. 1996;110:648-53. https://doi. org/10.1378/chest.110.3.648.

70. Janson C, Gislason T, Bowman G, Hetta J, Roos BE. Sleep disturbances in patients with asthma. Respir Med. 1990;84:37-42. https://doi.org/10.1016/s0954- 6111(08)80092- 3.

71. Kearley R, Wynne JW, et al. The effect of low-flow oxygen on sleep-disordered breathing and oxygen desaturation: a study of patients with chronic obstructive lung disease. Chest. 1980;78:682-5. https://doi. org/10.1378/chest.78.5.682.

72. Calverley PMA, Brezinova V, Douglas NJ, et al. The effect of oxygenation on sleep qual-ity in chronic bronchitis and emphysema. Am Rev Respir Dis. 1982;126:206-10. https://doi. org/10.1164/arrd.1982.126.2.206.

73. Fitzpatrick MF, Mackay T, Driver H, et al. Salmeterol in nocturnal asthma: a double-blind, pla-cebo controlled trial of a long acting inhaled beta-2 agonist. BMJ. 1990;301:1365-8. https://doi.org/10.1136/ bmj.301.6765.1365.

74. Martin RM, Bucher Bartelson BL, Smith P, et al. Effect of ipratropium bromide treatment on oxygen saturation and sleep quality in COPD. Chest. 1999;115:1338-45. https://doi. org/10.1378/chest.115.5.1338.

75. Kiely JL, Nolan P, McNichols WT. Intranasal corticosteroid therapy for obstructive sleep apnoea in patients with co-existing rhinitis. Thorax. 2004;59(1):50-5.

76. Kheirandish-Gozal L, Gozal D. Intranasal budesonide treatment for children with mild obstructive sleep apnea syndrome. Pediatrics. 2008;122(1):e149-55. https://doi.org/10.1542/peds.2007- 3398.

77. Roux FJ, Kryger MH. Medication effects on sleep. Clin Chest Med. 2010;31(2):397-405. https://doi. org/10.1016/j.ccm.2010.02.008.

78. Roehrs T, Merlotti L, Halpin D, et al. Effects of theophylline on nocturnal sleep and daytime sleepiness/ alertness. Chest. 1995;108(2):382-7. https://doi.org/10.1378/chest.108.2.382.

79. Fleetham JA, Fera T, Edgell G, et al. The effect of theophylline therapy on sleep disor-ders in COPD patients. Am Rev Respir Dis. 1983;127(suppl):A85. https://doi.org/10.1164/arrd.1983.127.1.125.

80. Mulloy E, McNicholas WT. Theophylline improves gas exchange during rest, exercise and sleep in severe chronic obstructive pulmonary disease. Am Rev Respir Dis. 1993;148:1030-6. https://doi.org/10.1164/ ajrccm/148.4_Pt_1.1030.

81. Berry RB, Desa MM, Branum JP, et al. Effect of theophylline on sleep and sleep disor-dered breathing in patients with chronic obstructive pulmonary disease. Am Rev Respir Dis. 1991;143:245-50. https://doi. org/10.1164/ajrccm/143.2.245.

82. Fitzpatrick MF, Engleman HM, Boellert F, et al. Effect of therapeutic theophylline levels on sleep quality and daytime cognitive performance of normal subjects. Am Rev Respir Dis. 1992;145:540-4. https://doi. org/10.1164/ajrccm/145.6.1355.

83. DeBacker WA, Vorbraecken J, Willemen M, et al. Central apnea index decreases after pro-longed treatment with acetazolamide. Am J Respir Crit Care Med. 1995;151:87-91. https://doi.org/10.1164/ ajrccm.151.1.7812578.

84. Nussbaumer-Ochsner Y, Latshang TF, Ulrich S, et al. Patients with obstructive sleep apnea syndrome benefit from acetazolamide during an altitude sojourn: a randomized, placebo- controlled, double blind trial. Chest. 2012;141(1):131-8. https://doi.org/10.1378/chest.11- 0375.

85. Latshang TD, Nussbaumer-Ochsner Y, Henn RM, et al. Effect of acetazolamide and sutoC-PAP therapy on breathing disturbances among patients with obstructive sleep apnea syndrome who travel to altitude: a randomized controlled trial. JAMA. 2012;308(22):2390-8. https://doi. org/10.1001/jama.2012.94847.

86. Yules RB, Lippman ME, Freedman DX. Alcohol administration prior to sleep: the effect of EEG sleep stages. Arch Gen Phychiatry. 1967;16:94-7. https://doi.org/10.1001/archpsyc.1967.01730190096012.

87. Lobo LL, Tufik S. Effects of alcohol on sleep parameters of sleep-deprived healthy volunteers. Sleep. 1997;20:52-9. https://doi.org/10.1093/sleep/20.1.52.

88. Madsen BW, Rossi L. Sleep and Michael-Menten elimination of ethanol. Clin Pharmaol Therap. 1980;27:114-9. https://doi.org/10.1038/clpt.1980.17.

89. Park S, Oh M, Lee B, et al. The effects of alcohol on quality of sleep. Korean J Fam Med. 2015;36:294-9. https://doi.org/10.4082/kjfm.2015.36.6.294.

90. Panin F, Peana AT. Sleep and the pharmacotherapy of alcohol use disorder: unfortunate bed-fellows. A systematic review with meta-analysis. Front Pharmacol. 2019;10:1164. https://doi. org/10.3389/ fphar.2019.01164.

91. Taasan VC, Block AJ, Boysen PG, et al. Alcohol increases sleep apnea and oxy-gen desaturation in asymptomatic men. Am J Med. 1981;71(2):240-5. https://doi. org/10.1016/0002- 9343(81)90124- 8.

92. Aldrich MS, Shipley JE. Alcohol use and periodic limb movements of sleep. Alcohol Clin Exp Res. 1993;17:192-6. https://doi.org/10.1111/j.1530- 0277.1993.tb00747.x.

93. Koob GF, Colrain IM. Alcohol use disorder and sleep disturbances: a feed-forward allo-static framework. Neuropsychopharmacology. 2020;45:141-65. https://doi.org/10.1038/s41386- 019- 0446- 0.

94. Winiger EA, Hitchcock LN, Bryan AD, Bidwell LC. Cannabis use and sleep: expectations, outcomes and the role of age. Addict Behav. 2021;112:106642. https://doi.org/10.1016/j. addbeh.2020.106642.

95. Schierenbeck T, Riemann D, Berger M, Hornyak M. Effect of illicit recreational drugs upon sleep: cocaine, ecstasy and marijuana. Sleep Med Rev. 2008;12:381-9. https://doi. org/10.1016/j.smrv.2007.12.004.

96. Conroy DA, Kurth ME, Strong DR, Brower KJ, Stein MD. Marijuana use patterns and sleep among community-based young adults. J Addict Dis. 2015;35(2):135-43. https://doi.org/1 0.1080/ 10550887.2015.1132986.

97. Bolia KL, Lesage SR, Gamaldo CE, et al. Sleep disturbance in heavy marijuana users. Sleep. 2008;31(6):901-8. https://doi.org/10.1093/sleep/31.6.901.

98. Babson KA, Sottile J, Morabito D. Cannabis, cannabinoids, and sleep: a review of the litera-ture. Curr Psychiatry Rep. 2017;19(4):23. https://doi.org/10.1007/s11920- 017- 0775-9.

第**7**章　睡眠中断与谵妄的关系

第一部分　脑电图学视角

Isabel Okinedo，Patricia S. Andrews，E. Wesley Ely，
and Shawniqua Williams Roberson

1　引言

当睡眠受到干扰时，睡眠对认知功能的影响最为明显，其背后的神经生理学过程是近一个世纪以来的研究主题。在这一研究领域，一项重要的工具是脑电图（electroencephalography，EEG），即记录和解释大脑电信号的模式。在 EEG 信号中确定了独特的模式，用于指示特定的睡眠阶段并表示大脑中神经元群之间的特定相互作用。睡眠受到干扰会导致清醒状态和随后睡眠中的 EEG 动力学发生改变。严重的睡眠干扰可能引发谵妄，一种脑功能障碍综合征，其特征为精神状态改变、觉醒水平波动、注意力不集中和思维混乱。考虑到谵妄在 EEG 上也表现出生理模式的改变，这种模式可能提供了研究睡眠中断与谵妄之间关系的机制过程的线索。本章将从 EEG 的视角探讨这种关系。有关睡眠干扰与谵妄的临床关系将在"睡眠中断与谵妄的关系第二部分"阐述。

2　睡眠的恢复性神经生理学

在"危重症患者的睡眠特征：睡眠碎片化和睡眠中断"中提到 EEG 记录并解读大脑电信号的时变模式。通过识别这些脑电活动模式，可以区分睡眠状态与清醒状态及其他意识状态（如昏迷或谵妄）。神经生理学家通过目测或定量分析来研究特定频率范围内的振荡对 EEG 信号的相对贡献。在成人的头皮 EEG 上最常见的振荡范围是慢波（< 1Hz）、δ 波（1 ～ 4Hz）、θ 波（4 ～ 7Hz）、α 波（7 ～ 13Hz）和 β 波（13 ～ 35Hz）。在健康个体中，EEG 通常在清醒状态显示 α 波活动，在嗜睡时显示 θ 波活动，在非快速眼动（NREM）睡眠时显示慢波和 δ 波活动，在快速眼动（REM）睡眠时显示 θ 波活动（图 7-1）。睡眠纺锤波是 2 期睡眠的特征。这些间歇性的 12 ～ 15Hz 振荡类似于旧式纺锤形（中间宽，两端细）的轮廓。它们常与 K 复合波同时出现，K 波是持续约 1 秒的瞬时高幅度偏移。在睡眠中，突发声音刺激通常能引发 K 波（K 代表"敲击"），这可能反映了大脑对感觉刺激的"过滤"能力的完整性。

睡眠期间记录的振荡模式与支持健康大脑功能的特定神经生理活动相关。睡眠中的 θ

波活动与在清醒状态中获得的记忆有关。δ波推动大脑废物的清除，并可能促进突触稳态，这是大脑通过"重新组织"自身以实现更高效处理的机制。睡眠纺锤波与记忆巩固有关，因此可能促进学习和认知功能。这些模式被认为是大脑皮质和丘脑之间相互作用的结果，丘脑是位于大脑中心附近的一个类似鸡蛋形状的结构，主要是作为脑干和皮质之间的中继器。跨不同脑区的协调振荡（也称为"功能连接性"）允许这些区域在支持记忆重放等过程中进行交流。在本节的其余部分，我们将讨论最近开展的研究工作，旨在阐明睡眠期间这些电活动模式所支持的功能。尽管迄今的大部分认知都来自动物研究，但我们主要关注通过头皮脑电图在人体内实时测量的振荡活动。

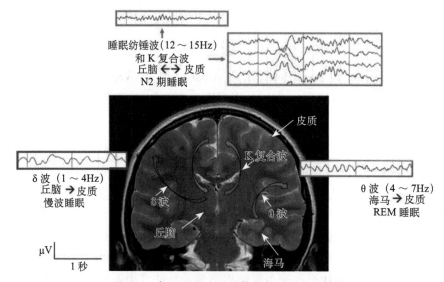

图7-1　与睡眠和大脑结构相关的脑电图模式

睡眠纺锤波和K复合波表示2期睡眠，它们是通过丘脑和皮质之间的双重相互作用产生的。δ波（1～4Hz）在慢波睡眠中占优势，主要由丘脑皮质细胞驱动，尽管局部皮质区域可以产生其自身固有的δ波活动。海马θ波（4～7Hz）活动通常在快速眼动睡眠期间出现，但也可能出现在1期和2期睡眠

2.1　慢波和δ波

慢波振荡反映了神经元的射频模式，通常在低于1Hz的频率下波动，并在整个大脑中同步发生。它们是在NREM睡眠期间丘脑和大脑皮质神经元之间的双向相互作用下产生的。慢波振荡的特征是交替出现的"上升"状态（丘脑和皮质的主要感觉运动区域神经元活动增加的时期）和"下降"状态（相对静止的时期）。据推测，这些节律可调节睡眠期间的脑δ波活动。这对于睡眠依赖型学习和记忆处理尤为重要，特别是陈述性（基于事实或明确的）记忆和识别记忆。δ波也是NREM睡眠中的典型特征，其频率在1～4Hz。δ波似乎是由皮质内在活动与来自丘脑的输入增强所产生的。Kim等通过光遗传学方法沉默神经元以破坏δ波，观察到在睡眠前学习的技能表现提高。这些观察结果表明，δ波对于忘却睡眠前获得的记忆的体内稳态起着重要作用，这一功能可能支持有效的记忆巩固。由于大脑中的信息编码是通过神经元射频模式的顺序重播进行的，记忆形成需要加强神经元之间的突触连接（需要大量能量来维持）。根据突触稳态假说，睡眠的一个重要作用是"修剪"这些连接，以在整合新获得的信息到个体的生活体验时实现高效能量消耗。

除了支持记忆巩固外，δ 波还通过第四脑室在睡眠期间推动脑脊液（CSF）在颅腔内外脉动（图 7-2）。在麻醉动物中，δ 波活动与 CSF 通过脑部周围血管间隙进入脑部（通过淋巴系统）相关，这是一种旁通途径，有助于清除脑内的间质溶质。因此，δ 波在大脑废物的稳态排泄中发挥作用。这可能解释了为什么 δ 波活动能减少 tau 蛋白的堆积，以及为什么抑制慢波活动会导致 β 淀粉样蛋白的积聚，这两者都是与年龄相关的痴呆的标志。这也可以解释为什么抑制 δ 波与年龄相关的记忆障碍相关。慢波和 δ 波带来的记忆改善效率可能有助于睡眠后的认知表现。一个关于睡眠纺锤和慢波与 δ 波的计算模型显示，后者允许记忆之间的竞争，以便在记忆重放和巩固过程中，强化程度更高的记忆优先于较弱的记忆。一个关于由丘脑和皮质之间相互作用产生的类似睡眠的慢波振荡的单独模型显示，这些振荡对于认知任务表现是有益的。

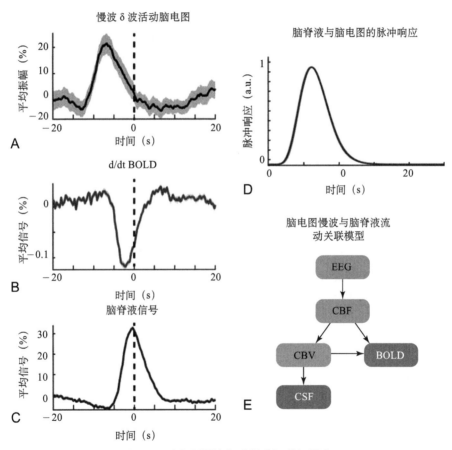

图 7-2　脑电图慢波与脑脊液振荡相耦合

A. 13 名在非快速眼动睡眠期间同时进行脑电图（EEG）和 fMRI 检测的患者的慢波脑电图。B. BOLD（血氧水平依赖）信号的平均导数和。C. 脑脊液（CSF）信号平均值在睡眠中锁定在脑脊液波的峰值。阴影区域代表跨峰值锁定试验的标准误差（n=123 个峰值）。D. 计算出的脑脊液信号对脑电图包络的脉冲响应显示了一个与先前建立的血流动力学模型相似的时间过程。阴影表示模型褶皱之间的标准偏差。E. 神经活动的时间过程与脑脊液流动的模型图。变量包括脑血流量（CBF）和脑血容量（CBV）。经美国科学促进会许可 ©2019

2.2　睡眠纺锤波和 K 复合波

睡眠纺锤波和 K 复合波是丘脑、海马和大脑皮质之间复杂相互作用的结果。Maingret 等在雄性 Long-Evans 大鼠脑内植入颅内电极研究了这一现象。他们使用定时电刺激来调节在睡眠期间形成的纺锤波和 δ 波的电模式。在睡眠前后进行空间记忆任务，可观察到皮质纺锤波和海马快速波之间的紧密耦合与记忆巩固的改善相关。Van Schalkwijk 等记录了人们在程序记忆任务前后的睡眠情况，发现在完成学习任务后睡眠纺锤波活动增加的人第二天表现出任务执行能力的显著改善（错误较少）。因此得出结论，睡眠纺锤波活动对于记忆巩固很重要。另一方面，精神分裂症患者中睡眠纺锤波缺陷与记忆巩固障碍相关。这些发现支持睡眠纺锤波是记忆巩固的关键机制这一理论。

2.3　θ 波

海马是位于大脑内侧区域的一对角状结构。海马对于记忆的编码和检索非常重要，据推测它是 NREM 和 REM 睡眠期间 θ 波（4 ~ 7Hz）活动的主要来源。海马利用 θ 波活动来编码特定位置序列的记忆，例如动物寻找食物的路径，并在重复相同序列时再次激活。REM 睡眠中的 θ 波活动是通过海马和皮质之间的协调活动介导的情绪记忆加工的结果。海马与腹侧纹状体（一个对睡眠期间记忆重放非常重要的脑结构）协调 θ 波活动。这种"记忆重放"现象已在人类和啮齿动物中被观察到，并被认为是睡眠依赖性记忆巩固过程的第一步。

2.4　正常睡眠中的功能连接模式

功能连接性指的是从大脑不同区域记录的两个生理信号之间的协方差程度。常见的记录信号包括使用 EEG 记录的电波动和使用血氧水平依赖脑功能成像（BOLD-fMRI）测量的血流动力学波动。两个信号之间的相关性表明生成这些信号的神经元群之间存在某种形式的通信，可能是一个神经元群直接影响另一个神经元群，也可能是通过一个同时对两个神经元群施加同步影响的第三方结构的作用。同步的神经元群可能代表着"富人俱乐部"中的一部分，"富人俱乐部"是一组高度互联的脑区，在整个大脑中起着全局信息整合的关键作用。慢波睡眠与清醒状态相比，大脑皮质之间的瞬时连接性较低。这一现象可能反映了与睡眠期间意识减弱和感知整合减少相对应的情况。

对于睡眠期间改变的连接模式的功能性一直存在着许多猜测。在慢波睡眠期间观察到的在清醒状态下的神经元放电模式会以加速的时间尺度自发重放。Berkers 等在清醒状态下训练参与者对 50 个视觉刺激和 50 个听觉刺激进行配对，并在睡眠期间使用脑电图和功能性磁共振成像监测同一群体。当参与者进入慢波睡眠时，研究人员通过低音量重放听觉刺激来激活记忆。然后在唤醒后测试参与者对视听配对的记忆。研究发现，在记忆重新激活期间，皮质中与刺激相关的区域与海马之间的连接性增强可改善唤醒后的记忆任务表现。这一发现表明，在睡眠期间，大脑连接模式的动态变化支持记忆重放，这是睡眠相关记忆巩固的关键步骤之一。计算模型表明，观察到的连接性变化可能受到 θ 波活动的驱动，这在一项关于睡眠后回忆学习前词汇的研究中得到论证。

功能连接性在决定外部感觉刺激何时可能干扰睡眠时也可能发挥作用。Bastuji 等在 14 名进行颅内脑电图监测治疗癫痫的个体的慢波睡眠期间使用激光器提供刺激。他们观察到，负责感觉处理的脑区之间连接性增强时，觉醒的概率显著增加。这种关联与睡眠阶段无关，并且在一定程度上可以解释 ICU 患者几乎没有慢波睡眠的观察结果。例如，如果大脑对败血症或镇静等的内在反应使得感觉区域之间的连接增强，这可能会导致患者对 ICU 环境中各种刺激更加敏感。

3 睡眠中的神经动力学扰乱

在睡眠扰乱期间及之后，可以观察到脑电图活动模式发生了变化。睡眠剥夺会干扰功能连接，主要影响前额叶皮质及相关区域。在一项涉及 18 名健康、右利手年轻男性的研究中发现，睡眠剥夺导致清醒状态下左侧中央区域与右前中央区域之间的连接减少。Vermeij 等对 8 名健康参与者在正常睡眠后的一天和睡眠扰乱后的一天进行了高密度静息状态 EEG 比较。通过图理论分析方法，研究人员发现睡眠剥夺会以一种特定模式影响脑电图：在 α 波活动（通常与正常清醒状态相关）中，前额叶之间的相互连接显著减少，并且在 θ 波活动范围内全局功能连接显著增加。前额叶区域受到的影响最大，可能解释了为什么这个区域调节的功能在睡眠剥夺时受到的影响最大。这些功能包括启动或维持非反射性反应（激发作用）、制订和实施计划（任务设定）、定期检查自己是否专注于任务（监控）、行为 / 情绪调节、理解自己的思维（元认知）、警觉性注意力、工作记忆，以及依赖海马体的学习。由于睡眠剥夺导致前额叶皮质的功能连接缺失，可能会导致这些执行功能的任何一个或全部出现缺陷，而这些功能是谵妄综合征（参见"睡眠中断与谵妄的关系：第二部分"）的定义性临床特征之一。

异常的功能连接可能也是睡眠剥夺导致神经心理功能障碍和精细运动控制受损的机制。前额叶皮质与杏仁核（在处理恐惧和其他情绪中起重要作用的杏仁状区域）之间的连接减少，导致睡眠剥夺个体情绪调节受损。在一项涉及 30 名健康成年男性进行 36 小时完全睡眠剥夺的研究中，与运动调节控制相关区域之间的连接变化和躯体精细运动功能受损相关。同样的研究还揭示了负责感觉处理的区域中感觉信息的异常传递。总的来说，这些发现表明睡眠剥夺后特定大脑网络之间的功能连接变化是认知和运动功能缺陷的基础。

可以通过量化脑电图活动模式来衡量大脑对睡眠剥夺的反应。Skorucak 等进行了一项交叉研究，调查了健康参与者在连续 7 天睡眠限制（床上 6 小时）和睡眠延长（床上 10 小时）后，接着进行 40 小时的睡眠剥夺和 12 小时的恢复睡眠的反应。研究人员使用多导睡眠图记录来检查睡眠结构和慢波活动。睡眠剥夺导致在睡眠限制期间 REM 睡眠减少，在恢复睡眠期间额叶和中央慢波活动增加。

睡眠剥夺后的恢复期比正常睡眠更为强烈。这种强度增加的特征包括对环境的反应性降低、脑电图特性的改变（具体来说是增加的 δ 波功率和减少的睡眠纺锤波活动），以及睡眠时间的增加。在 Mander 等开展的一项研究中，9 名健康成人进行了两次功能性磁共振成像（fMRI）：一次是在经过 38 小时不眠后的 9 小时正常睡眠后，另一次是在经过 38 小时不眠后的 10 小时恢复睡眠后。研究发现，恢复睡眠的平均时长比正常睡眠长 111 分钟。恢复睡眠还改变了前额叶激活的标志物，在随后的一天前额叶皮质的 δ 波功率增加最为显著，并且随着睡眠的恢复，任务表现也有所提高。这些发现进一步支持了慢波睡眠对于恢复前额叶功能（包括任务表现）的重要性，这些功能在睡眠剥夺期间可能会丧失或减弱。

4　谵妄的神经动力学特征

谵妄的电生理特征最早由 Engel 和 Romano 在 20 世纪 40 年代进行了描述。他们在 53 名患者头部的前额、中央和后部区域放置电极，并根据对患者意识受扰程度的观察，将谵妄分为 5 个阶段。谵妄的严重程度从第一阶段逐渐恶化直到第五阶段。在第一和第二阶段（轻度到中度谵妄），作者观察到正常清醒状态下的脑电图模式，但伴有增加的 θ 波（5 ～ 7Hz）活动。在第二和第三阶段，低电压快速（β 波）活动占主导地位。第三和第四阶段的特征是明显的 δ 波和 θ 波（2 ～ 7Hz）活动，而正常清醒状态下通常可见的 α 波（8 ～ 13Hz）活动很少。在第四阶段，有规律（单形）的高振幅 δ 波（0.5 ～ 3Hz）出现，有时还有叠加的低电压快速 β 波活动。在最严重的谵妄阶段（第五阶段），脑电图几乎完全由规律、高振幅的 δ 波（3 ～ 7Hz）活动组成。在这个阶段几乎没有正常的 α 波或 β 波活动。

自 Romano 和 Engel 进行初步研究以来的几十年间，研究人员观察到与谵妄特定病因相关的患者群中出现了所描述的活动模式。在内分泌或代谢紊乱引起的谵妄中，通常存在增加的不规则 θ 波和 δ 波活动。具有特征性三相形态的重复性前额优势的 δ 波与肝性脑病有关，但也观察到其出现在肾衰竭、呼吸衰竭、严重败血症和药物中毒等病症中。苯二氮䓬类药物或其他能激活脑中 γ- 氨基丁酸（GABA）受体的物质与增加的 β 波活动相关，特别是在前额区域。在自身免疫性脑炎患者中可观察到有统一形态的 δ 波，并伴有 β 波活动。然而，就谵妄病因而言，利用传统分析技术获得诊断特异性的尝试大多令人失望。

一些研究人员尝试利用更多的计算技术来表征谵妄患者的脑电图模式。Numan 等对 18 名术后低活跃性谵妄患者和 40 名年龄与性别匹配的对照组患者（20 名麻醉后康复患者和 20 名非谵妄对照患者）进行了脑电图记录。总体而言，与非谵妄对照组相比，谵妄患者的脑电图与镇静患者的相似，表现出增加的 δ 波活动和降低的 α 波频段全局功能连接性。与麻醉后康复患者相比，谵妄患者的脑电图在 α 波（8 ～ 13Hz）频段的活动较少。与对照组和镇静患者相比，谵妄患者的介数中心性作为全局整合的一种度量，在 α 波频段中降低。

值得注意的是，脑电图记录是动态变化的。迄今为止我们描述的特征在相对于整体脑电信号的贡献方面可能会随时间发生波动。在谵妄病例中，这些波动会更加显著，因为谵妄常伴随着觉醒水平和警觉度的变化，以及幻觉等短暂现象。Van der Kooi 和 Slooter 通过对在心脏手术后 26 名谵妄患者和 28 名非谵妄患者进行标准频率范围的变异系数（CV）的测量，巧妙地捕捉到了这些波动。谵妄与全局 α 波（8 ～ 13Hz）范围内 CV 的增加及额叶区域 β 波（13 ～ 20Hz）范围内 CV 的增加相关。与其他频率范围相反，谵妄组中 δ 波（0.5 ～ 4Hz）范围内的 CV 降低。这种差异的机制尚未完全明确，但可能与非谵妄参与者中麻醉后睡眠干扰有关，在谵妄中被抑制。值得注意的是，对 δ 波活动变异性的改变不仅可能发生在急性谵妄中，而且可能为危重疾病后长期认知损害的模式提供线索。进一步探索这些现象可能有助于区分与谵妄相关的病理性 δ 波活动和有助于睡眠期间健康大脑活动的"正常" δ 波活动之间的差异。

与轻度到中度谵妄阶段相关的经典脑电图模式也在机械通气患者中得到论证，这些患者通常会经历严重的睡眠中断。研究将谵妄的临床证据（根据格拉斯哥昏迷评分低于 15 分或 Richmond 激动 - 镇静评分低于 － 1 分并且有阳性 ICU 混乱评估方法）作为排除标准。然而，在 57 名患者中有 16 名（28%）患者表现出高振幅不规则的 δ 波活动（多态化），没有睡眠棘波或 K 复合波，作者将其称为"非典型睡眠"。在清醒状态下，这些患者表现出过多的 θ 波（6Hz 及以下）活动，作者将其描述为"病理性觉醒"。这些模式与 Romano 和 Engel 描述的模式存在显著相似性，加上睡眠剥夺患者患谵妄的风险较高的观察结果，使得谵妄和非典型睡眠 / 病理性觉醒可能反映了同一个问题的两个方面。在"非典型睡眠和病理性觉醒"一章中更详细地讨论了这一点。

5　睡眠剥夺：谵妄发生机制的假设

睡眠剥夺中观察到的电生理变化提供了一种可能的机制来说明睡眠紊乱可能在受损个体中引发谵妄的途径（表 7-1）。当清醒状态持续而正常的非快速眼动睡眠无法进行时，缺乏慢波和 δ 波导致脑脊液动力学的紊乱，导致大脑代谢废物的积累。这类似于肝功能或肾功能受损，使得体内毒素在血液中积聚。在这种情况下，患者往往会出现觉醒水平的波动和判断能力受损。废物清除减少可能在神经退行性疾病的背景下产生更明显的急性影响，这会影响那些因患有潜在痴呆等基础疾病而更加脆弱的人群。事实上，毒性蛋白质的积累是阿尔茨海默病（Alzheimer's disease，AD）的病理特征，而 AD 患者在谵妄发作后通常出现较严重的认知衰退。

表 7-1　脑电图特征和潜在的精神紊乱效应的总结

特征	状态	功能	缺失的潜在影响
θ 波	REM 睡眠	记忆重演	记忆巩固受损
慢波	慢波睡眠	协调 δ 波	记忆巩固受损
δ 波	慢波睡眠	驱动脑脊液脉动 促进记忆修剪	代谢废物积累 记忆巩固受损
纺锤波	NREM 睡眠	记忆重组	记忆网络混乱 学习障碍
额叶前部的连通性	觉醒	执行功能（如计划） 情绪调节	行为障碍
运动传感器的连通性	REM 睡眠	记忆重放 记忆修剪	信息保留受损 知觉障碍

睡眠紊乱导致的 θ 波、δ 波和脑电棘波协调性不足很可能会影响大脑对记忆的处理和巩固。记忆巩固缺乏或减弱阻碍了对过去信息的保留，根据记忆巩固机制的主流理论，可能导致逐渐无序的皮质网络。这种无序的特征是代谢效率的恶化，即能量需求增加，原因是未修剪的突触及新信息的低效获取和储存。对获得信息的处理缺陷和整合新信息的能力受损可能共同导致急性混乱状态。因此，尽管谵妄的诊断标准主要侧重于注意力缺陷，但当我们关注睡眠紊乱引起谵妄的起源时，会发现这是一个由记忆处理障碍引发的问题。

正如上文所述，睡眠紊乱还与前额叶区域内部及前额叶和情绪处理中心之间的连接减弱相关。这些生理变化可以进一步加剧注意力不集中，导致情绪控制受损和知觉失真，这些效应可能是高度活跃的谵妄患者行为调节失常的基础。

大脑的代谢废物清除受阻、记忆处理和获取能力受损、知觉障碍及执行控制缺失可能共同导致睡眠剥夺个体中类似谵妄的综合征的产生（图 7-3）。然而，谵妄本身也可能加剧睡眠紊乱，并加重相关认知过程的损害。在一项对 12 名接受骨科手术的术后康复患者的研究中，谵妄严重程度（根据修订版谵妄评定量表测量结果）与术后第一夜总睡眠时间缩短以及术后第一天清醒状态下增加的 δ 波功率相关，但在手术后的第二夜 δ 波功率降低。虽然谵妄在清醒状态下经典特征为增加的 θ 波和 δ 波活动，但缺乏定义不同睡眠阶段的有组织睡眠结构。这可能是由于缺乏协调的慢波振荡调节脑功能，正如 Dash 等观察到的。目前尚不清楚这种观察到的 δ 波和 θ 波是大脑试图"赶上"体内稳态睡眠功能的结果，还是一个完全独立的模式（即由与睡眠稳态和脑脊液动力学无关的独特发生器驱动）。尽管如此，睡眠紊乱和谵妄之间的双向影响可能导致一个自我推动的循环，其中记忆、认知和代谢废物清除的损害逐渐加重，大脑在没有外部干预的情况下难以自我调节（图 7-3）。干预措施包括熟悉的面孔和声音的重新定向，调节感觉刺激以及促进规律的睡眠觉醒周期。这些效应强调了保持优质睡眠的重要性，特别是对于高谵妄风险的个体，并促使他们遵守包括优化睡眠质量以最小化谵妄风险的系统化协议。

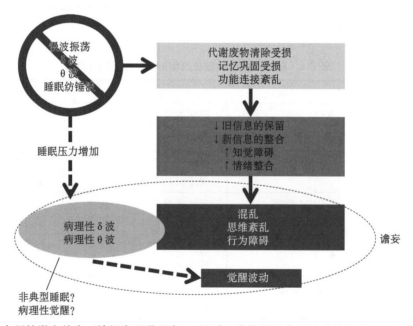

图 7-3 睡眠中断的潜在效应（神经生理学观点）：缺乏正常的睡眠生理活动将导致：①脑脊液动力学中断和大脑清除代谢废物能力受损；②有效的记忆处理和获取新信息的记忆巩固过程减少；③负责记忆、感知、情绪控制和其他认知功能的大脑区域之间的连接紊乱。这些缺陷引起一系列病理神经缺陷（脑电图记录显示为病理波），最终睡眠压力增加，导致精神错乱的特征迹象。非典型睡眠和病理性觉醒，虽然存在于非精神错乱患者之中，但可能代表精神错乱亚综合征或发生精神错乱发作的脑电图预兆

6 临床意义：入住 ICU 及其出 ICU 后睡眠影响

　　睡眠干扰引发或加重高危患者谵妄的发生，这促使我们思考如何确保 ICU 患者的最佳睡眠质量。尽管多导睡眠图（PSG）是监测和评估睡眠质量的金标准，但在 ICU 的环境下往往不切实际，并且传统的评分标准在此环境中无法很好地适用。睡眠问卷受主观性限制，并不适用于沟通能力受损的患者。由于留置导尿管或身体损伤导致自主运动受限，加速度

测量设备可能会受到阻碍。因此脑电图常作为 ICU 中睡眠的标准化测量工具。已经尝试使用双频指数来对危重症患者的睡眠进行分期，新兴的可穿戴脑电图设备在 ICU 中发挥作用。重要的是，鉴于 ICU 特殊的条件（如镇静、肝肾衰竭、机械通气）常影响脑电图信号，这些方法需要进行仔细的研究，以实现最佳应用。有关常规睡眠评估和监测方法的详细信息，见"日常睡眠评估与监测方法"一章。

尽管 ICU 中的谵妄会导致长期认知功能损伤的风险呈剂量依赖性增加，而睡眠剥夺与普通人群中认知功能减退相关，但目前对于 ICU 后期的睡眠干扰和认知损害了解甚少。在重症护理后 6 个月内，10%～61% 的 ICU 幸存者经历持续的睡眠障碍。Wilcox 等对 102 名 ICU 幸存者进行了随访，使用体动仪评估睡眠，并使用可重复的神经心理状态评估量表（RBANS）评估认知功能。他们发现，在 ICU 出院后的 7 天，睡眠碎片化与认知损害存在关联，但在随访的 6 个月和 12 个月时并未观察到这种关联。尽管在重症疾病期间，睡眠和清醒的脑电图特征与认知功能的改善同时发生，但在 ICU 后期，这些变化的时间和轨迹尚待阐明。

7　总结和结论

正常的睡眠以一系列可以在脑电图活动模式中被识别的神经生理过程为特征。慢波振荡、δ 波、θ 波及睡眠纺锤波指示大脑特定结构内和各特定结构之间的特定类型的活动。海马、丘脑和大脑皮质在睡眠期间的废物清除、记忆巩固和皮质重组过程中起着重要作用，这对于维持大脑功能至关重要，而其功能紊乱会导致与谵妄一致的症状和体征，尤其是在易感人群中。这些模式揭示了睡眠干扰和谵妄之间可能存在的神经生理机制。我们提出，睡眠干扰可能表现为脑电图活动模式的特定改变，导致大脑代谢废物清除率低下、记忆巩固受损和脑连接紊乱，从而导致记忆丧失、注意力不集中和处理新信息困难。谵妄的生理过程可能进一步加重睡眠干扰，形成一个自我推动的循环，并促使针对易感人群维持优质睡眠的干预措施。

然而，我们对这种关系知之甚少。谵妄中的 δ 波与慢波睡眠中的 δ 波是否源自相同的神经发生器？在谵妄的早期阶段通常观察到的 θ 波活动又如何解释？慢波振荡的调节效应在谵妄中是否仍然存在？从根本上说，记忆巩固受损是否会独立于睡眠的其他功能增加谵妄的风险？睡眠干扰和谵妄都与长期认知功能下降和患痴呆症的风险增加相关，那么这些病症的神经生理过程是否也与认知老化有关？阐明这些问题将为疗法干预的发展提供指导，并促使优化睡眠的恢复功能的方法的探索。

（译者　李　勇）

参 考 文 献

1. Loomis AL, Harvey EN, Hobart G. Potential rhythms of the cerebral cortex during sleep. Science 1935;81(0036-8075 (Print)):597-8.
2. Caporro M, Zulfi H, Yeh HJ, Lenartowicz A, Buttinelli C, Parvizi J, et al. Functional MRI of sleep spindles and K-complexes. Clin Neurophysiol. 2012;123(2):303-9. https://doi. org/10.1016/j.clinph.2011.06.018.
3. Dash MB. Infraslow coordination of slow wave activity through altered neuronal synchrony. Sleep. 2019;42(12):1-13. https://doi.org/10.1093/sleep/zsz170.
4. Kim J, Gulati T, Ganguly K. Competing roles of slow oscillations and Delta waves in mem-ory consolidation

versus forgetting. Cell. 2019;179(2):514-26.e13. https://doi.org/10.1016/j. cell.2019.08.040.

5. Diekelmann S, Born J. The memory function of sleep. Nat Rev Neurosci. 2010;11(2):114-26. https://doi. org/10.1038/nrn2762.

6. Daurat A, Terrier P, Foret J, Tiberge M. Slow wave sleep and recollection in recognition mem-ory. Conscious Cogn. 2007;16(2):445-55. https://doi.org/10.1016/j.concog.2006.06.011.

7. Gent TC, Bandarabadi M, Herrera CG, Adamantidis AR. Thalamic dual control of sleep and wakefulness. Nat Neurosci. 2018;21(7):974-84. https://doi.org/10.1038/s41593- 018- 0164- 7.

8. Steriade M, Nunez A, Amzica F. Intracellular analysis of relations between the slow (<I Hz) neocortical os-cillation and other sleep rhythms of the electroencephalogram. J Neurosci. 1993;13(8):3266-83. https://doi. org/10.1016/S0040- 4039(97)01107- 6.

9. Tononi G, Cirelli C. Sleep and the price of plasticity: from synaptic and cellular homeostasis to memory con-solidation and integration. Neuron. 2014;81(1):12-34. https://doi.org/10.1016/j. neuron.2013.12.025.

10. Peters AJ, Chen SX, Komiyama T. Emergence of reproducible spatiotemporal activity during motor learn-ing. Nature. 2014;510(7504):263-7. https://doi.org/10.1038/nature13235.

11. Okubo TS, Mackevicius EL, Payne HL, Lynch GF, Fee MS. Growth and splitting of neu-ral sequences in songbird vocal development. Nature. 2015;528(7582):352-7. https://doi. org/10.1038/nature15741.

12. Fultz NE, Bonmassar G, Setsompop K, Stickgold RA, Rosen BR, Polimeni JR, et al. Coupled electrophysi-ological, hemodynamic, and cerebrospinal fluid oscillations in human sleep. Science. 2019;366(6465):628-31. https://doi.org/10.1126/science.aax5440.

13. Hablitz LM, Vinitsky HS, Sun Q, Staeger FF, Sigurdsson B, Mortensen KN, et al. Increased glymphat-ic influx is correlated with high EEG delta power and low heart rate in mice under anesthesia. Sci Adv. 2019;5(2):eaav5447. https://doi.org/10.1126/sciadv.aav5447.

14. Iliff JJ, Wang M, Liao Y, Plogg BA, Peng W, Gundersen GA, et al. A paravascular pathway facilitates CSF flow through the brain parenchyma and the clearance of interstitial solutes, including amyloid beta. Sci Transl Med. 2012;4(147):147ra11. https://doi.org/10.1126/scitranslmed.3003748.

15. Iaccarino HF, Singer AC, Martorell AJ, Rudenko A, Gao F, Gillingham TZ, et al. Gamma frequency en-trainment attenuates amyloid load and modifies microglia. Nature. 2016;540(7632):230-5. https://doi. org/10.1038/nature20587.

16. Ju YS, Ooms SJ, Sutphen C, Macauley SL, Zangrilli MA, Jerome G, et al. Slow wave sleep disruption increases cerebrospinal fluid amyloid-beta levels. Brain. 2017;140(8):2104-11. https://doi.org/10.1093/brain/awx148.

17. Mander BA, Rao V, Lu B, Saletin JM, Lindquist JR, Ancoli-Israel S, et al. Prefrontal atrophy, disrupted NREM slow waves and impaired hippocampal-dependent memory in aging. Nat Neurosci. 2013;16(3):357-64. https://doi.org/10.1038/nn.3324.

18. Wei Y, Krishnan GP, Komarov M, Bazhenov M. Differential roles of sleep spindles and sleep slow oscilla-tions in memory consolidation. 2018.

19. Capone C, Pastorelli E, Golosio B, Paolucci PS. Sleep-like slow oscillations improve visual classification through synaptic homeostasis and memory association in a thalamo-cortical model. Sci Rep. 2019;9(1):1-11. https://doi.org/10.1038/s41598- 019- 45525- 0.

20. Schabus M, Dang-Vu TT, Albouy G, Balteau E, Boly M, Carrier J, et al. Hemodynamic cere-bral cor-relates of sleep spindles during human non-rapid eye movement sleep. Proc Natl Acad Sci U S A. 2007;104(32):13164-9. https://doi.org/10.1073/pnas.0703084104.

21. Andrillon T, Nir Y, Staba RJ, Ferrarelli F, Cirelli C, Tononi G, et al. Sleep spindles in humans: insights from intracranial EEG and unit recordings. J Neurosci. 2011;31(49):17821. https://doi.org/10.1523/JNEUROS-CI.2604- 11.2011.

22. Maingret N, Girardeau G, Todorova R, Goutierre M, Zugaro M. Hippocampo-cortical cou-pling mediates

memory consolidation during sleep. Nat Neurosci. 2016;19(7):959-64. https://doi.org/10.1038/nn.4304.

23. van Schalkwijk FJ, Hauser T, Hoedlmoser K, Ameen MS, Wilhelm FH, Sauter C, et al. Procedural mem-ory consolidation is associated with heart rate variability and sleep spindles. J Sleep Res. 2020;29(3):1-8. https://doi.org/10.1111/jsr.12910.

24. Manoach DS, Stickgold R. Abnormal sleep spindles, memory consolidation, and schizo-phrenia. Annu Rev Clin Psychol. 2017;2019(15):451-79. https://doi.org/10.1146/annurev- clinpsy- 050718- 095754.

25. Sirota A, Montgomery S, Fujisawa S, Isomura Y, Zugaro M, Buzsáki G. Entrainment of neocortical neu-rons and gamma oscillations by the hippocampal theta rhythm. Neuron. 2008;60(4):683-97. https://doi.org/10.1016/j.neuron.2008.09.014.

26. Goutagny R, Jackson J, Williams S. Self-generated theta oscillations in the hippocampus. Nat Neurosci. 2009;12(12):1491-3. https://doi.org/10.1038/nn.2440.

27. Schreiner T, Doeller CF, Jensen O, Rasch B, Staudigl T. Theta phase-coordinated mem-ory reactivation reoccurs in a slow-oscillatory rhythm during NREM sleep. Cell Rep. 2018;25(2):296-301. https://doi.org/10.1016/j.celrep.2018.09.037.

28. Dragoi G, Buzsáki G. Temporal encoding of place sequences by hippocampal cell assemblies. Neuron. 2006;50(1):145-57. https://doi.org/10.1016/j.neuron.2006.02.023.

29. Wikenheiser AM, Redish AD. Hippocampal theta sequences reflect current goals. Nat Neurosci. 2015;18(2):289-94. https://doi.org/10.1038/nn.3909.

30. Hutchison IC, Rathore S. The role of REM sleep theta activity in emotional memory. Front Psychol. 2015;6:1439.

31. Lansink CS, Goltstein PM, Lankelma JV, McNaughton BL, Pennartz CMA. Hippocampus leads ventral striatum in replay of place-reward information. PLoS Biol. 2009;7(8) https://doi. org/10.1371/journal. pbio.1000173.

32. Klinzing JG, Niethard N, Born J. Mechanisms of systems memory consolidation during sleep. Nat Neuros-ci. 2019;22(October) https://doi.org/10.1038/s41593- 019- 0467- 3.

33. Buzsaki G, Draguhn A. Neuronal oscillations in cortical networks. Science. 2004;304(5679):1926-9. https://doi.org/10.1126/science.1099745.

34. van den Heuvel MP, Sporns O. Rich-club organization of the human connectome. J Neurosci. 2011;31(44):15775-86. https://doi.org/10.1523/JNEUROSCI.3539- 11.2011.

35. Imperatori LS, Betta M, Cecchetti L, Canales-Johnson A, Ricciardi E, Siclari F, et al. EEG functional connectivity metrics wPLI and wSMI account for distinct types of brain functional interactions. Sci Rep. 2019;9(1):1-15. https://doi.org/10.1038/s41598- 019- 45289- 7.

36. Massimini M, Ferrarelli F, Huber R, Esser SK, Singh H, Tononi G. Breakdown of cortical effec-tive con-nectivity during sleep. Science. 2005;309(5744):2228-32. https://doi.org/10.1126/science.1117256.

37. Tononi G. Consciousness as integrated information: a provisional manifesto. Biol Bull. 2008;215(3):216-42. https://doi.org/10.2307/25470707.

38. Lee AK, Wilson MA. Memory of sequential experience in the hippocampus during slow wave sleep. Neu-ron. 2002;36(6):1183-94. https://doi.org/10.1016/s0896- 6273(02)01096- 6.

39. Berkers RMWJ, Ekman M, van Dongen EV, Takashima A, Barth M, Paller KA, et al. Cued reactivation during slow-wave sleep induces brain connectivity changes related to memory stabilization. Sci Rep. 2018;8(1):1-12. https://doi.org/10.1038/s41598- 018- 35287- 6.

40. Theodoni P, Rovira B, Wang Y, Roxin A. Theta-modulation drives the emergence of connectiv-ity pat-terns underlying replay in a network model of place cells. elife. 2018;7:1-33. https://doi. org/10.7554/eLife.37388.

41. Bastuji H, Cadic-Melchior A, Magnin M, Garcia-Larrea L. Intracortical functional connectivity pre-

dicts arousal to noxious stimuli during sleep in humans. J Neurosci. 2021;41(23):5115-23. https://doi.org/10.1523/JNEUROSCI.2935- 20.2021.

42. Na SH, Jin SH, Kim SY. The effects of total sleep deprivation on brain functional organization: mutual information analysis of waking human EEG. Int J Psychophysiol. 2006;62(2):238-42. https://doi.org/10.1016/j.ijpsycho.2006.03.006.

43. Verweij IM, Romeijn N, Smit DJA, Piantoni G, Van Someren EJW, van der Werf YD. Sleep deprivation leads to a loss of functional connectivity in frontal brain regions. BMC Neurosci. 2014;15:1-10. https://doi.org/10.1186/1471- 2202- 15- 88.

44. Henri-Bhargava A, Stuss DT, Freedman M. Clinical assessment of prefrontal lobe functions. CONTINUUM lifelong learning in Neurology. 2018;24(3, BEHAVIORAL NEUROLOGY AND PSYCHIATRY):704-26. https://doi.org/10.1212/CON.0000000000000609.

45. Qi J, Li BZ, Zhang Y, Pan B, Gao YH, Zhan H, et al. Disrupted small-world networks are associated with decreased vigilant attention after total sleep deprivation. Neuroscience. 2021;471:51-60. https://doi.org/10.1016/j.neuroscience.2021.07.010.

46. Wang H, Yu K, Yang T, Zeng L, Li J, Dai C, et al. Altered functional connectivity in the resting state neostriatum after complete sleep deprivation: impairment of motor control and regulatory network. Front Neurosci. 2021;15(August):1-11. https://doi.org/10.3389/fnins.2021.665687.

47. Skorucak J, Arbon EL, Dijk DJ, Achermann P. Response to chronic sleep restriction, exten-sion, and subsequent total sleep deprivation in humans: adaptation or preserved sleep homeo-stasis? Sleep. 2018;41(7):1-17. https://doi.org/10.1093/sleep/zsy078.

48. Vyazovskiy VV, Delogu A. NREM and REM sleep: complementary roles in recovery after wakefulness. Neuroscientist. 2014;20(3):203-19. https://doi.org/10.1177/1073858413518152.

49. Mander BA, Reid KJ, Baron KG, Tjoa T, Parrish TB, Paller KA, et al. EEG measures index neural and cognitive recovery from sleep deprivation. J Neurosci. 2010;30(7):2686-93. https://doi.org/10.1523/JNEUROSCI.4010- 09.2010.

50. Romano J, Engel GL. Delirium: Electroencephalographic data. Arch Neurol Psychiatr. 1944;51:356-77.

51. Faigle R, Sutter R, Kaplan PW. Electroencephalography of encephalopathy in patients with endocrine and metabolic disorders. J Clin Neurophysiol. 2013;30(5):505-16. https://doi. org/10.1097/WNP.0b013e3182a73db9.

52. Kaplan PW. The EEG in metabolic encephalopathy and coma. J Clin Neurophysiol. 2004;21(5):307-18.

53. Sutter R, Kaplan PW. Clinical and electroencephalographic correlates of acute encephalopathy. J Clin Neurophysiol. 2013;30(5):443-53. https://doi.org/10.1097/WNP.0b013e3182a73bc2.

54. Payne LE, Gagnon DJ, Riker RR, Seder DB, Glisic EK, Morris JG, et al. Cefepime-induced neurotoxicity: a systematic review. Crit Care. 2017;21(1):276. https://doi.org/10.1186/s13054- 017- 1856- 1.

55. Akeju O, Pavone KJ, Westover MB, Vazquez R, Prerau MJ, Harrell PG, et al. A compari-son of propofol- and dexmedetomidine-induced electroencephalogram dynamics using spec-tral and coherence analysis. Anesthesiology. 2014;121(5):978-89. https://doi.org/10.1097/ALN.0000000000000419.

56. Schmitt SE, Pargeon K, Frechette ES, Hirsch LJ, Dalmau J, Friedman D. Extreme delta brush. Neurology. 2012;79(11):1094. https://doi.org/10.1212/WNL.0b013e3182698cd8.

57. Numan T, Slooter AJC, van der Kooi AW, Hoekman AML, Suyker WJL, Stam CJ, et al. Functional connectivity and network analysis during hypoactive delirium and recov-ery from anesthesia. Clin Neurophysiol. 2017;128(6):914-24. https://doi.org/10.1016/j. clinph.2017.02.022.

58. van der Kooi AW, Slooter AJ, van Het Klooster MA, Leijten FS. EEG in delirium: increased spectral variability and decreased complexity. Clin Neurophysiol. 2014;125(10):2137-9. https://doi.org/10.1016/j.clinph.2014.02.010.

59. Williams Roberson S, Azeez N, Taneja R, Pun BT, Pandharipande P, Jackson JC, et al. The relationship between EEG characteristics during critical illness and long-term cognitive impairment. Neurology. 2020;94(15 Supp)

60. Drouot X, Roche-Campo F, Thille AW, Cabello B, Galia F, Margarit L, et al. A new clas-sification for sleep analysis in critically ill patients. Sleep Med. 2012;13(1):7-14. https://doi. org/10.1016/j.sleep.2011.07.012.

61. Watson PL, Pandharipande P, Gehlbach BK, Thompson JL, Shintani AK, Dittus BS, et al. Atypical sleep in ventilated patients: empirical electroencephalography findings and the path toward revised ICU sleep scor-ing criteria. Crit Care Med. 2013;41(8):1958-67. https://doi. org/10.1097/CCM.0b013e31828a3f75.

62. Teasdale G, Jennett B. Assessment of coma and impaired consciousness. A practical scale. Lancet. 1974;2(7872):81-4. https://doi.org/10.1016/s0140- 6736(74)91639- 0.

63. Sessler CN, Gosnell MS, Grap MJ, Brophy GM, O'Neal PV, Keane KA, et al. The Richmond agitation-se-dation scale: validity and reliability in adult intensive care unit patients. Am J Respir Crit Care Med. 2002;166(10):1338-44. https://doi.org/10.1164/rccm.2107138.

64. Weinhouse GL, Schwab RJ, Watson PL, Patil N, Vaccaro B, Pandharipande P, et al. Bench- to- bedside review: delirium in ICU patients - importance of sleep deprivation. Crit Care. 2009;13(6) https://doi. org/10.1186/cc8131.

65. Da Mesquita S, Papadopoulos Z, Dykstra T, Brase L, Farias FG, Wall M, et al. Meningeal lymphatics affect microglia responses and anti-A β immunotherapy. Nature. 2021;593(7858):255-60. https://doi.org/10.1038/ s41586- 021- 03489- 0.

66. Tarasoff-Conway JM, Carare RO, Osorio RS, Glodzik L, Butler T, Fieremans E, et al. Clearance systems in the brain-implications for Alzheimer disease. Nat Rev Neurol. 2015;11(8):457-70. https://doi.org/10.1038/ nrneurol.2015.119.

67. Fong TG, Jones RN, Marcantonio ER, Tommet D, Gross AL, Habtemariam D, et al. Adverse outcomes af-ter hospitalization and delirium in persons with Alzheimer disease. Ann Intern Med. 2012;156(12):848-56, W296. https://doi.org/10.7326/0003- 4819- 156- 12- 201206190- 00005

68. Vyazovskiy VV, Olcese U, Lazimy YM, Faraguna U, Esser SK, Williams JC, et al. Cortical firing and sleep homeostasis. Neuron. 2009;63(6):865-78. https://doi.org/10.1016/j. neuron.2009.08.024.

69. Sanders RD. Hypothesis for the pathophysiology of delirium: role of baseline brain network connectiv-ity and changes in inhibitory tone. Med Hypotheses. 2011;77(1):140-3. https://doi. org/10.1016/j.me-hy.2011.03.048.

70. Maldonado JR. Delirium pathophysiology: an updated hypothesis of the etiology of acute brain failure. Int J Geriatr Psychiatry. 2018;33(11):1428-57. https://doi.org/10.1002/gps.4823.

71. Simon EB, Oren N, Sharon H, Kirschner A, Goldway N, Okon-Singer H, et al. Losing neutrality: the neural basis of impaired emotional control without sleep. J Neurosci. 2015;35(38):13194-205. https://doi. org/10.1523/JNEUROSCI.1314- 15.2015.

72. Petrovsky N, Ettinger U, Hill A, Frenzel L, Meyhöfer I, Wagner M, et al. Sleep deprivation dis-rupts pre-pulse inhibition and induces psychosis-like symptoms in healthy humans. J Neurosci. 2014;34(27):9134. https://doi.org/10.1523/JNEUROSCI.0904- 14.2014.

73. Trzepacz PT, Mittal D, Torres R, Kanary K, Norton J, Jimerson N. Validation of the delir-ium rating scale-revised-98: comparison with the delirium rating scale and the cognitive test for delirium. J Neuropsy-chiatry Clin Neurosci. 2001;13(2):229-42. https://doi.org/10.1176/jnp.13.2.229.

74. Evans JL, Nadler JW, Preud'homme XA, Fang E, Daughtry RL, Chapman JB, et al. Pilot prospective study of post-surgery sleep and EEG predictors of post-operative delirium. Clin Neurophysiol. 2017;128(8):1421-5. https://doi.org/10.1016/j.clinph.2017.05.004.

75. Pun BT, Balas MC, Barnes-Daly MA, Thompson JL, Aldrich JM, Barr J, et al. Caring for critically ill pa-

tients with the ABCDEF bundle: results of the ICU liberation collab-orative in over 15,000 adults. Crit Care Med. 2019;47(1):3-14. https://doi.org/10.1097/ M. 0000000000003482.

76. Devlin JW, Skrobik Y, Gelinas C, Needham DM, Slooter AJC, Pandharipande PP, et al. Clinical practice guidelines for the prevention and Management of Pain, agitation/sedation, delirium, immobility, and sleep disruption in adult patients in the ICU. Crit Care Med. 2018;46(9):e825-e73. https://doi.org/10.1097/CCM.0000000000003299.

77. Nicholson T, Patel J, Sleigh JW. Sleep patterns in intensive care unit patients: a study using the bispectral index. Crit Care Resusc. 2001;3(2):86-91.

78. Arnal PJ, Thorey V, Debellemaniere E, Ballard ME, Bou Hernandez A, Guillot A, et al. The Dreem head-band compared to polysomnography for electroencephalographic signal acquisi-tion and sleep staging. Sleep. 2020;43(11) https://doi.org/10.1093/sleep/zsaa097.

79. Mikkelsen KB, Tabar YR, Kappel SL, Christensen CB, Toft HO, Hemmsen MC, et al. Accurate whole-night sleep monitoring with dry-contact ear-EEG. Sci Rep. 2019;9(1):16824. https://doi.org/10.1038/s41598- 019-53115- 3.

80. Watson PL. Measuring sleep in critically ill patients: beware the pitfalls. Crit Care. 2007;11(4):159. https://doi.org/10.1186/cc6094.

81. Pisani MA, Friese RS, Gehlbach BK, Schwab RJ, Weinhouse GL, Jones SF. Sleep in the intensive care unit. Am J Respir Crit Care Med. 2015;191(7):731-8. https://doi.org/10.1164/rccm.201411- 2099CI.

82. Pandharipande PP, Girard TD, Jackson JC, Morandi A, Thompson JL, Pun BT, et al. Long- term cogni-tive impairment after critical illness. N Engl J Med. 2013;369(14):1306-16. https://doi.org/10.1056/NEJ-Moa1301372.

83. Ma Y, Liang L, Zheng F, Shi L, Zhong B, Xie W. Association between sleep duration and cognitive decline. JAMA Netw Open. 2020;3(9):e2013573. https://doi.org/10.1001/jamanetworkopen.2020.13573.

84. Altman MT, Knauert MP, Pisani MA. Sleep disturbance after hospitalization and critical ill-ness: a system-atic review. Ann Am Thorac Soc. 2017;14(9):1457-68. https://doi.org/10.1513/AnnalsATS.201702- 148SR.

85. Wilcox ME, McAndrews MP, Van J, Jackson JC, Pinto R, Black SE, et al. Sleep fragmenta-tion and cognitive trajectories after critical illness. Chest. 2021;159(1):366-81. https://doi. org/10.1016/j.chest.2020.07.036.

86. Wilcox ME, Lim AS, McAndrews MP, Wennberg RA, Pinto RL, Black SE, et al. A study protocol for an observational cohort investigating COGnitive outcomes and WELLness in sur-vivors of critical illness: the COGWELL study. BMJ Open. 2017;7(7):e015600. https://doi. org/10.1136/bmjopen- 2016- 015600.

87. Waser M, Lauritzen MJ, Fagerlund B, Osler M, Mortensen EL, Sørensen HBD, et al. Sleep efficiency and neurophysiological patterns in middle-aged men are associated with cognitive change over their adult life course. J Sleep Res. 2019;28(4):e12793. https://doi.org/10.1111/jsr.12793.

第二部分　临床视角

Yoanna Skrobik and John W. Devlin

1　引言

谵妄是一种以精神状态急性改变为特征的综合征，高达 50% 的机械通气危重症患者都会出现这种症状，是导致不理想的重症监护（ICU）和影响重症监护预后的独立危险因素。

减少谵妄已成为治疗危重症患者的一个优先事项。详见章节"危重症患者的睡眠特征：睡眠碎片化和睡眠中断"和"危重症患者的睡眠特征：昼夜节律紊乱"。睡眠中断和异常睡眠结构在 ICU 中很常见。危重症患者的睡眠表现为睡眠潜伏期延长、睡眠碎片化和觉醒频繁。这些异常与 ICU（参见"睡眠中断与 ICU 预后的关系"）和 ICU 后（参见"长期预后：危重症幸存者的睡眠"）的结果有关。虽然一些非药物睡眠可以促进工作且已被证明可以减少谵妄，无论是通过客观还是主观手段进行评估都尚未被证明可以改善睡眠（参见"ICU 改善睡眠的最佳实践：第一部分"）。如"ICU 改善睡眠的最佳实践第二部分"所述，药物干预改善睡眠的证据很少。

尽管许多临床医生认为睡眠不佳会引起谵妄，而谵妄也会引起睡眠不佳，但在复杂的 ICU 环境中，谵妄与睡眠中断之间的关联尚不清楚。有超过 1/4 的 ICU 住院患者存在睡眠异常。此外，由于危重症患者严重的睡眠剥夺可导致注意力不集中、情绪不稳定（进而导致行为不当）及妄想或幻觉等症状。因此，ICU 环境中，心理评估的价值尚不清楚，混杂因素比比皆是，睡眠剥夺的临床特征与相关预后之间的联系仍难以协调。此外，已知危重症成人睡眠的机械呼吸环境对谵妄症状的影响尚未被评估（参见"机械通气与睡眠"）。

因为在 ICU 患者入院时通常没有系统地筛查慢性疾病、认知能力下降和虚弱等症状，所以考虑病前状态对 ICU 患者睡眠和谵妄相关结果的影响仍然具有挑战性。基线降低会增加谵妄的风险，并且在老年人中非常常见。在最近一项非药物性谵妄预防干预的 RCT 研究中，75% 的 70 岁及以上患者尽管在住院前生活自理且似乎没有明显的认知异常，但仍存在至少轻度的基线认知缺陷。ICU 患者睡眠情况与谵妄之间的生理学关系在"睡眠中断与谵妄的关系第一部分"作了介绍。

2　风险因素

表 7-2 是在进 ICU 之前、ICU 入院时和在 ICU 住院期间对患者谵妄和睡眠中断等危险因素的比较。由于缺乏在同一组患者中比较谵妄和睡眠危险因素的已发表的研究，在 ICU 睡眠危险因素研究中，谵妄的存在尚未得到控制，而且 ICU 患者会出现"睡眠中断"等多种方式，因此，在比较谵妄和睡眠中断的危险因素方面存在重大挑战。此外，谵妄和睡眠常见的一些危险因素（如镇静剂诱导的昏迷）的病理生理机制可能存在很多不同（参见"正常睡眠与镇静期间意识改变的比较"）。

表 7-2　危重症成人谵妄和睡眠中断危险因素比较

	谵妄	睡眠中断
ICU 入院前		
男性	X	X
老年	X	X
认知功能下降	X	
精神科合并症	X	X
脆弱	X	
失眠		X

续表

	谵妄	睡眠中断
阻塞性睡眠呼吸暂停		X
听力 / 视力丧失	X	
≥适度饮酒	X	X
功能性缺陷	X	
入住 ICU		
疾病严重程度	X	X
传染病	X	
镇静剂引起的昏迷	X	X
紧急入住 ICU	X	X
疼痛	X	X
入住 ICU 期间		
疾病严重程度	X	X
感染 / 脓毒症	X	X
镇静剂引起的昏迷	X	X
药物使用 / 戒断	X	X
机械通气 / 供氧不足	X	X
固定	X	X
输血	X	
缺乏家人陪伴	X	X
噪声		X
疼痛	X	X
灯光		X

一些研究发现，术前的睡眠障碍综合征与术后谵妄之间存在关系。例如，心脏手术后，睡眠呼吸障碍风险与谵妄风险增加 6 倍左右有关。而昼夜节律紊乱是谵妄的已知危险因素。在健康患者中，褪黑素的释放受到睡眠觉醒节律和授时因子，比如环境光线、进食时间和社交活动的高度影响。然而，在 ICU 环境中，全天光照通常很暗，连续的（而不是计划性的）肠内喂养是常见的，特别是当使用镇静剂时，患者与环境互动的能力降低。面对这些授时因子的减少，昼夜节律紊乱在危重症患者中很常见（参见"危重症患者的睡眠特征：昼夜节律紊乱"）。

3　流行病学和结果

睡眠中断和谵妄都与 ICU 和 ICU 预后相关，其中大多是患者及其家属高度关注的问题。

3.1　睡眠中断

睡眠是一种周期性的、可逆的认知和感官脱离外部环境的状态。如"危重症患者的睡眠特征第一部分"和"睡眠中断与谵妄的关系第一部分"所述，睡眠可以根据脑电图标准划分为非快速眼动（NREM）[N1 期、N2 期（浅睡眠）、N3 期（深睡眠）]和快速眼动（REM）阶段，这些阶段通常与明显的生理变化、神经解剖基质和神经化学相关。

如"危重症患者的睡眠特征第二部分"所述，睡眠和觉醒是由昼夜节律调节系统和睡眠稳态过程控制的。昼夜节律系统负责多种生物过程，包括皮质醇等激素在内的内分泌调节。虽然为了减少在嘈杂、繁忙、以护理人员为中心的 ICU 环境中的睡眠中断，在 ICU 中建立昼夜节律模式已作为一种非药物方法被提出，但是考虑到 50% 的人是"夜猫子"而不是"早起的人"，而大多数 ICU 的治疗活动都有严格的时间计划，期望睡眠从晚上开始，护理活动在清晨进行，这种方法可能难以实施。除了生理学之外，包括疼痛和焦虑在内的临床环境依赖性症状也会导致睡眠中断。

3.2　谵妄

谵妄是急性脑病的表型表达，有以下基本特征：①意识水平紊乱（即对环境意识的清晰度降低），集中、维持或转移注意力的能力降低；②认知的变化（即记忆障碍、定向障碍、语言障碍），或发展为感知障碍（即幻觉、妄想）。一个常见的误解是，谵妄的患者要么产生幻觉，要么产生妄想，但这两种症状都不是诊断所必需的。

ICU 谵妄引起的长期认知功能障碍是否与进入 ICU 前的认知能力降低和疾病严重程度有一定的关系，这一分析仍具有挑战性。在大多数 ICU 试验中，除了那些允许在 ICU 入院前进行认知评估的试验外，并没有考虑这些混杂因素。此外，尽管衰弱越来越被认为是危重症患者除疾病严重程度之外整体预后中最重要的单一驱动因素，但其所有指标中没有一个考虑到自主性和体力之外的功能性。因此，认知上的"衰弱"尚未得到很好的确立，也未与谵妄联系起来。在睡眠中断的情况下，衰弱是否存在，或者是否与出现谵妄或其他方面的衰弱有关，目前尚不清楚。尽管睡眠模式和认知模式会随着时间的推移而改变，尤其是在 60 岁以后的睡眠和 45 岁之后的认知方面，但据我们所知，这些观察和研究并没有在危重症人群中得到验证。

4　睡眠剥夺和谵妄的症状

睡眠剥夺和谵妄有许多共同的症状（表 7-3）。急性睡眠剥夺的患者表现出许多谵妄后遗症，包括精神运动表现下降、短期记忆障碍和执行功能困难。此外，睡眠剥夺还会导致情绪障碍，包括易怒、注意力不集中、定向障碍、焦虑、抑郁和偏执。一项针对年轻健康成人的研究表明，严重的睡眠剥夺与谵妄发生后 24 小时内的症状相关，包括知觉扭曲、视觉幻觉和情绪变化，从冷漠到思维紊乱，并伴有注意力障碍。睡眠中断和谵妄之间症状的显著相似性促使专家们将这两者联系起来，并研究这两者之间的关系和这种关系的方向性。

《精神障碍诊断与统计手册》第五版（DSM-5）将睡眠障碍重新划分为三大类：失眠、嗜睡和觉醒障碍，并纳入了 11 个不同的诊断组。越来越多的证据表明，睡眠障碍与其他医学和精神疾病共存，而且可能并不相互排斥。DSM-5 强调了无论是否存在其他精神或医学问题，对睡眠障碍给予独立临床关注的必要性。DSM-5 还认识到，同时存在的医疗条件、精神障碍和睡眠障碍是相互作用和双向关联的。之前的两项诊断已被消除：与另一种精神障碍相关的睡眠障碍和与另一种疾病相关的睡眠障碍。DSM-5 中关于谵妄的标准与 DSM-5 中睡眠障碍的许多症状相同。

表 7-3　睡眠剥夺和谵妄的常见症状

焦虑
躁动不安
混乱
昼夜节律失调：夜间清醒
情绪不稳定
易激性
嗜睡
短期记忆下降
执行功能下降
响应性降低
交感神经刺激：心率 / 血压升高

5　对睡眠和谵妄的评估

5.1　睡眠

尽管存在诸多客观和主观的方法来评估 ICU 的睡眠（参见"ICU 改善睡眠的最佳实践：第一部分"），但每种评估方法都存在局限性，因此在 ICU 环境中不会常规评估睡眠。对于服用镇静剂的患者和那些在评估过程中经历中度至重度谵妄或有谵妄症状的患者，患者自我报告的睡眠情况会带来挑战。除了量表和生理监测外，患者报告的睡眠中断主要来自心理困扰、焦虑、恐惧和疼痛。然而，除了疼痛，这些症状没有由临床医生进行常规评估，也没有考虑到它们与睡眠剥夺的潜在关系。

在 ICU 入院时对患者及其家属进行标准睡眠质量评估，将确定 25% 的患者是否有基线睡眠中断。让患者感到舒适、使用常用的睡眠姿势并询问其恐惧和担忧，可以减轻患者的恐惧，并减少患者对镇静剂和约束的需求。更集中地了解患者对舒适和减压的偏好，以促进自然睡眠，可以保证更好的睡眠质量。

5.2　谵妄

实践指南和护理改善策略集提倡使用经过验证的评估工具，如 ICU 意识模糊评估方法（CAM-ICU）或重症监护谵妄筛查清单，对危重症患者进行常规谵妄评估，以促进谵妄危险因素的识别（和调节）和非药物干预来减少谵妄持续时间。这一过程的潜在益处是：假设 ICU 临床医生在评估谵妄方面训练有素，将记录评估结果，当谵妄被识别时，会积极与其他 ICU 跨专业团队合作，并努力减少风险因素和实施非药物改善策略。定期评估危重症患者的症状显然是很重要的。一项对照试验发现，使用 CAM-ICU 的临床医生与接受过谵妄症状和谵妄相关结局重要性培训的临床医生相比，从谵妄的识别到开始治疗的时间是相似的。

考虑到 40% 的谵妄症状发生在午夜到早上 06：00 之间，在这段时间 ICU 临床医生很少在患者的床边，即使每天两次常规筛查也可能会错过发现谵妄（及其症状）。如果临床医生对评估谵妄有兴趣并参与其中，是否需要进行常规筛查尚无定论。无论如何，通过安慰患者来识别和减轻恐惧，仍然是无法入睡的患者夜间床旁护理的一个重要组成部分。两位作者都目睹了 ICU 幸存者讲述这种安慰在培养希望和稳定焦虑方面是多么有效。但这种简单的方法在缓解焦虑、减少镇静剂使用或改善结果方面的影响都没有被研究过。

6　与睡眠和谵妄相关的以患者为中心的评估

我们希望强调的是无论从患者的角度还是从护理者的角度，都需要在更广泛的人性化护理背景下考虑这些指标的重要性。

患者报告说，失去主导意识是他们危重疾病中最痛苦的部分之一。我们虽然意识到 ICU 照护可能是专科集中制护理的最新前沿领域之一，患者可能被安置在"安全"且方便护理人员提供干预措施的位置，并尽可能确定睡眠偏好和习惯，提供良好的睡眠条件。但不幸的是，无论护理人员如何努力地在健康记录中记录谵妄或进行睡眠评估，如果医生和其他 ICU 护理人员忽视这些报告，对于管床护士来说，进行这些监测工作的价值就会降低。

镇静和约束措施是在安全的条件下实施的。这两种方法都未被证明可以降低 ICU 侵入性护理相关器械（气管导管、中心静脉导管）非计划拔管的风险，且都增加了与谵妄相关的患者预后方面的风险；镇静剂的影响将在"ICU 常用药物对睡眠的影响"一章中详细讨论。约束措施对睡眠质量的影响，据我们所知，还没有被评估过，对于患者来说，在 ICU 住院期间，被约束是不愉快的和痛苦的。

在 COVID-19 大流行之前，临床医生的职业倦怠率约为 50%；实际还要高得多。任何改善管床护理的建议，包括额外的措施，都可能会遭到已经超负荷或疲劳的医护人员的抵制。合理的建议应考虑 3 个要素：①易于实施和记录；②这种改变应该让护理人员感觉良好，能让他们继续做下去，而不仅仅是"数据"对患者是有益的，而且这项工作应该得到团队其他成员的认可；③为实现可持续性，必须有持续的基准测试，最好是与其他单位或医院进行比较，以确保持续的友好竞争。

7　ICU 临床研究中报道的睡眠与谵妄的关系

许多 ICU 临床研究评估改善 ICU 睡眠的干预措施可减少谵妄的发生，但没有改善睡眠质量。例如，一项比较夜间应用低剂量右美托咪定与安慰剂在非谵妄 ICU 患者中的随机对照试验（RCT）发现，右美托咪定显著降低了谵妄的发生率（相对风险 0.44；95%CI：0.23 ～ 0.82），但两组患者的睡眠质量相似（平均差异 0.02；95%CI：0.42 ～ 1.92）。在一项随访研究中，对同时患有谵妄和利兹睡眠评估问卷（LSEQ）评估无昏迷的患者 24 小时内测量了早晨 LSEQ 评分和谵妄发生之前 24 小时（回顾性分析）与谵妄发生之后 24 小时（预测性分析）之间的关系。使用一个考虑年龄、疾病的严重程度和右美托咪定（与安慰剂相比）的模型，LSEQ 评分与随后的谵妄的发生无关。同样，在危重症患者中实施多组分睡眠改善方案也报告了谵妄的减少，但对改善睡眠没有影响。例如，在 300 名 ICU 患者的队列研究中，分级方案的实施使 ICU 无谵妄和昏迷的天数增加了一半以上，但对患者的睡眠感受几乎没有影响。

8　未来研究的领域

主观睡眠质量和谵妄之间的关系仍未得到充分的探索；在危重症患者中存在多重挑战。任何关于主观睡眠质量和谵妄之间是否存在联系的研究都应该将患者的谵妄和睡眠评估结合起来，并在 ICU 住院短时间内考虑这些结果的自然变化。在任何 ICU 睡眠 - 谵妄队列研究中，必须考虑已知的干扰睡眠的既定基线和日常影响 ICU 睡眠的危险因素（参见"ICU 睡眠中断的风险因素"），会增加谵妄的发生，或两者兼有。

9　结论

在危重症患者中，应严格评估谵妄和睡眠中断，以及与两者相关的症状。应优化以改善睡眠为重点的非药物干预措施，因为采取这些措施将减少谵妄。但仍需要重点研究 ICU 中谵妄和睡眠之间的相互关系以及相关的干预措施。

（译者　张宇洁）

参 考 文 献

1. Wilson JE, Mart MF, Cunningham C, et al. Nat Rev Dis Primers. 2020; 6(1):90.

2. Rood P, Huisman-de Waal G, Vermeulen H, Schoonhoven L, Pickkers P, van den Boogaard M. Effect of orga-nizational factors on the variation in incidence of delirium in intensive care unit patients: a systematic review and meta-regression analysis. Aust Crit Care. 2018;31(3):180-7.

3. Salluh JI, Wang H, Schneider EB, Nagaraja N, Yenokyan G, Damluji A, et al. Outcome of delirium in criti-cally ill patients: systematic review and meta-analysis. BMJ. 2015;350:2538.

4. Kamdar BB, Knauert MP, Jones SF, Parsons EC, Parthasarathy S, Pisani MA, et al. Perceptions and practices regarding sleep in the intensive care unit. A survey of 1,223 critical care provid-ers. Ann Am Thorac Soc. 2016;13:1370-7.

5. Weinhouse GL, Schwab RJ, Watson PL, Patil N, Vaccaro B, Pandharipande P, et al. Bench-to-bedside review: delirium in ICU patients - importance of sleep deprivation. Crit Care. 2009;13:234.

6. Telias I, Wilcox ME. Sleep and circadian rhythm in critical illness. Crit Care. 2019;23:82.

7. Fisher S. The microstructure of dual-task interaction. 4. Sleep deprivation and the control of attention. Per-ception. 1980;9(3):327-37.

8. Boesen HC, Andersen JH, Bendtsen AO, Jennum PJ. Sleep and delirium in unsedated patients in the intensive care unit. Acta Anaesthiol Scand. 2016;60(1):59-68.

9. Waters F, Chiu V, Atkinson A, Blon JD. Severe sleep deprivation causes hallucinations and a gradual progres-sion towards psychosis with increasing time awake. Front Psych. 2018;9:303.

10. Cooper AB, Thornley KS, Young GB, Slutsky AS, Stewart TE, Hanly PJ. Sleep in critically ill patients re-quiring mechanical ventilation. Chest. 2000;117(3):809-18.

11. Zaal IJ, Devlin JW, Peelen LM, Slooter AJ. A systematic review of risk factors for delirium in the ICU. Crit Care Med. 2015;43:40-7.

12. Devlin JW, Skrobik Y, Gélinas C, et al. Clinical practice guidelines for the prevention and management of pain, agitation/sedation, delirium, immobility, and sleep disruption in adult patients in the ICU. Crit Care Med. 2018;46(9):e825-73.

13. Muscedere J, Waters B, Varambally A, et al. The impact of frailty on intensive care unit out-comes: a systematic review and meta-analysis. Intensive Care Med. 2017;43(8):1105-22.

14. Deeken F, Sanchez A, Rapp MA, et al. Outcomes of a delirium prevention program in older persons after elective surgery: a stepped-wedge, cluster randomized clinical trial. JAMA Surg. 2022;157:e216370.

15. Honarmond K, Rafay H, Le J, et al. A systematic review of risk factors for sleep disruption in critically ill adults. Crit Care Med. 2020;48(7):1066-74.

16. Roggenbach J, Klamman M, von Haken R, Bruckner T, Karck M, Hofer S. Sleep-disordered breathing is a risk factor for delirium after cardiac surgery: a prospective cohort study. Crit Care. 2014;18(5):477.

17. Fadayomi AB, Ibala R, Bilotta F, Westover MB, Akeju O. A systematic review and meta- analysis examining the impact of sleep disturbances on postoperative delirium. Crit Care Med. 2018;46(12):e1204-12.

18. Balan S, Leibovitz A, Zila SO, Ruth M, ChanaW YB, et al. The relation between the clini-cal subtypes of delirium and the urinary level of 6-SMT. J Neuropsychiatry Clin Neurosci. 2003:15:363-6. https://doi.org/10.1176/jnp.15.3.363.

19. Li CX, Liang DD, Xie GH, et al. Altered melatonin secretion and circadian gene expression with increased proinflammatory cytokine expression in early-stage sepsis patients. Mol Med Rep. 2013;7:1117-22.

20. Gehlbach BK, Chapotot F, Leproult R, et al. Temporal disorganization of circadian rhythmic-ity and sleep-wake regulation in mechanically ventilated patients receiving continuous intra-venous sedation. Sleep. 2012;35(8):1105-14.

21. Altman MT, Knauert MP, Pisani MA. Sleep disturbance after hospitalization and critical ill-ness: a systematic review. Ann Am Thorac Soc. 2017;14(9):1457-68.

22. https://www.sleepfoundation.org/how- sleep- works/chronotypes. Accessed March 5, 2022.

23. Slooter AJC, Otte WM, Devlin JW, et al. Updated nomenclature of delirium and acute enceph-alopathy: statement of ten societies. Intensive Care Med. 2020;46(5):1020-2.

24. American Psychiatric Association. Diagnostic and statistical manual of mental disorders. 5th ed. Arlington, VA: American Psychiatric Association; 2013.

25. Pandharipande PP, Girard TD, Jackson JC, et al. Long-term cognitive impairment after critical illness. N Engl J Med. 2013;1(14):1306-16.

26. Wilcox ME, McAndrews MP, Van J, et al. Sleep fragmentation and cognitive trajectories after critical ill-ness. Chest. 2020;56:112-9.

27. Bishir M, Bhat A, Essa MM, et al. Sleep deprivation and neurological disorders. Biomed Res Int. 2020;5764017

28. Weinhouse GL, Kimchi E, Watson P, Devlin JW. Sleep assessment in critically ill adults: estab-lished methods and emerging strategies. Crit Care Explor. 2022;4(2):E0628.

29. Pun BT, Balas MC, Barnes-Daly MA, et al. Caring for critically ill patients with the ABCDEF bundle: re-sults of the ICU liberation collaborative in over 15,000 adults. Crit Care Med. 2019;47(1):3-14.

30. Ely EW, Margolin R, Francis J, et al. Evaluation of delirium in critically ill patients: validation of the Confusion Assessment Method for the Intensive Care Unit (CAM-ICU). Crit Care Med. 2001;29(7):1370-9.

31. Bergeron N, Dubois MJ, Dumont M, et al. Intensive care delirium screening checklist: evalu-ation of a new screening tool. Intensive Care Med. 2001;27:859-64.

32. Bigatello LM, Amirfarzan H, Haghighi AK, et al. Effects of routine monitoring of delirium in a surgical/trauma intensive care unit. Trauma Acute Care Surg. 2013;74(3):876-83.

33. Devlin JW, Fraser GF, Joffe A, Riker RR, Skrobik Y. The accurate recognition of delirium in the ICU: more new clothes for the emperor. Intensive Care Med. 2013;39(12):2196-9.

34. Guidelines FS, Hallett C, McHugh G. Physical restraint: experiences, attitudes and opinions of adult inten-sive care unit nurses. Nurs Crit Care. 2016;21(2):78-87.

35. Simini B. Patients' perceptions of intensive care. Lancet. 1999;354(9178):571-2.

36. Krause AJ, Simon EB, Mander BA, et al. The sleep-deprived human brain. Nat Rev Neurosci. 2017;18(7):404-18.

37. Ben Simon E, Vallat R, Barnes CM, Walker MP. Sleep loss and the socio-emotional brain. Trends Cogn Sci. 2020;24(6):435-50.

38. Moll V, Meissen H, Pappas S, et al. The coronavirus disease 2019 pandemic impacts burnout syndrome differently among multi professional critical care clinicians - a longitudinal survey study. Crit Care Med. 2022;50(3):440-8.

39. Ibrahim MG, Bellomo R, Hart GK, et al. A double-blind placebo-controlled randomised pilot study of nocturnal melatonin in tracheostomised patients. Crit Care Resusc. 2006;8(3):187-91.

40. Kamdar BB, King LM, Collop NA, et al. The effect of a quality improvement intervention on perceived sleep quality and cognition in a medical ICU. Crit Care Med. 2013;41:800-9.

41. Litton E, Carnegie V, Elliott R, Webb SA. The efficacy of earplugs as a sleep hygiene strat-egy reducing delirium in the ICU: a systematic review and meta-analysis. Crit Care Med. 2016;44(5):992-9.

42. Skrobik Y, Duprey MS, Hill NS, Devlin JW. Low-dose nocturnal dexmedetomidine pre-vents ICU delirium. A randomized, placebo-controlled trial. Am J Respir Crit Care Med. 2018;197:1147-56.

43. Duprey MS, Devlin JW, Skrobik Y. Association between subjective sleep quality and daily delirium occurrence in critically ill adults: a post-hoc evaluation of a randomized controlled trial. BMJ Open Respir Res. 2020;7(1):e000576.

44. Louzon PR, Heavner MS, Herod K, Wu TT, Devlin JW. Sleep-promotion bundle develop-ment, implementation, and evaluation in critically ill adults: roles for pharmacists. Ann Pharmacotherapy. 2022;56(7):839-49.

第8章 机械通气与睡眠

Lauren E. Estep and Sairam Parthasarathy

1 引言

本章的目的是综合目前关于机械通气与睡眠的相互关系的文献，帮助读者在患者床边应用这些知识，并发现未来的知识空白。相关学者研究了机械通气对睡眠的影响，同时还研究了睡眠障碍对重症监护环境中机械通气方面的潜在影响。考虑到在重症监护环境中评估睡眠对机械通气影响的研究很少，我们也将酌情借鉴实验生理学的可靠发现。这些实验可能涉及健康受试者或患有呼吸系统疾病的非危重症参与者，因此我们将明确与此类外推相关的注意事项。

2 概念框架

以机械通气辅助需求为核心的概念框架（图 8-1 深灰色框），向读者展示了睡眠和机械通气研究的复杂性。从本质上讲，通过气管导管进行有创机械通气是非常令人不舒服的，并且随之而来的有害刺激会干扰睡眠（图 8-1 浅灰色框）。其他必要的侵入性设备（如鼻胃管或导尿管、动脉管线等），或因启动侵入性机械通气而施加的物理约束，同样会产生不适，从而扰乱睡眠（参见 "ICU 睡眠中断的风险因素"）。此外，静脉镇静和镇痛是为了减轻有创机械通气的不适感，反过来可能会无意中改变睡眠的本质（参见 "ICU 常用药物对睡眠的影响"）。这里应指出的是，无创通气方法，如经鼻高流量氧疗（HFNC）、无创正压通气（NIPPV）或经鼻持续气道正压通气（NCPAP），在使用时并不一定需要增加镇静剂或镇痛剂。尽管缺乏直接评估疼痛 / 不适与睡眠之间关系的经验证据，但与有创通气相比，无创通气时镇静 / 镇痛剂的使用率较低，这表明无创通气方法的危害更小，因此干扰睡眠的可能性较小。最后，通过面罩或传统的鼻插管补充氧气可以作为对睡眠干扰最小的另一种比较方法。然而，在缺乏随机对照试验（RCT）数据的情况下，鉴于潜在疾病对睡眠质量的混杂影响，无法对需要有创机械通气、无创通气或补充氧气的患者的睡眠情况进行直接比较。

除了急性呼吸衰竭外，机械通气的其他适应证可以独立地或与伴随的药物和疗法一起对睡眠产生不利影响（图 8-1 浅灰色框）。由于呼吸机设置和患者需求不匹配（患者 - 呼吸机不同步）而导致的气体交换改变、呼吸肌活动增加及其他有害刺激，可能会干扰睡眠。与气体交换紊乱（缺氧或高碳酸血症）相比，由呼吸肌活动增加引起的呼吸刺激更容易导致觉醒。更直接地说，呼吸辅助系统和相关的呼吸机警报的噪声及 ICU 中的其他噪声均会对睡眠产生不利影响（参见"ICU 睡眠中断的风险因素"）。此外，气管插管或气管造口管的抽吸、无创面罩、高流量供氧系统中使用的高湿度系统的"雨"而导致的鼻腔液体都是有害刺激，会干扰睡眠。

接受机械通气的患者有一些特殊要求，由于其初步的性质，还未获得科学研究的关注。若危重症患者每天卧床 24 小时，其睡眠是不健康的，这本质上不利于 7 ～ 8 小时的良好和适时睡眠，即良好的睡眠卫生（参见"危重症患者的睡眠特征：第二部分"）。考虑到如果目标是获得连续 8 小时的优质睡眠，患者一天中有 16 小时暴露在上述有害环境中，而没有昏迷的"掩盖"，这为机械通气期间的睡眠研究领域创造了一个难题机械通气的要求（图 8-1 灰色框）。至少在急性期早期，久坐不动的特性，加上缺乏运动，会扰乱睡眠或至少不利于进入睡眠。此外，在长时间的机械通气后，或在患者不合作或神志不清的情况下，需要施加身体约束以防止意外拔管或呼吸机断开连接而导致更大的痛苦和焦虑，也不利于睡眠（参见"睡眠中断与谵妄的关系：第二部分"）。

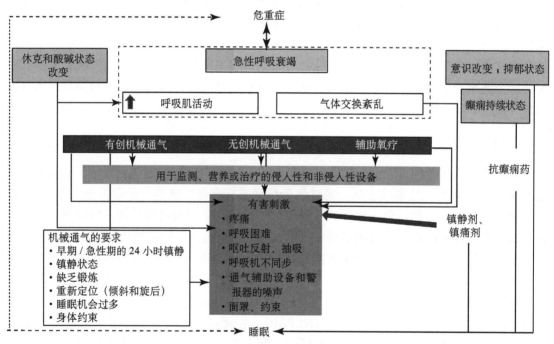

图 8-1　与可能影响患者睡眠的机械通气直接或间接相关的变量。突出显示的浅灰色方框代表机械通气的指征

3　流行病学和范围

ICU 的诞生是围绕急性呼吸衰竭的有创机械通气治疗而展开的，因此与危重症患者睡眠问题的讨论高度相关。如今，急性呼吸衰竭的治疗占全球 ICU 住院人数的 1/3 以上。在这些患者中，只有 35% 接受有创机械通气（与 20 年前几乎所有患者相比）；2/3 的患者接受其他形式的呼吸支持，包括无创机械通气。可以想象，随着有创机械通气向无创机械通气的转变，机械通气对危重症患者的睡眠造成的负担已减轻。在过去的 20 年中，由于每日镇静中断和镇静目标降低，镇静剂的用量也有所减少。然而，在 COVID-19 早期大流行期间，有向早期插管和增加镇静剂用量转变的趋势。而今，钟摆已经回荡，对早期插管提出了警告。在这种趋势下，对于有创机械通气与无创机械通气，应预见到类似波动对接受通气辅助治疗的危重症患者睡眠的影响，并对于特定观察性或干预性的研究结果进行综合分析。

考虑到混杂变量的数量和复杂性，以及观察性研究中残留混杂、反向因果关系或混杂指征的可能性，在本章的其余部分，我们将重点介绍基于干预的研究，而非观察性研究。在缺乏非危重症患者的干预或实验数据的情况下，我们将强调观察性研究和需要解决的知识差距。

4　机械通气模式

机械通气允许调节各种呼吸参数，这些参数可能影响患者舒适度、与机械呼吸的同步性及管理气体交换的有效性，从而影响睡眠的质量和连续性。因此，不仅是通气模式，还有调节通气的技巧，也可以缓解呼吸困难、呼吸不同步和高碳酸血症。研究人员进行了随机对照试验，采用交叉设计对各种机械通气模式进行研究，旨在减少个体间差异的影响。

4.1　辅助 - 控制通气与压力支持通气

在一项早期研究中，对接受机械通气的患者进行辅助 - 控制通气（ACV）与压力支持通气（PSV）的比较发现，与接受 PSV 的患者相比，接受 ACV 支持的患者出现较少的睡眠碎片化（以每小时睡眠的唤醒和觉醒次数来衡量）（参见"危重症患者的睡眠特征：第一部分"）。压力支持模式缺乏后备频率，同时伴有与充血性心力衰竭相关的中枢呼吸控制不稳定，是产生与睡眠觉醒相关的中枢呼吸暂停与过度通气的机制。与单独的压力支持相比，由具有附加无效腔的压力支持组成的第三种模式将工作时的动脉血 CO_2 分压（$PaCO_2$）提高到呼吸暂停阈值以上，并减少了呼吸不稳定性，从而改善了睡眠。尽管有人担心中枢性呼吸暂停的存在表示过度支持，但应注意的是，压力辅助的水平是在平静清醒期间确定的，以确保与辅助控制通风期间设定的潮气量相当。可以想象，睡眠开始时呼吸暂停阈值的降低以及潜在心力衰竭导致的高环路增益可能导致呼吸不稳定，进而扰乱睡眠。

为了解决压力辅助水平过高的问题，Toublanc 及其同事进行了一项研究，比较了即将拔管的患者的低水平压力支持通气与辅助 - 控制通气。在一项采用交叉设计的单夜随机对照试验（RCT）中，他们进行了多导睡眠图检查，发现与压力支持通气相比，在接受辅助 - 控制通气时，测量的睡眠质量（如慢波睡眠增加）和感知的睡眠质量都更好。相比之下，Cabello 及其同事在一项交叉设计的 3 臂 RCT 中并未发现辅助 - 控制通气、手动调节压力支持通气和自动调节压力支持通气之间的差异。虽然该研究中的平均压力辅助水平低于 Parthasarathy 和 Tobin 的研究，但他们的研究对象是意识清醒、未使用镇静药物且长期通气的患者，15 名患者中只有 1 人被诊断为心力衰竭。可以想象，同时使用镇静镇痛剂和潜在的心力衰竭会产生交互作用，通过这种作用，通气模式（压力支持通气）在所研究的危重症患者的睡眠和呼吸中起决定性作用。

4.2　比例辅助通气与压力支持通气

Bosma 及其同事在一项交叉设计的 RCT 中比较了比例辅助通气与压力支持通气模式。他们发现，在按比例辅助通气期间，总体睡眠质量更好，具体表现为睡眠碎片化（唤醒和觉醒）减少以及慢波睡眠和快速眼动（REM）睡眠的比例更高。此外，与比例辅助通气相比，压力通气支持期间的潮气量和分钟通气量更大，$PaCO_2$ 更低，这表明呼吸控制器的不稳定性可能起了作用。根据这些基本原理，压力支持通气时每小时的患者-呼吸机异步性高于比例辅助通气过程，并且与每小时唤醒次数相关。尽管将呼吸机设置为吸气功（以每分钟压力时间乘积测量）减少 50%，但仍可观察到这些与呼吸机相关的睡眠改变。这些发现表明，即使在适度的压力支持通气水平下，上述患者相关因素（心力衰竭或阿片类镇痛剂）或其他呼吸机相关因素也可导致通气不稳定和随之而来的睡眠中断。其中一个呼吸机相关因素可能是压力支持算法的固有振荡行为，这在数学建模和台架实验中都很明显，即使患者的努力是恒定的，也可能导致潮气量的显著变化。另一个与呼吸机相关的因素可能是许多商用呼吸机在进行压力支持通气期间缺乏后备频率，这可能导致中枢性呼吸暂停以及相应的警报。

4.3　压力控制通气、神经调节呼吸机辅助通气或比例辅助与压力支持通气

其他研究包括一项由 Andrejak 及其同事进行的 RCT，他们在 13 例接受机械通气的危重症患者中进行了压力控制通气（有后备频率）与低水平压力支持通气（无后备频率）效果的比较。在这项研究中，与低水平的压力支持相比，压力控制通气与明显更好的睡眠质量和睡眠数量相关：睡眠效率、第二阶段非 REM 睡眠、慢波睡眠和 REM 睡眠的时间比例在压力控制通气期间均高于压力支持期间。Delisle 及其同事进行的另一项研究发现，在接受机械通气断流的患者的 RCT 中，神经调节通气辅助（NAVA）优于压力支持。在 NAVA 情况下，发现患者 REM 睡眠时间更长，睡眠碎片化和呼吸无效较少。在另一项研究中，Alexopoulou 及其同事使用多导睡眠图比较了压力支持与比例辅助通气 +（PAV+）。他们得出的结论是，即使 PAV+ 改善了患者与呼吸机的同步性（与 Bosma 及其同事的研究相似），但两种机械通气模式的睡眠质量也没有差异。

4.4　小结

Poongkunran 及其同事根据美国预防服务工作组的研究设计分级，对符合 I 级标准的所有涉及机械通气模式的研究进行了综述。在涉及 115 名患者的 8 个 RCT 的荟萃分析中，发现机械通气模式通过提高睡眠效率来改善睡眠量（图 8-2A），并通过减少睡眠片段来改善睡眠质量（图 8-2B）。这些研究之间存在显著的异质性。对 4 个 RCT 的亚组的敏感性分析显示，与自发通气模式相比，机械通气的定时模式改善了睡眠量（图 8-3A），但并没有改善睡眠质量，即实现了睡眠片段的减少（图 8-3B）。对文献的综合分析表明，虽然后备频率有利于保持呼吸稳定性和睡眠，但仍需要更充分的 RCT 来研究睡眠、通气模式、药物和患者相关因素（如环路增益）之间的相互关系。

5　呼吸机管理策略对睡眠的影响；低潮气量通气

临床实践指南提倡对急性呼吸窘迫综合征（ARDS）患者甚至没有 ARDS 的患者都使用低潮气量通气（4～6ml/kg 预测体重）。潮气量过高会导致肺泡过度扩张、呼吸机所致肺损伤、呼吸机不触发和偏心呼吸肌损伤等危害。然而，潮气量过低会导致高碳酸血症、呼吸功增加和患者呼吸机不同步，从而产生有害刺激，进而扰乱睡眠（图 8-1）。患者-呼吸机不同步可表现为用力吸气和双重触发，这两种情况都可能导致肺泡过度扩

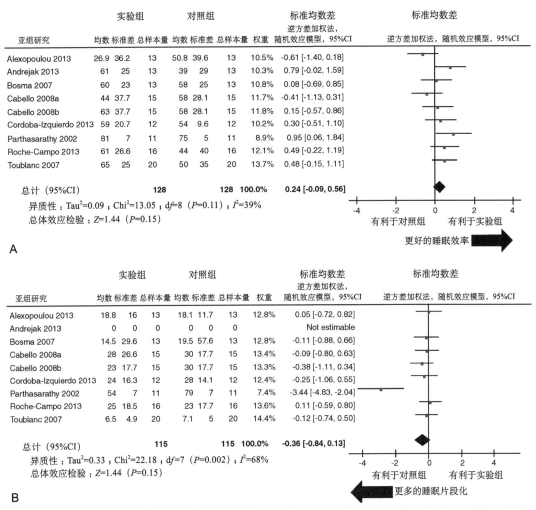

亚组研究	实验组			对照组			权重	标准均数差 逆方差加权法, 随机效应模型,95%CI
	均数	标准差	总样本量	均数	标准差	总样本量		
Alexopoulou 2013	26.9	36.2	13	50.8	39.6	13	10.5%	-0.61 [-1.40, 0.18]
Andrejak 2013	61	25	13	39	29	13	10.3%	0.79 [-0.02, 1.59]
Bosma 2007	60	23	13	58	25	13	10.8%	0.08 [-0.69, 0.85]
Cabello 2008a	44	37.7	15	58	28.1	15	11.7%	-0.41 [-1.13, 0.31]
Cabello 2008b	63	37.7	15	58	28.1	15	11.8%	0.15 [-0.57, 0.86]
Cordoba-Izquierdo 2013	59	20.7	12	54	9.6	12	10.2%	0.30 [-0.51, 1.10]
Parthasarathy 2002	81	7	11	75	5	11	8.9%	0.95 [0.06, 1.84]
Roche-Campo 2013	61	26.6	16	44	40	16	12.1%	0.49 [-0.22, 1.19]
Toublanc 2007	65	25	20	50	35	20	13.7%	0.48 [-0.15, 1.11]
总计 (95%CI)			128			128	100.0%	0.24 [-0.09, 0.56]

异质性:Tau^2=0.09;Chi^2=13.05;df=8(P=0.11);I^2=39%
总体效应检验:Z=1.44(P=0.15)

A

亚组研究	实验组			对照组			权重	标准均数差 逆方差加权法, 随机效应模型,95%CI
	均数	标准差	总样本量	均数	标准差	总样本量		
Alexopoulou 2013	18.8	16	13	18.1	11.7	13	12.8%	0.05 [-0.72, 0.82]
Andrejak 2013	0	0	0	0	0	0		Not estimable
Bosma 2007	14.5	29.6	13	19.5	57.6	13	12.8%	-0.11 [-0.88, 0.66]
Cabello 2008a	28	26.6	15	30	17.7	15	13.4%	-0.09 [-0.80, 0.63]
Cabello 2008b	23	17.7	15	30	17.7	15	13.3%	-0.38 [-1.11, 0.34]
Cordoba-Izquierdo 2013	24	16.3	12	28	14.1	12	12.4%	-0.25 [-1.06, 0.55]
Parthasarathy 2002	54	7	11	79	7	11	7.4%	-3.44 [-4.83, -2.04]
Roche-Campo 2013	25	18.5	16	23	17.7	16	13.6%	0.11 [-0.59, 0.80]
Toublanc 2007	6.5	4.9	20	7.1	5	20	14.4%	-0.12 [-0.74, 0.50]
总计 (95%CI)			115			115	100.0%	-0.36 [-0.84, 0.13]

异质性:Tau^2=0.33;Chi^2=22.18;df=7(P=0.002);I^2=68%
总体效应检验:Z=1.44(P=0.15)

B

图 8-2 A. 森林图显示,调节呼吸机模式可以通过提高睡眠效率来改善睡眠质量;B. 森林图显示,调节呼吸机模式可以通过减少睡眠碎片化来改善睡眠质量

亚组研究	时间模型			自发模型			权重	标准均数差 逆方差加权法, 随机效应模型,95%CI
	均数	标准差	总样本量	均数	标准差	总样本量		
Andrejak 2013	61	25	13	39	29	13	17.3%	0.79 [-0.02, 1.59]
Cabello 2008a	58	28.1	15	44	37.7	15	20.8%	0.41 [-0.31, 01.13]
Cabello 2008b	58	28.1	15	63	37.7	15	21.2%	-0.15 [-0.86, 0.57]
Parthasarathy 2002	81	7	11	75	5	11	14.4%	0.95 [0.06, 1.84]
Toublanc 2007	65	25	20	50	35	20	26.4%	0.48 [-0.15, 1.11]
总计 (95%CI)			74			74	100.0%	0.45 [0.10, 0.81]

异质性:Tau^2=0.02;Chi^2=4.56;df=4(P=0.34);I^2=12%
总体效应检验:Z=2.52(P=0.01)

A

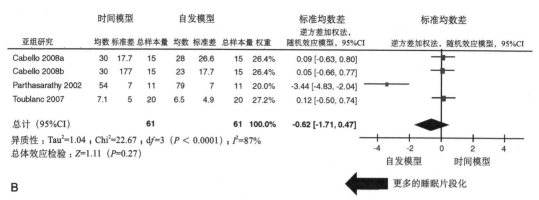

图 8-3 A. 亚组研究的森林图显示，与自发通气模式相比，定时通气模式提高了睡眠效率；B. 亚组研究的森林图显示，与自发通气模式相比，定时通气模式并没有改善睡眠质量

张。潮气量不足也会导致呼吸创伤、呼吸频率（应激频率）增加和镇静需求增加。这种增加的镇静需求可能是由于患者的呼吸需求与呼吸机提供的通气辅助之间的不匹配，从而引起呼吸困难。减少流量、潮气量或提高触发敏感性可导致患者吸气功的显著增加，从而造成呼吸困难和随之而来的睡眠中断。因此，在最近的观察性研究和先前 RCT 的重新分析中，为对抗低潮气量和吸气流速导致的呼吸（弹性和阻力）负荷增加的不适感而给予的更高的镇静要求与更高的死亡率相关。尽管在这些研究中没有进行睡眠测量，但这种病理生物学状态不利于恢复性睡眠，且需要人工药物诱导的深度镇静可能无法模仿真正睡眠的恢复性睡眠（参见"正常睡眠与镇静期间意识改变的比较"），除了延长 ICU 住院时间和增加死亡率，还可能增加谵妄的风险。

6 睡眠对无创机械通气及监测的影响

睡眠剥夺具有全身效应，可能会增加机械通气的需求和延长 ICU 住院时间，并导致更差的预后（参见"睡眠中断与 ICU 预后的关系"）。然而，尚未进行客观研究来衡量睡眠中断或剥夺对机械通气或 ICU 住院时间的影响。此外，关于睡眠剥夺是否可以降低负荷反应（如高碳酸血症通气反应）的生理学研究结果尚不明确。

6.1 监测

与睡眠干扰相关的睡眠障碍和呼吸不稳定可能会影响 ICU 的监测。例如，在一项测量睡眠碎片化和呼吸变量的研究中，在压力支持期间潮气末 CO_2 的变异系数约为 9%，在辅助 - 控制通气期间约为 5%。在睡眠与清醒期间，潮气末 CO_2 的差异可高达 7mmHg，这种差异可能会影响医护人员采用的呼吸机设置。一个实际的考虑因素是在患者睡眠时采用带有备用通气速率的通气模式。此外，在大多数情况下，呼吸机设置的调整是在每日镇静中断期间的晨间查房时进行的，医护人员可能不会意识到这种变化对夜间气体交换和患者 - 呼吸机相互作用的影响，尤其是当患者使用的是无后备频率的自发通气模式时。实际的考虑是在患者入睡时采用具有后备频率的通气模式。

6.2　无创通气

在一项针对 27 名在 ICU 需要无创通气的高碳酸血症患者的研究中，Roche Campo 及其同事发现，与成功接受无创通气治疗的患者相比，无创通气失败的患者睡眠更差，昼夜睡眠觉醒周期中断更多，夜间 REM 睡眠更少。这些发现表明，危重症患者的睡眠可能反映了与危重症相关的潜在脑功能障碍，并且可能是一种预后指标。在同一项研究中，他们发现无创通气失败与 ICU 住院期间谵妄的风险增加相关。研究人员对于危重症患者的各种类型的无创通气 [如 NIPPV、HFNC 或持续气道正压通气（CPAP）] 与睡眠质量之间的关系知之甚少。尽管此类非侵入性方式是最常见的通气辅助方式，但该领域在很大程度上尚未被探索，因此应进一步研究。

7　总结

综上所述，危重症患者的睡眠受机械通气方式的影响。然而，这一研究领域尚缺乏大型的 1 级研究，它们可以解决诸如此类机械通气模式是否会影响长期或短期结果等重要问题，如镇静要求、神经认知功能、ICU 住院时间、机械通气持续时间，以及与健康相关的生存质量。此外，对于接受无创通气的危重症患者的研究很少。然而，此类研究对 ICU 医护人员的实际影响在于，与睡眠相关的呼吸控制中的不稳定性可通过某些通气模式（如无后备频率的压力支持通气）来促进，临床医生在根据患者的睡眠觉醒状态解释呼吸气体交换和设置呼吸机时应保持谨慎。

（译者　付思雲　张　涛）

参 考 文 献

1. Phillipson EA, Sullivan CE. Arousal: the forgotten response to respiratory stimuli. Am Rev Respir Dis. 1978;118:807-9.

2. Douglas NJ, White DP, Weil JV, Pickett CK, Zwillich CW. Hypercapnic ventilatory response in sleeping adults. Am Rev Respir Dis. 1982;126:758-62.

3. Douglas NJ, White DP, Weil JV, Pickett CK, Martin RJ, Hudgel DW, Zwillich CW. Hypoxic ven-tilatory response decreases during sleep in normal men. Am Rev Respir Dis. 1982;125:286-9.

4. Topf M. Effects of personal control over hospital noise on sleep. Res Nurs Health. 1992;15:19-28.

5. Parthasarathy S, Tobin MJ. Sleep in the intensive care unit. Intensive Care Med. 2004;30:197-206.

6. Borel JC, Tamisier R, Dias-Domingos S, Sapene M, Martin F, Stach B, Grillet Y, Muir JF, Levy P, Series F, Pepin JL. Type of mask may impact on continuous positive airway pressure adher-ence in apneic patients. PLoS One. 2013;8:e64382.

7. Kamdar BB, Knauert MP, Jones SF, Parsons EC, Parthasarathy S, Pisani MA. Perceptions and practices regarding sleep in the ICU: a survey of 1,223 critical care providers. Ann Am Thorac Soc. 2016.

8. Andrade RG, Piccin VS, Nascimento JA, Viana FM, Genta PR, Lorenzi-Filho G. Impact of the type of mask on the effectiveness of and adherence to continuous positive airway pressure treatment for obstructive sleep apnea. J Bras Pneumol. 2014;40:658-68.

9. Morin CM, Hauri PJ, Espie CA, Spielman AJ, Buysse DJ, Bootzin RR. Nonpharmacologic treatment of chronic insomnia. An American Academy of Sleep Medicine review. Sleep. 1999;22:1134-56.

10. Klerman EB, Dijk D-J. Age-related reduction in the maximal capacity for sleep—implications for insomnia. Curr Biol. 2008;18:1118-23.

11. Fan E, Cheek F, Chlan L, Gosselink R, Hart N, Herridge MS, Hopkins RO, Hough CL, Kress JP, Latronico N, Moss M, Needham DM, Rich MM, Stevens RD, Wilson KC, Winkelman C, Zochodne DW, Ali NA. An official American Thoracic Society Clinical Practice guideline: the diagnosis of intensive care unit-acquired weakness in adults. Am J Respir Crit Care Med. 2014;190:1437-46.

12. Franks ZM, Alcock JA, Lam T, Haines KJ, Arora N, Ramanan M. Physical restraints and post- traumatic stress disorder in survivors of critical illness. A systematic review and meta-analysis. Ann Am Thorac Soc. 2021;18:689-97.

13. Pun BT, Balas MC, Barnes-Daly MA, Thompson JL, Aldrich JM, Barr J, Byrum D, Carson SS, Devlin JW, Engel HJ, Esbrook CL, Hargett KD, Harmon L, Hielsberg C, Jackson JC, Kelly TL, Kumar V, Millner L, Morse A, Perme CS, Posa PJ, Puntillo KA, Schweickert WD, Stollings JL, Tan A, D'Agostino McGowan L, Ely EW. Caring for critically ill patients with the ABCDEF bundle: results of the ICU liberation collaborative in over 15,000 adults. Crit Care Med. 2019;47:3-14.

14. Reisner-Sénélar L. The birth of intensive care medicine: Björn Ibsen's records. Intensive Care Med. 2011;37:1084-6.

15. Laffey JG, Madotto F, Bellani G, Pham T, Fan E, Brochard L, Amin P, Arabi Y, Bajwa EK, Bruhn A, Cerny V, Clarkson K, Heunks L, Kurahashi K, Laake JH, Lorente JA, McNamee L, Nin N, Palo JE, Piquilloud L, Qiu H, Jiménez JIS, Esteban A, McAuley DF, van Haren F, Ranieri M, Rubenfeld G, Wrigge H, Slutsky AS, Pesenti A. Geo-economic variations in epide-miology, patterns of care, and outcomes in patients with acute respiratory distress syndrome: insights from the LUNG SAFE prospective cohort study. Lancet Respir Med. 2017;5:627-38.

16. Esteban A, Anzueto A, Alia I, Gordo F, Apezteguia C, Palizas F, Cide D, Goldwaser R, Soto L, Bugedo G, Rodrigo C, Pimentel J, Raimondi G, Tobin MJ. How is mechanical ventilation employed in the intensive care unit? An international utilization review. Am J Respir Crit Care Med. 2000;161:1450-8.

17. Barr J, Fraser GL, Puntillo K, Ely EW, Gélinas C, Dasta JF, Davidson JE, Devlin JW, Kress JP, Joffe AM, Coursin DB, Herr DL, Tung A, Robinson BR, Fontaine DK, Ramsay MA, Riker RR, Sessler CN, Pun B, Skrobik Y, Jaeschke R. Clinical practice guidelines for the manage-ment of pain, agitation, and delirium in adult patients in the intensive care unit. Crit Care Med. 2013;41:263-306.

18. Radovanovic D, Santus P, Coppola S, Saad M, Pini S, Giuliani F, Mondoni M, Chiumello DA. Characteristics, outcomes and global trends of respiratory support in patients hospitalized with COVID-19 pneumonia: a scoping review. Minerva Anestesiol. 2021;87:915-26.

19. Garg S, Patel K, Pham H, Whitaker M, O'Halloran A, Milucky J, Anglin O, Kirley PD, Reingold A, Kawasaki B, Herlihy R, Yousey-Hindes K, Maslar A, Anderson EJ, Openo KP, Weigel A, Teno K, Ryan PA, Monroe ML, Reeg L, Kim S, Como-Sabetti K, Bye E, Shrum Davis S, Eisenberg N, Muse A, Barney G, Bennett NM, Felsen CB, Billing L, Shiltz J, Sutton M, Abdullah N, Talbot HK, Schaffner W, Hill M, Chatelain R, Wortham J, Taylor C, Hall A, Fry AM, Kim L, Havers FP. Clinical trends among U.S. Adults hospitalized with COVID-19, March to December 2020: a cross-sectional study. Ann Intern Med. 2021(174):1409-19.

20. Tobin MJ, Laghi F, Jubran A. Caution about early intubation and mechanical ventilation in COVID-19. Ann Intensive Care. 2020;10:78.

21. Parthasarathy S, Tobin MJ. Effect of ventilator mode on sleep quality in critically ill patients. Am J Respir Crit Care Med. 2002;166:1423-9.

22. Toublanc B, Rose D, Glerant JC, Francois G, Mayeux I, Rodenstein D, Jounieaux V. Assist- control ventilation vs. low levels of pressure support ventilation on sleep quality in intubated ICU patients. Intensive Care Med. 2007;33:1148-54.

23. Bosma K, Ferreyra G, Ambrogio C, Pasero D, Mirabella L, Braghiroli A, Appendini L, Mascia L, Ranieri VM. Patient-ventilator interaction and sleep in mechanically ventilated patients: pressure support versus

proportional assist ventilation. Crit Care Med. 2007;35:1048-54.

24. Cabello B, Thille AW, Drouot X, Galia F, Mancebo J, d'Ortho MP, Brochard L. Sleep quality in mechanically ventilated patients: comparison of three ventilatory modes. Crit Care Med. 2008;36:1749-55.

25. Delisle S, Ouellet P, Bellemare P, Tetrault JP, Arsenault P. Sleep quality in mechanically ven-tilated patients: comparison between NAVA and PSV modes. Ann Intensive Care. 2011;1:42.

26. Alexopoulou C, Kondili E, Plataki M, Georgopoulos D. Patient-ventilator synchrony and sleep quality with proportional assist and pressure support ventilation. Intensive Care Med. 2013;39:1040-7.

27. Andrejak C, Monconduit J, Rose D, Toublanc B, Mayeux I, Rodenstein D, Jounieaux V. Does using pressure-controlled ventilation to rest respiratory muscles improve sleep in ICU patients? Respir Med. 2013;107:534-41.

28. Córdoba-Izquierdo A, Drouot X, Thille AW, Galia F, Roche-Campo F, Schortgen F, Prats-Soro E, Brochard L. Sleep in hypercapnic critical care patients under noninvasive ventilation: con-ventional versus dedicated ventilators. Crit Care Med. 2013;41:60-8.

29. Younes M, Ostrowski M, Thompson W, Leslie C, Shewchuk W. Chemical control stability in patients with obstructive sleep apnea. Am J Respir Crit Care Med. 2001;163:1181-90.

30. Hotchkiss JR Jr, Adams AB, Stone MK, Dries DJ, Marini JJ, Crooke PS. Oscillations and noise: inherent instability of pressure support ventilation? Am J Respir Crit Care Med. 2002;165:47-53.

31. Hotchkiss JR, Adams AB, Dries DJ, Marini JJ, Crooke PS. Dynamic behavior during noninva-sive ventilation: chaotic support? Am J Respir Crit Care Med. 2001;163:374-8.

32. Poongkunran C, John SG, Kannan AS, Shetty S, Bime C, Parthasarathy S. A meta-analysis of sleep-promoting interventions during critical illness. Am J Med. 2015;128:1126-37.

33. Fan E, Del Sorbo L, Goligher EC, Hodgson CL, Munshi L, Walkey AJ, Adhikari NKJ, Amato MBP, Branson R, Brower RG, Ferguson ND, Gajic O, Gattinoni L, Hess D, Mancebo J, Meade MO, McAuley DF, Pesenti A, Ranieri VM, Rubenfeld GD, Rubin E, Seckel M, Slutsky AS, Talmor D, Thompson BT, Wunsch H, Uleryk E, Brozek J, Brochard LJ. An Official American Thoracic Society/European Society of Intensive Care Medicine/Society of Critical Care Medicine Clinical Practice Guideline: mechanical ventilation in adult patients with acute respiratory distress syndrome. Am J Respir Crit Care Med. 2017;195:1253-63.

34. Brower RG, Matthay MA, Morris A, Schoenfeld D, Thompson BT, Wheeler A. Ventilation with lower tidal volumes as compared with traditional tidal volumes for acute lung injury and the acute respiratory distress syndrome. N Engl J Med. 2000;342:1301-8.

35. Parker JC, Hernandez LA, Peevy KJ. Mechanisms of ventilator-induced lung injury. Crit Care Med. 1993;21:131-43.

36. Tremblay LN, Slutsky AS. Pathogenesis of ventilator-induced lung injury: trials and tribula-tions. Am J Physiol Lung Cell Mol Physiol. 2005;288:L596-8.

37. Slutsky AS, Tremblay LN. Multiple system organ failure. Is mechanical ventilation a contrib-uting factor? Am J Respir Crit Care Med. 1998;157:1721-5.

38. Parthasarathy S, Jubran A, Tobin MJ. Cycling of inspiratory and expiratory muscle groups with the ventilator in airflow limitation. Am J Respir Crit Care Med. 1998;158:1471-8.

39. Feihl F, Perret C, Permissive hypercapnia. How permissive should we be? Am J Respir Crit Care Med. 1994;150:1722-37.

40. Kallet RH, Campbell AR, Dicker RA, Katz JA, Mackersie RC. Effects of tidal volume on work of breathing during lung-protective ventilation in patients with acute lung injury and acute respiratory distress syndrome. Crit Care Med. 2006;34:8-14.

41. Gilstrap D, MacIntyre N. Patient-ventilator interactions. Implications for clinical manage-ment. Am J Respir Crit Care Med. 2013;188:1058-68.

42. Thille AW, Rodriguez P, Cabello B, Lellouche F, Brochard L. Patient-ventilator asynchrony during assisted mechanical ventilation. Intensive Care Med. 2006;32:1515-22.

43. Loring SH, Malhotra A. Driving pressure and respiratory mechanics in ARDS. N Engl J Med. 2015;372:776-7.

44. Beitler JR, Malhotra A, Thompson BT. Ventilator-induced Lung Injury. Clin Chest Med. 2016;37:633-46.

45. Gattinoni L. Counterpoint: Is low tidal volume mechanical ventilation preferred for all patients on ventilation? No. Chest. 2011;140:11-3.

46. Marini JJ, Capps JS, Culver BH. The inspiratory work of breathing during assisted mechanical ventilation. Chest. 1985;87:612-8.

47. Raschke RA, Stoffer B, Assar S, Fountain S, Olsen K, Heise CW, Gallo T, Padilla-Jones A, Gerkin R, Parthasarathy S, Curry SC. The relationship of tidal volume and driving pressure with mortality in hypoxic patients receiving mechanical ventilation. PLoS One. 2021;16:e0255812.

48. Tobin MJ. The dethroning of 6 ml/kg as the "Go-To" setting in acute respiratory distress syn-drome. Am J Respir Crit Care Med. 2021;204:868-9.

49. Goligher EC, Costa ELV, Yarnell CJ, Brochard LJ, Stewart TE, Tomlinson G, Brower RG, Slutsky AS, Amato MPB. Effect of lowering Vt on mortality in acute respiratory distress syn-drome varies with respiratory system elastance. Am J Respir Crit Care Med. 2021;203:1378-85.

50. Goligher EC, Costa ELV. Reply to Tobin. Am J Respir Crit Care Med. 2021;204:869-70.

51. Sanders RD, Maze M. Contribution of sedative-hypnotic agents to delirium via modulation of the sleep pathway. Can J Anaesth. 2011;58:149-56.

52. Pandharipande PP, Ely EW, Arora RC, Balas MC, Boustani MA, La Calle GH, Cunningham C, Devlin JW, Elefante J, Han JH, MacLullich AM, Maldonado JR, Morandi A, Needham DM, Page VJ, Rose L, Salluh JIF, Sharshar T, Shehabi Y, Skrobik Y, Slooter AJC, Smith HAB. The intensive care delirium research agenda: a multinational, interprofessional perspec-tive. Intensive Care Med. 2017;43:1329-39.

53. Blissitt PA. Sleep and mechanical ventilation in critical care. Crit Care Nurs Clin North Am. 2016;28:195-203.

54. Spengler CM, Shea SA. Sleep deprivation per se does not decrease the hypercapnic ventilatory response in humans. Am J Respir Crit Care Med. 2000;161:1124-8.

55. Roche-Campo F, Thille AW, Drouot X, Galia F, Margarit L, Cordoba-Izquierdo A, Mancebo J, d' Ortho MP, Brochard L. Comparison of sleep quality with mechanical versus spontane-ous ventilation during weaning of critically III tracheostomized patients. Crit Care Med. 2013;41:1637-44.

第 9 章　睡眠中断与 ICU 预后的关系

Lauren Tobias，Margaret Pisani，and Carolyn D'Ambrosio

1　引言

对于大多数 ICU 患者来说，危重疾病和 ICU 的环境影响了他们的睡眠。与浅睡眠阶段相比，不定时的强光、噪声、频繁的临床干预和危重疾病状态会导致睡眠不足、睡眠片段化、昼夜节律紊乱和慢波睡眠减少（参见"ICU 睡眠中断的风险因素"）。危重症患者通常存在多种慢性合并症，使他们在基线时容易出现睡眠障碍，而 ICU 的经历可能会加剧这种风险。睡眠中断会导致神经认知、代谢、心血管、呼吸和身体状况的恶化。

ICU 的睡眠中断是一个相对较新的研究领域。2018 年，重症医学会（Society of Critical Care Medicine，SCCM）将睡眠中断纳入成人 ICU 患者的实践指南。这一领域的研究必须面对危重症患者中常见的挑战：在危险因素和结果之间的潜在混杂因素中证明其因果关系。ICU 患者经常有复杂的合并症，并表现出不同的疾病状态和预后，因此很难区分睡眠对危重症预后的特殊作用。在重症监护室睡眠测量也很复杂，大多数 ICU 不具备相应的标准设备，且需要长期评估多维变量，由专业人员对数据进行解析（如多导睡眠监测师）（参见"日常睡眠评估与监测方法"）。在危重疾病期间改善睡眠通常需要多学科合作；例如，进行简单的小睡需要护士和其他人员重新安排患者的护理活动，如给药、洗澡、接送检查（参见"ICU 改善睡眠的最佳实践：第一部分"）。最后，研究人员必须正视 ICU 中"正常"睡眠质量缺乏金标准的问题（参见"正常睡眠与镇静期间意识改变的比较"）。我们的最佳睡眠目标——包括持续性、时间和质量——很可能会受到病理生理异质性的潜在疾病过程的影响（参见"睡眠中断的生物学效应"）。鉴于对危重症患者睡眠的研究相对较少，从我们所了解到的与住院患者睡眠中断相关的结果中进行总结是合乎逻辑的。在大多数情况下，干扰住院患者睡眠的因素在 ICU 环境中只会被强化，在 ICU 环境中，生命体征监测、抽血和影像检查更频繁，临床治疗的不稳定性造成了患者更多的睡眠中断。在 ICU 中睡眠的唯一优势是没有同室病友，患者通常认为同室病友是睡眠最重要的干扰者。此外，健康门诊者因短期睡眠限制或急性昼夜节律紊乱等急性应激因素影响推断出的结果也是合理的（参见"危重症患者的睡眠特征：第二部分"）。本章旨在总结危重症患者的睡眠和 ICU 健康结局之间的关系。"长期预后：危重症幸存者的睡眠"一章回顾了与睡眠中断相关的 ICU 预后的长期结果。

2　危重症患者的睡眠和昼夜节律异常

正如在"危重症患者的睡眠特征"和"睡眠中断的生物学效应"中所强调的那样，危重症患者往往在夜间睡眠中频繁醒来和白天短暂小睡；很少有单一的稳定睡眠期。如"非典型睡眠和病理性觉醒"一章所述，当危重症患者能够入睡时，多进行"非典型"睡眠，不符合标准睡眠阶段的标准包括出现纺锤波和K波。为维持规律的昼夜节律周期，患者需要暴露于某些被称为授时因子的外部环境中（如光线、饮食、运动、环境温度的改变）（参见"危重症患者的睡眠特征：第二部分"）。当危重症患者的昼夜周期被这些外源性影响和内源性干扰所改变时，就会发生睡眠中断。导致危重症患者睡眠中断的外源性因素包括过度光照、噪声、夜间护理干预和药物治疗，如"ICU睡眠中断的风险因素"和"ICU常用药物对睡眠的影响"中所述。对昼夜节律周期性的内源性干扰包括原有的睡眠障碍和潜在的危重疾病，导致褪黑素分泌异常和昼夜节律周期延迟。重要的是，正常睡眠结构的丧失和昼夜节律的异常都是危重症患者预后不良的标志。在一项研究中，通过APACHE-Ⅲ评分测量，昼夜节律紊乱的程度与疾病的严重程度直接相关。

3　既存睡眠障碍与ICU预后的关系

原有睡眠障碍可能导致危重症患者睡眠不佳。据估计，至少有10%的美国成人患有某种类型的睡眠障碍，这一比例在住院人群中可能更高，阻塞性睡眠呼吸暂停（OSA）是成人中最常见的睡眠障碍。据估计，高达40%的住院患者属于OSA的高危人群。OSA的患病率在有某些合并症的患者中会增加，如COPD-ICU中常见的患者。COPD患者在住院期间也表现出更高的失眠率和更差的睡眠质量。入院时已存在的睡眠障碍在进入ICU病房时可能被忽视而导致治疗失误。例如，原有的阻塞性睡眠呼吸暂停在入院时往往不被识别，即使识别出来，也很少设置正确的CPAP。最近的一项研究调查了因COVID-19住院的患者中各种睡眠障碍的患病率，发现20%的患者出现OSA，11%的患者出现失眠，4%的患者出现不宁腿综合征（RLS）。

潜在睡眠障碍的存在可能会影响危重疾病期间的发展轨迹。几项对ICU患者的回顾性研究发现，当根据疾病的严重程度进行调整后，OSA与ICU和医院死亡率的降低独立相关。然而，最近一项针对5000多名ICU患者的研究发现，尽管体重指数（BMI）超过$40kg/m^2$的患者在ICU的住院时间明显延长，但先前存在的OSA并不影响ICU或医院死亡率或发生呼吸机相关性肺炎的风险。最近，在调整协变量后，发现因COVID-19住院的OSA患者与非OSA患者的预后相似。造成不同结果的原因尚不清楚，但一个可能的解释是肥胖悖论，即观察到的BMI升高对ICU和医院死亡率均有保护作用。在某些人群（如围手术期患者）中，OSA的存在确实增加了患者的风险，未确诊的OSA与术后呼吸衰竭、转入ICU和心血管并发症发生率较高相关。肥胖型低通气综合征患者在住院期间的风险更高，住院时间更长，死亡率更高。

在住院患者中常见的其他睡眠障碍包括失眠、RLS和嗜睡症。这些可能是先前存在的，也可能是后天获得的。例如，RLS可能在住院期间因不活动、睡眠剥夺以及使用止吐药、抗组胺药和抗精神病药物而引发。

4　免疫功能和炎症反应

大量的实验和临床证据证明了免疫功能和睡眠之间的双向关系。众所周知，睡眠不足对免疫系统有不利影响，即影响适应性免疫和先天免疫。大多数探索这种关联的研究都是在重症监护环境之外进行的。然而，由于危重症患者的免疫功能往往受到损害，我们可以合理地推测，他们特别容易受到睡眠不良对免疫功能的影响。例如，一项对健康志愿者的研究发现，在接种流感疫苗后，正常睡眠人群的抗体滴度是每晚睡眠仅 4 小时的人群的 2 倍多。

将睡眠剥夺与不良预后联系起来的机制之一是炎症水平的增加。从生物化学的角度来看，急性和慢性睡眠不足或睡眠片段化会导致促炎症状态，并改变循环中的促炎和抗炎症细胞因子、可溶性受体以及炎症信号通路和先天免疫。这表现为白细胞介素 1β（IL-1β）和肿瘤坏死因子 α（TNF-α）的表达增加，大脑中 NF-κB 信号通路的激活，以及循环中促炎性细胞因子水平的升高（参见"睡眠中断的生物学效应"）。

与危重症相关的促炎症状态也可能会促进睡眠。在人类中，睡眠结构的改变可能伴随着全身性炎症，伴有 NREM 睡眠增加、脑电图 δ 波增加和 REM 睡眠减少。在动物模型中围绕促睡眠物质的研究发现，促炎性细胞因子具有很强的促进睡眠活性。全身性感染在危重症患者发病时和发病期间都很常见，它可能通过内毒素或其他机制引发内源性致热源的产生。内源性致热源对睡眠的影响已经在几种动物模型中开展了研究，表 9-1 列出了这些细胞因子在睡眠中发挥的作用。大多数动物研究表明，感染会延长睡眠时间。感染与睡眠结果之间的联系途径可能因特定的感染性病原体（如病毒、细菌、寄生虫）及其对免疫介质（如白细胞介素和细胞因子）产生的影响，以及神经内分泌系统对激素（如皮质醇、肾上腺素）分泌的反应而有所不同。

表 9-1　调节睡眠的细胞因子和神经体液调节因子

	对 NREM 睡眠的影响
白细胞介素 1	增加
白细胞介素 2	增加
白细胞介素 4	减少
白细胞介素 6	增加或减少 [a]
白细胞介素 10	减少
白细胞介素 18	增加
肿瘤坏死因子 α（TNF-α）	增加
转化生长因子 β（TGF-β）	减少
胰岛素样生长因子 -1（IGF-1）	剂量依赖性 小剂量减少 大剂量增加
生长激素释放激素（GHRH）	增加
促肾上腺皮质激素释放激素（CRH）	减少

续表

	对 NREM 睡眠的影响
一氧化氮（NO）	增加
生长激素释放肽	增加
血管活性肠肽（VIP）	增加

a 可能在病理状态下的睡眠调节中发挥重要作用

其他与睡眠障碍和 ICU 不良预后相关的机制包括交感神经激活和神经内分泌效应。例如，与获得 12 小时睡眠机会的患者相比，连续 6 晚睡眠时间减少到 4 小时的患者表现出交感神经激活增加和夜间皮质醇水平升高。在一项健康志愿者的实验室研究中，实验性睡眠限制导致控制食欲和饱腹感的神经内分泌活动失调，这是导致高血糖和最终引发糖尿病的潜在前兆。

5 睡眠中断与器官系统相关的预后

越来越多的证据表明，危重症患者的睡眠中断对 ICU 和 ICU 预后均产生负面影响（参见"长期预后：危重症幸存者的睡眠"）。最早强调昼夜节律对危重疾病恢复重要性的研究之一是在心肌梗死的患者中进行的；与住在阴暗病房的患者相比，住在阳光充足房间的患者住院时间更短，死亡率更低。此后的研究表明，慢性睡眠剥夺与多种合并症相关，包括糖尿病、高血压、心脏病 / 卒中、肥胖、焦虑 / 抑郁及死亡风险增加。ICU 患者正常睡眠结构的丧失是预后不良的标志；研究表明，呼吸衰竭、急性脑病、创伤后昏迷和蛛网膜下腔出血患者缺乏睡眠纺锤波和 K 波预示着更差的预后。最近的一项研究发现，根据序贯器官衰竭评分（SOFA），危重症患者的昼夜节律紊乱程度越高，其疾病严重程度也越高。图 9-1 提出了一个将 ICU 相关的睡眠中断和不良预后联系起来的概念框架。

5.1 精神病学和神经认知预后

谵妄是与 ICU 睡眠中断相关的临床结果中研究最为深入的一种。谵妄在 ICU 非常普遍，因此已经成为许多研究的目标，这些研究试图揭示睡眠中断和谵妄之间的共同特征，阐明两者间的双向效应和机制，并了解睡眠障碍对 ICU 患者谵妄预后的影响。睡眠剥夺和谵妄之间的关系可能是双向的，睡眠剥夺可能导致或加重谵妄，而谵妄的存在也会加重睡眠障碍，从而导致恶性循环。对急性睡眠剥夺患者的研究表明，患者会出现与谵妄相关的症状，如精神运动功能减退、短期记忆受损和执行功能障碍等。一项对健康受试者的研究表明，严重的睡眠剥夺会导致感知障碍、幻视、注意力受损、思维紊乱和从冷漠到攻击性行为的情绪变化，症状早在睡眠剥夺开始的 24 小时后就开始显现。迄今为止，还没有大规模、良好的对照研究来探讨谵妄和睡眠障碍之间的关系。许多小型研究没有对导致睡眠中断或谵妄的重要危险因素进行控制，如 ICU 环境因素（如光线和噪声）、室内干扰和药物影响。睡眠与谵妄的关系参见"睡眠中断与谵妄的关系：第一部分"和"睡眠中断与谵妄的关系：第二部分"这两部分的讨论。

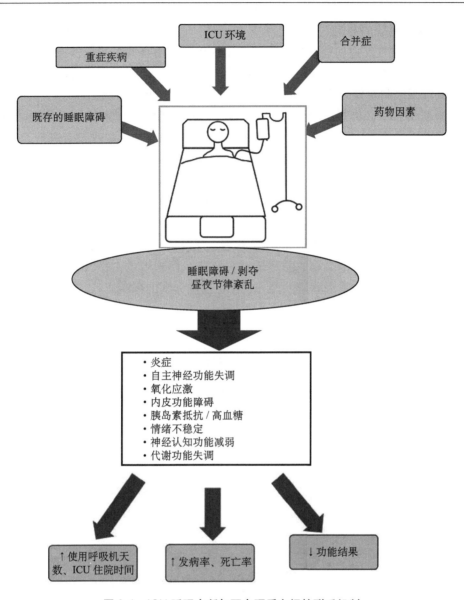

图 9-1 ICU 睡眠中断与不良预后之间的联系机制

　　除谵妄外，睡眠中断还会影响其他神经认知结果。多项非 ICU 研究表明，急性完全睡眠剥夺会导致严重的认知缺陷，包括认知处理速度、注意力、语言记忆、执行功能障碍、知觉障碍和情绪处理等。不完全的短期睡眠限制也会对神经认知功能产生和限制程度相关的影响。睡眠不足的患者可能表现出中性和积极情绪刺激的记忆受损；保留回忆中消极刺激占优势，可能导致形成错误的记忆。这些因素会影响 ICU 的经验处理，并增加出现危重疾病创伤后应激症状的风险。

　　睡眠及其相关结果是 ICU 疼痛管理非常重要的原因之一。阿片类药物和氯胺酮的使用与谵妄的增加有关。未能评估和治疗疼痛将加剧睡眠中断和 ICU 预后不良。最近的研究表明，ICU 疼痛评估和治疗可以减少阿片类药物的使用，更好地控制疼痛。非阿片类镇痛策略（包括非药物和药物治疗）已被证明可以减少肠梗阻和缩短 ICU 住院时间。

5.2　对呼吸系统的影响

虽然 ICU 的通气支持和睡眠之间存在重要的相互作用（参见"机械通气与睡眠"），但在危重症患者中，关于睡眠剥夺对呼吸系统影响的数据非常有限。然而，已有研究调查了睡眠剥夺或睡眠限制对健康受试者和患有潜在肺部疾病患者的影响。

在健康受试者中，经过 24 小时的睡眠剥夺，呼吸肌疲劳性增加，对高碳酸血症的通气反应可能减弱。例如，最近的一项研究对具有健康横膈肌功能的受试者进行了睡眠剥夺，结果显示单个夜晚的睡眠剥夺导致吸气耐力减少了 50% 以上（图 9-2）。有趣的是，虽然睡眠剥夺似乎并不直接损害呼吸骨骼肌功能，但确实会减少大脑皮质对呼吸运动的调控。这些对危重症患者呼吸控制的改变可能影响通气支持的需求以及患者脱离机械通气的能力，可能会增加死亡率。白天睡眠增加和 REM 减少与晚期非侵入性通气失败有关。相反，机械通气可能会影响睡眠。一些研究表明，患者 - 呼吸机不同步与睡眠紊乱有关（参见"机械通气与睡眠"）。慢性肺部疾病的急性恶化在 ICU 入院患者中占很大比例，其中许多患者还合并有可能影响预后的睡眠障碍。例如，患有慢性失眠的哮喘患者往往哮喘控制力较差。

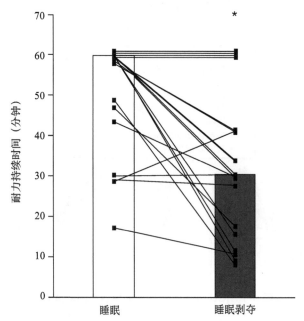

图 9-2　显示在健康受试者中，正常睡眠夜晚的吸气耐力是无眠夜晚的 2 倍，这表明睡眠的改变可能会导致呼吸衰竭

5.3　对心血管的影响

睡眠障碍与心血管疾病之间的关系已经得到广泛研究。睡眠通常与交感神经张力降低以及心率、血压降低和心律失常的减少相关。研究人员观察到心率变异性的阶段特异效应，其中在非快速眼动睡眠期间副交感神经调节最为显著，而交感神经反应则在快速眼动睡眠期间最为显著。

不足的睡眠与皮质醇水平升高、交感神经系统活动标志物增加、代谢率增加和内皮功能障碍相关。门诊人群的数据显示，慢性睡眠不足与心房颤动（房颤）增加相关，而在 ICU 中，房颤与 ICU 停留时间延长相关。在以社区为基础的门诊队列中，夜间室性心律失常、心源性猝死和置入式除颤器的触发率在早晨时段最高，这表明与睡眠相关的自主神经活动波动可能是造成这种现象的原因。昼夜节律失调会增加心血管疾病的发展风险，而一项小型研究显示，时间治疗干预可能会减少心律失常。

现有证据关于预先存在的阻塞性睡眠呼吸暂停（OSA）对急性住院结果的影响尚不清楚。在门诊患者中，有充分证据表明 OSA 是系统性高血压、卒中、充血性心力衰竭和冠状动脉疾病的独立危险因素。然而，正压通气治疗（PAP）并未被证明能够减少心血管疾病或死亡。对于住院患者而言，关于 OSA 对短期心血管结果的影响存在着不同的证据。例如，一项研究表明，在因心力衰竭恶化而住院的成年患者中发现 OSA 并开始进行持续气道正压通气（CPAP），与 6 个月内较低的再入院率相关。然而，另一项大型前瞻性试验发现，急性冠脉综合征并伴有 OSA 的患者与没有 OSA 的患者 3 年的结果相似，而对于那些患有 OSA 的患者，CPAP 并未降低额外的心血管不良事件的风险。

5.4　对机体代谢的影响

流行病学研究表明，危重症患者的高血糖与不良临床结果相关。睡眠限制降低胰岛素敏感性，影响葡萄糖调节，可能导致危重症患者高血糖发生。在正常健康个体中，葡萄糖耐量在一天内会发生变化；对外源葡萄糖的血浆葡萄糖反应在夜用明显高于早晨，并且葡萄糖耐量在夜间最低。在清醒期间葡萄糖利用率最高，在非快速眼动睡眠期间最低，在快速眼动睡眠期间居中。多项研究探讨了睡眠限制对葡萄糖耐量和胰岛素敏感性的影响。一项针对健康人进行的多夜 4 小时睡眠限制的研究表明，胰岛素敏感性下降了 25%，静脉葡萄糖的急性胰岛素反应下降了 30%。在总睡眠时间保持正常的患者中，睡眠碎片化也与胰岛素敏感性降低相关。当受试者的睡眠与正常昼夜节律不一致时，也会导致血糖水平升高。一项研究显示，在危重症患者中，间歇性胃喂养可以降低胰岛素需求（参见"睡眠中断的生物学效应"）。

5.5　对肾功能的影响

急性肾损伤（AKI）是危重症疾病的常见后果，并预示着更糟糕的 ICU 结果。近期的文献表明，OSA 是慢性肾脏疾病发生和进展的潜在风险因素，与其他慢性肾脏病（chronic kidney disease，CKD）风险因素无关。已提出的一种机制是 OSA 中周期性低氧导致肾组织缺氧。尽管有关危重症患者的数据有限，但一项回顾性队列研究发现，OSA 使 ICU 患者易患 AKI；57% 已有 OSA 的患者发展为 AKI，而无 OSA 的仅有 46%。

5.6　对身体状况的影响

睡眠与身体状况之间存在双向关系。一方面，睡眠剥夺可能导致精力和身体状况下降，这一关系在健康门诊患者中有所记录。重症成人现有的身体状况可能影响他们参与早期康复计划（已被证明可以改善结果）和成功的呼吸机脱离试验。另一方面，参与体育活动可能通过增强白天的身体活动与夜间的身体静止之间的昼夜节律的差异，从而对睡眠有益。目前，有关 ICU 睡眠质量是否阻碍早期动员参与的问题主要是推测性的；一项 ICU 研究未能找到睡眠质量与参与动员意愿之间的关联。需要进一步研究危重症患者中睡眠紊乱对早期康复、物理治疗和功能结果的影响。

6 ICU 出院后的结果

"长期预后：危重症幸存者的睡眠"一章详细回顾了 ICU 中的睡眠障碍如何影响 ICU 预后。越来越多的数据表明，重症监护后综合征（PICS）[即心理（如焦虑、抑郁、创伤后应激障碍）、认知（如持续性谵妄和长期认知功能受损）和身体功能]可能会影响 ICU 出院后的结果。此外，有大量非 ICU 的文献研究了睡眠时长和睡眠质量与抑郁、焦虑、疲劳和压力之间的关系。危重症幸存者通常会回忆起他们在 ICU 期间睡眠不佳的经历。此外，ICU 中的谵妄似乎与持续的 ICU 出院后睡眠障碍相关。

7 未来研究的领域

迄今为止，大多数研究集中在睡眠不良如何影响 ICU 的短期结果，如急性谵妄的发生、ICU 或住院时间、机械通气持续时间，或基于器官系统的结果，如葡萄糖代谢或免疫反应。睡眠质量不佳在危重病期间的后果可能延续到急性住院期之后。例如，一项研究发现，急性呼吸衰竭康复者在出院后的 3 个月内表现出更严重的昼夜节律紊乱，而社区居民则没有这种情况。另一项研究发现，在经过体外膜肺氧合（ECMO）治疗后患有失眠障碍的患者 5 年死亡率几乎是在 ECMO 治疗前患有失眠障碍的患者的 2 倍。

传统的 ICU 评估指标，如脱离呼吸机的天数、住院时间和谵妄的发生，是重要且易于测量的。然而，这些结果可能无法捕捉到对患者最重要的事项；在重症疾病后的更广泛的康复轨迹，包括情绪和身体健康。未来的研究中，ICU 出院后的门诊可能最适合评估这些以患者为中心的长期结果。

8 结论

危重症患者的睡眠与 ICU 结果之间的关系受内在和外在因素的影响。内在因素包括既往存在的睡眠障碍、精神疾病合并症、疾病、疼痛/不适，而外在因素包括环境噪声和照明、重复性的临床干预，如生命体征检查、测试和药物治疗。通过炎症、免疫功能改变和神经内分泌效应的介导，ICU 中的睡眠紊乱很可能对不同器官系统产生影响，并对患者的康复有重要影响。

（译者　何沁泽　张宇洁）

参 考 文 献

1. Cooper AB, Thornley KS, Young GB, Slutsky AS, Stewart TE, Hanly PJ. Sleep in critically ill patients requiring mechanical ventilation. Chest. 2000;117(3):809-18.

2. Yuksel D, Baker FC, Goldstone A, Claudatos SA, Forouzanfar M, Prouty DE, et al. Stress, sleep, and autonomic function in healthy adolescent girls and boys: findings from the NCANDA study. Sleep. Health. 2021;7(1):72-8.

3. Thomas KP, Salas RE, Gamaldo C, Chik Y, Huffman L, Rasquinha R, et al. Sleep rounds: a multidisciplinary approach to optimize sleep quality and satisfaction in hospitalized patients. J Hosp Med. 2012;7(6):508-12.

4. Friese RS, Diaz-Arrastia R, McBride D, Frankel H, Gentilello LM. Quantity and qual-ity of sleep in the surgical intensive care unit: are our patients sleeping? J Trauma. 2007;63(6):1210-4.

5. Elliott R, Mckinley S, Cistulli P, Fien M. Characterisation of sleep in intensive care using 24-hour polysomnography: an observational study. Crit Care. 2013;17(2):R46.

6. Knauert MP, Yaggi HK, Redeker NS, Murphy TE, Araujo KL, Pisani MA. Feasibility study of unattended polysomnography in medical intensive care unit patients. Heart Lung. 2014;43(5):445-52.

7. Li C-X, Liang D-D, Xie G-H, Cheng B-L, Chen Q-X, Wu S-J, et al. Altered melatonin secre-tion and circadian gene expression with increased proinflammatory cytokine expression in early-stage sepsis patients. Mol Med Rep. 2013;7(4):1117-22.

8. Gehlbach BK, Chapotot F, Leproult R, Whitmore H, Poston J, Pohlman M, et al. Temporal disorganization of circadian rhythmicity and sleep-wake regulation in mechanically venti-lated patients receiving continuous intravenous sedation. Sleep. 2012;35(8):1105-14.

9. Gazendam JAC, Van Dongen HPA, Grant DA, Freedman NS, Zwaveling JH, Schwab RJ. Altered circadian rhythmicity in patients in the ICU. Chest. 2013;144(2):483-9.

10. Ram S, Seirawan H, Kumar SKS, Clark GT. Prevalence and impact of sleep disorders and sleep habits in the United States. Sleep Breath. 2010;14(1):63-70.

11. Shear TC, Balachandran JS, Mokhlesi B, Spampinato LM, Knutson KL, Meltzer DO, et al. Risk of sleep apnea in hospitalized older patients. J Clin Sleep Med. 2014;10(10):1061-6.

12. Stewart NH, Walters RW, Mokhlesi B, Lauderdale DS, Arora VM. Sleep in hospitalized patients with chronic obstructive pulmonary disease: an observational study. J Clin Sleep Med. 2020;16(10):1693-9.

13. Saini P, Klada E, Patel V, Zaw M, Dubrovsky B, George L, et al. Continuous positive air-way pressure usage in hospitalized patients with known obstructive sleep apnea: discrep-ancy between admission pressure settings and laboratory-determined settings. Sleep Breath. 2017;21(2):347-53.

14. Goldstein CA, Rizvydeen M, Conroy DA, O'Brien LM, Gupta G, Somers EC, et al. The prevalence and impact of pre-existing sleep disorder diagnoses and objective sleep param-eters in patients hospitalized for COVID-19. J Clin Sleep Med. 2021;17(5):1039-50.

15. Bolona E, Hahn PY, Afessa B. Intensive care unit and hospital mortality in patients with obstructive sleep apnea. J Crit Care. 2015;30(1):178-80.

16. Wang H, Shao G, Rong L, Ji Y, Zhang K, Liu M, et al. Association between comorbid sleep apnoea-hy-popnoea syndrome and prognosis of intensive care patients: a retrospective cohort study. BMJ Open. 2021;11(6):e048886.

17. Bailly S, Galerneau LM, Ruckly S, Seiller A, Terzi N, Schwebel C, et al. Impact of obstruc-tive sleep apnea on the obesity paradox in critically ill patients. J Crit Care. 2020;56:120-4.

18. Mashaqi S, Lee-Iannotti J, Rangan P, Celaya MP, Gozal D, Quan SF, et al. Obstructive sleep apnea and COVID-19 clinical outcomes during hospitalization: a cohort study. J Clin Sleep Med. 2021;17(11):2197-204.

19. Memtsoudis SG, Stundner O, Rasul R, Chiu Y-L, Sun X, Ramachandran S-K, et al. The impact of sleep ap-nea on postoperative utilization of resources and adverse outcomes. Anesth Analg. 2014;118(2):407-18.

20. Chan MTV, Wang CY, Seet E, Tam S, Lai HY, Chew EFF, et al. Association of unrecog-nized obstructive sleep apnea with postoperative cardiovascular events in patients undergoing major noncardiac surgery. JAMA. 2019;321(18):1788-98.

21. Goldstein C. Management of Restless Legs Syndrome/Willis-Ekbom disease in hospitalized and periopera-tive patients. Sleep Med Clin. 2015;10(3):303-10, xiv.

22. Ibarra-Coronado EG, Pantaleón-Martínez AM, Velazquéz-Moctezuma J, Prospéro-García O, Méndez-Díaz M, Pérez-Tapia M, et al. The bidirectional relationship between sleep and immunity against infections. J Immunol Res. 2015;2015:1-14.

23. Irwin M, McClintick J, Costlow C, Fortner M, White J, Gillin JC. Partial night sleep deprivation reduces natural killer and cellular immune responses in humans. FASEBJ. 1996;10(5):643-53.

24. Irwin M. Effects of sleep and sleep loss on immunity and cytokines. Brain Behav Immun. 2002;16(5):503-

12.

25. Benca RM, Quintas J. Sleep and host defenses: a review. Sleep. 1997;20(11):1027-37.

26. Bryant PA, Trinder J, Curtis N. Sick and tired: does sleep have a vital role in the immune system? Nat Rev Immunol. 2004;4(6):457-67.

27. Spiegel K. Effect of sleep deprivation on response to Immunizaton. JAMA. 2002;288(12):1471.

28. Szentirmai E, Kapas L. Humoral and other sleep-promoting factors. In: Gozal D, editor. Pediatric sleep medicine. Cham: Springer; 2021. p. 123-32.

29. Spiegel K, Leproult R, Van Cauter E. Impact of sleep debt on metabolic and endocrine func-tion. Lancet. 1999;354(9188):1435-9.

30. Van Cauter E, Holmbäck U, Knutson K, Leproult R, Miller A, Nedeltcheva A, et al. Impact of sleep and sleep loss on neuroendocrine and metabolic function. Horm Res Paediatr. 2007;67(1):2-9.

31. Knauert MP, Gilmore EJ, Murphy TE, Yaggi HK, Van Ness PH, Han L, et al. Association between death and loss of stage N2 sleep features among critically ill patients with delirium. J Crit Care. 2018;48:124-9.

32. Kamdar BB, King LM, Collop NA, Sakamuri S, Colantuoni E, Neufeld KJ, et al. The effect of a quali-ty improvement intervention on perceived sleep quality and cognition in a medical ICU. Crit Care Med. 2013;41(3):800-9.

33. Sutter R, Barnes B, Leyva A, Kaplan PW, Geocadin RG. Electroencephalographic sleep ele-ments and out-come in acute encephalopathic patients: a 4-year cohort study. Eur J Neurol. 2014;21(10):1268-75.

34. Altman MT, Knauert MP, Pisani MA. Sleep disturbance after hospitalization and critical ill-ness: a system-atic review. Ann Am Thorac Soc. 2017;14(9):1457-68.

35. Altman MT, Knauert MP, Murphy TE, Ahasic AM, Chauhan Z, Pisani MA. Association of intensive care unit delirium with sleep disturbance and functional disability after critical ill-ness: an observational cohort study. Ann Intensive Care. 2018;8(1).

36. Beauchemin KM, Hays P. Dying in the dark: sunshine, gender and outcomes in myocardial infarction. J R Soc Med. 1998;91(7):352-4.

37. Holliday EG, Magee CA, Kritharides L, Banks E, Attia J. Short sleep duration is associated with risk of future diabetes but not cardiovascular disease: a prospective study and meta- analysis. PLoS One. 2013;8(11):e82305.

38. Cappuccio FP, D'Elia L, Strazzullo P, Miller MA. Quantity and quality of sleep and incidence of type 2 diabetes: a systematic review and meta-analysis. Diabetes Care. 2010;33(2):414-20.

39. Buxton OM, Cain SW, O'Connor SP, Porter JH, Duffy JF, Wang W, et al. Adverse metabolic conse-quences in humans of prolonged sleep restriction combined with circadian disruption. Sci Transl Med. 2012;4(129):129ra43.

40. Wang Q, Xi B, Liu M, Zhang Y, Fu M. Short sleep duration is associated with hypertension risk among adults: a systematic review and meta-analysis. Hypertens Res. 2012;35(10):1012-8.

41. Grandner MA, Chakravorty S, Perlis ML, Oliver L, Gurubhagavatula I. Habitual sleep dura-tion associated with self-reported and objectively determined cardiometabolic risk factors. Sleep Med. 2014;15(1):42-50.

42. Shankar A, Koh WP, Yuan JM, Lee HP, Yu MC. Sleep duration and coronary heart dis-ease mortality among Chinese adults in Singapore: a population-based cohort study. Am J Epidemiol. 2008;168(12):1367-73.

43. Patel SR, Blackwell T, Redline S, Ancoli-Israel S, Cauley JA, Hillier TA, et al. The associa-tion between sleep duration and obesity in older adults. Int J Obes. 2008;32(12):1825-34.

44. Patel SR, Hu FB. Short sleep duration and weight gain: a systematic review. Obesity (Silver Spring). 2008;16(3):643-53.

45. Maas MB, Lizza BD, Kim M, Abbott SM, Gendy M, Reid KJ, et al. Stress-induced behav-ioral quiescence

and abnormal rest-activity rhythms during critical illness. Crit Care Med. 2020;48(6):862-71.

46. Pilcher JJ, Huffcutt AI. Effects of sleep deprivation on performance: a meta-analysis. Sleep. 1996;19(4):318-26.

47. Waters F, Chiu V, Atkinson A, Blom JD. Severe sleep deprivation causes hallucinations and a gradual progression toward psychosis with increasing time awake. Front Psych. 2018;9:303.

48. Flannery AH, Oyler DR, Weinhouse GL. The impact of interventions to improve sleep on delirium in the ICU: a systematic review and research framework. Crit Care Med. 2016;44(12):2231-40.

49. Goel N, Rao H, Durmer J, Dinges D. Neurocognitive consequences of sleep deprivation. Semin Neurol. 2009;29(04):320-39.

50. Van Dongen HP, Maislin G, Mullington JM, Dinges DF. The cumulative cost of additional wakefulness: dose-response effects on neurobehavioral functions and sleep physiology from chronic sleep restriction and total sleep deprivation. Sleep. 2003;26(2):117-26.

51. Belenky G, Wesensten NJ, Thorne DR, Thomas ML, Sing HC, Redmond DP, et al. Patterns of performance degradation and restoration during sleep restriction and subsequent recovery: a sleep dose-response study. J Sleep Res. 2003;12(1):1-12.

52. Frenda SJ, Patihis L, Loftus EF, Lewis HC, Fenn KM. Sleep deprivation and false memories. Psychol Sci. 2014;25(9):1674-81.

53. Sterpenich V, Albouy G, Boly M, Vandewalle G, Darsaud A, Balteau E, et al. Sleep- related Hippocampo-cortical interplay during emotional memory recollection. PLoS Biol. 2007;5(11):e282.

54. Elliott R, McKinley S, Fien M, Elliott D. Posttraumatic stress symptoms in intensive care patients: an exploration of associated factors. Rehabil Psychol. 2016;61(2):141-50.

55. Ouimet S, Kavanagh BP, Gottfried SB, Skrobik Y. Incidence, risk factors and consequences of ICU delirium. Intensive Care Med. 2007;33(1):66-73.

56. Skrobik Y, Ahern S, Leblanc M, Marquis F, Awissi DK, Kavanagh BP. Protocolized intensive care unit management of analgesia, sedation, and delirium improves analgesia and subsyn-dromal delirium rates. Anesth Analg. 2010;111(2):451-63.

57. Devlin JW, Skrobik Y, Gélinas C, Needham DM, Slooter AJC, Pandharipande PP, et al. Clinical practice guidelines for the prevention and Management of Pain, agitation/seda-tion, delirium, immobility, and sleep disruption in adult patients in the ICU. Crit Care Med. 2018;46(9):e825-e73.

58. Rault C, Sangaré A, Diaz V, Ragot S, Frat J-P, Raux M, et al. Impact of sleep deprivation on respiratory motor output and endurance. A physiological study. Am J Respir Crit Care Med. 2020;201(8):976-83.

59. Roche-Campo F, Thille AW, Drouot X, Galia F, Margarit L, Córdoba-Izquierdo A, et al. Comparison of sleep quality with mechanical versus spontaneous ventilation during weaning of critically III tracheostomized patients. Crit Care Med. 2013;41(7):1637-44.

60. Roche Campo F, Drouot X, Thille AW, Galia F, Cabello B, d'Ortho MP, et al. Poor sleep qual-ity is associated with late noninvasive ventilation failure in patients with acute hypercapnic respiratory failure. Crit Care Med. 2010;38(2):477-85.

61. Chen HI, Tang YR. Sleep loss impairs inspiratory muscle endurance. Am Rev Respir Dis. 1989;140(4):907-9.

62. Boyko Y, Toft P, Ørding H, Lauridsen JT, Nikolic M, Jennum P. Atypical sleep in critically ill patients on mechanical ventilation is associated with increased mortality. Sleep Breath. 2019;23(1):379-88.

63. Thille AW, Reynaud F, Marie D, Barrau S, Rousseau L, Rault C, et al. Impact of sleep altera-tions on weaning duration in mechanically ventilated patients: a prospective study. Eur Respir J. 2018;51(4).

64. Alanazi TM, Alghamdi HS, Alberreet MS, Alkewaibeen AM, Alkhalefah AM, Omair A, et al. The prevalence of sleep disturbance among asthmatic patients in a tertiary care center. Sci Rep. 2021;11(1)

65. Grandner MA, Alfonso-Miller P, Fernandez-Mendoza J, Shetty S, Shenoy S, Combs D. Sleep. Curr Opin

Cardiol. 2016;31(5):551-65.

66. Gula LJ, Krahn AD, Skanes AC, Yee R, Klein GJ. Clinical relevance of arrhythmias during sleep: guidance for clinicians. Heart. 2004;90(3):347-52.

67. Boudreau P, Yeh WH, Dumont GA, Boivin DB. Circadian variation of heart rate variability across sleep stages. Sleep. 2013;36(12):1919-28.

68. Khan MS, Aouad R. The effects of insomnia and sleep loss on cardiovascular disease. Sleep Med Clin. 2017;12(2):167-77.

69. Morovatdar N, Ebrahimi N, Rezaee R, Poorzand H, Bayat Tork MA, Sahebkar A. Sleep dura-tion and risk of atrial fibrillation: a systematic review. J Atr Fibrillation. 2019;11(6):2132.

70. Valderrábano RJ, Blanco A, Santiago-Rodriguez EJ, Miranda C, Rivera-Del Rio Del Rio J, Ruiz J, et al. Risk factors and clinical outcomes of arrhythmias in the medical intensive care unit. J Intensive Care 2016;4(1).

71. Lavery CE, Mittleman MA, Cohen MC, Muller JE, Verrier RL. Nonuniform night-time distribution of acute cardiac events: a possible effect of sleep states. Circulation. 1997;96(10):3321-7.

72. Cowie MR. Sleep apnea: state of the art. Trends Cardiovasc Med. 2017;27(4):280-9.

73. Fishbein AB, Knutson KL, Zee PC. Circadian disruption and human health. J Clin Investig. 2021;131(19)

74. Ono H, Taguchi T, Kido Y, Fujino Y, Doki Y. The usefulness of bright light therapy for patients after oe-sophagectomy. Intensive Crit Care Nurs. 2011;27(3):158-66.

75. Sheikh M, Kuperberg S. An organ systems-based review of outcomes associated with sleep apnea in hospi-talized patients. Medicine (Baltimore). 2021;100(34):e26857.

76. Somers VK, White DP, Amin R, Abraham WT, Costa F, Culebras A, et al. Sleep apnea and cardiovascular disease: an American Heart Association/American College of Cardiology Foundation scientific statement from the American Heart Association Council for high blood pressure research professional education com-mittee, council on clinical cardiology, stroke council, and council on cardiovascular nursing. J Am Coll Car-diol. 2008;52(8):686-717.

77. Yu J, Zhou Z, Mcevoy RD, Anderson CS, Rodgers A, Perkovic V, et al. Association of Positive Airway Pressure with Cardiovascular Events and Death in adults with sleep apnea. JAMA. 2017;318(2):156.

78. Kauta SR, Keenan BT, Goldberg L, Schwab RJ. Diagnosis and treatment of sleep disordered breath-ing in hospitalized cardiac patients: a reduction in 30-day hospital readmission rates. J Clin Sleep Med. 2014;10(10):1051-9.

79. Sánchez-de-la-Torre M, Sánchez-de-la-Torre A, Bertran S, Abad J, Duran-Cantolla J, Cabriada V, et al. Effect of obstructive sleep apnoea and its treatment with continuous positive airway pressure on the prev-alence of cardiovascular events in patients with acute coronary syndrome (ISAACC study): a randomised controlled trial. Lancet Respir Med. 2020;8(4):359-67.

80. Yamada T, Shojima N, Noma H, Yamauchi T, Kadowaki T. Glycemic control, mortality, and hypoglycemia in critically ill patients: a systematic review and network meta-analysis of randomized controlled trials. In-tensive Care Med. 2017;43(1):1-15.

81. Knutson KL, Spiegel K, Penev P, Van Cauter E. The metabolic consequences of sleep depri-vation. Sleep Med Rev. 2007;11(3):163-78.

82. Buxton OM, Pavlova M, Reid EW, Wang W, Simonson DC, Adler GK. Sleep restriction for 1 week reduces insulin sensitivity in healthy men. Diabetes. 2010;59(9):2126-33.

83. Tasali E, Leproult R, Ehrmann DA, Van Cauter E. Slow-wave sleep and the risk of type 2 diabetes in hu-mans. Proc Natl Acad Sci U S A. 2008;105(3):1044-9.

84. Tasali E, Leproult R, Spiegel K. Reduced sleep duration or quality: relationships with insulin resistance and

type 2 diabetes. Prog Cardiovasc Dis. 2009;51(5):381-91.

85. Stamatakis KA, Punjabi NM. Effects of sleep fragmentation on glucose metabolism in nor-mal subjects. Chest. 2010;137(1):95-101.

86. Scheer FAJL, Hilton MF, Mantzoros CS, Shea SA. Adverse metabolic and cardiovascular consequences of circadian misalignment. Proc Natl Acad Sci. 2009;106(11):4453-8.

87. Sjulin TJ, Strilka RJ, Huprikar NA, Cameron LA, Woody PW, Armen SB. Intermittent gastric feeds lower insulin requirements without worsening dysglycemia: a pilot randomized cross-over trial. Int J Crit Illn Inj Sci. 2020;10(4):200-5.

88. Voulgaris A, Marrone O, Bonsignore MR, Steiropoulos P. Chronic kidney disease in patients with obstruc-tive sleep apnea. A narrative review. Sleep Med Rev. 2019;47:74-89.

89. Beaudin AE, Raneri JK, Ahmed SB, Hirsch Allen AJM, Nocon A, Gomes T, et al. Risk of chronic kidney disease in patients with obstructive sleep apnea. Sleep. 2022;45(2):zsab267.

90. Dou L, Lan H, Reynolds DJ, Gunderson TM, Kashyap R, Gajic O, et al. Association between obstruc-tive sleep apnea and acute kidney injury in critically ill patients: a propensity-matched study. Nephron. 2017;135(2):137-46.

91. Dam TT, Ewing S, Ancoli-Israel S, Ensrud K, Redline S, Stone K. Association between sleep and physical function in older men: the osteoporotic fractures in men sleep study. J Am Geriatr Soc. 2008;56(9):1665-73.

92. Goldman SE, Stone KL, Ancoli-Israel S, Blackwell T, Ewing SK, Boudreau R, et al. Poor sleep is as-sociated with poorer physical performance and greater functional limitations in older women. Sleep. 2007;30(10):1317-24.

93. Schweickert WD, Pohlman MC, Pohlman AS, Nigos C, Pawlik AJ, Esbrook CL, et al. Early physical and occupational therapy in mechanically ventilated, critically ill patients: a ran-domised controlled trial. Lan-cet. 2009;373(9678):1874-82.

94. Kamdar BB, Combs MP, Colantuoni E, King LM, Niessen T, Neufeld KJ, et al. The associa-tion of sleep quality, delirium, and sedation status with daily participation in physical therapy in the ICU. Crit Care. 2016;20(1)

95. Wang S, Meeker JW, Perkins AJ, Gao S, Khan SH, Sigua NL, et al. Psychiatric symptoms and their associa-tion with sleep disturbances in intensive care unit survivors. Int J Gen Med. 2019;12:125-30.

96. Rotondi AJ, Chelluri L, Sirio C, Mendelsohn A, Schulz R, Belle S, et al. Patients' recollec-tions of stressful experiences while receiving prolonged mechanical ventilation in an inten-sive care unit. Crit Care Med. 2002;30(4):746-52.

97. Novaes MAFP, Knobel E, Bork AM, Pavão OF, Nogueira-Martins LA, Bosi FM. Stressors in ICU: percep-tion of the patient, relatives and health care team. Intensive Care Med. 1999;25(12):1421-6.

98. Oldham MA, Lee HB, Desan PH. Circadian rhythm disruption in the critically ill: an oppor-tunity for im-proving outcomes. Crit Care Med. 2016;44(1):207-17.

99. Yang PL, Ward TM, Burr RL, Kapur VK, McCurry SM, Vitiello MV, et al. Sleep and circa-dian rhythms in survivors of acute respiratory failure. Front Neurol. 2020;11:94.

100. Park HY, Song IA, Cho HW, Oh TK. Insomnia disorder and long-term mortality in adult patients treated with extracorporeal membrane oxygenation in South Korea. J Sleep Res. 2022;31(2):e13454.

第**10**章 长期预后：危重症幸存者的睡眠

Sharon McKinley，Rosalind Elliott，Wade Stedman，and Julia Pilowsky

1 简介

危重症患者的重症监护护理模式源于 20 世纪中期小儿麻痹症的流行。从那之后，危重症患者生存率稳步提高，对死亡率结果的关注已经转变为对危重症康复质量的全面考虑。ICU 生存率对于大多数 ICU 患者至关重要，因为它对患者生活质量、幸福感和经济稳定性有很大影响。因此，危重症康复的方法、关键机制和症状，成为危重症护理临床医生和研究人员越来越感兴趣的领域。本章的目的是概述 ICU 患者面临的主要挑战、睡眠障碍的发生率、潜在原因和改善这一人群睡眠的建议。

2 危重症康复

危重症康复可能给患者及其家属带来重要的身体、心理、认知和社会挑战。重症监护后综合征（post intensive care syndrome，PICS）是指重症监护患者在重症疾病急性护理住院治疗后持续存在的新的或更严重的身体、认知或精神健康状况损害。新出现的睡眠障碍或者恶化的睡眠障碍在 ICU 恢复期很常见。表 10-1 列出了一个纳入 PICS 特征、睡眠评估和干预措施的危重症康复的概念框架。

2.1 ICU 康复框架

目前已有多种重症监护康复框架，通常遵循以下路径：重症监护前疾病（发病前）、危重症发作时期（重症监护结局）、重症病房或综合医院病房期（住院结局）和出院后 3～6 个月。框架包括身体健康、心理健康和认知功能以及影响生活质量的所有方面。建议包括每个阶段的评估、个体化护理和治疗，以及在有指征时转诊到专科服务机构。有些康复途径侧重于身体残疾和康复，而有些则更侧重于认知健康和心理疾病（如焦虑和抑郁），通常评估指标为疲劳的症状、创伤后应激症状（post-traumatic stress symptoms，PTSS）、妄想性记忆和幻觉。

2020 年美国危重症医学会（Society of Critical Care Medicine）的"危重症后长期损害预测和识别国际共识会议"（International Consensus Conference on Prediction and Identification of Long-Term Impairment）推荐了这些项目，但令人惊讶的是，睡眠及其评估并未包括在内。由于睡眠本身的重要性及其与危重病的相关性，故将其纳入目前的康复框架是必要的。截至目前，睡眠评估及其与恢复的相关性在随访评估中没有被明确提出。因此，本章提出，睡眠障碍的筛查、转诊评估和治疗应被纳入正式框架，例如部分特定的 ICU 随访服务（表 10-1），以促进危重疾病的康复。

表 10-1　危重症康复过程中睡眠评估和治疗的框架

领域	阶段			
	危重症前 （ICU 前阶段）	危重症期间 （ICU 入住期间）	医院病房 （出 ICU 后）	出院后 （家庭、康复机构、养老院等）
身体健康和功能	评估： 合并症 正常功能 / 生活质量 入院前睡眠（如 ISI）	治疗： 器官衰竭 并发的身体问题 并发症 评估： 睡眠自我报告（如 RCSQ） 客观活动记录仪 维持： 身体功能 营养	维持： 支持性治疗 营养评估：身体残疾、疲劳、体重减轻、睡眠（如 RCSQ） 倡导： 分级物理治疗 睡眠卫生实践 参考： 专家支持	维持： 分级物理治疗 睡眠卫生实践 评估： 医疗需要 身体功能活动、疼痛 睡眠（如 PSQI） 参考： 医学专家 物理治疗 / 职业治疗 睡眠专家 / 睡眠调查诊所
心理健康	评估： 病史 自我报告 或精神病学 / 心理学报告	维持： 频繁沟通 ICU 日记（如果合适） 参考： 专家评估	维特： 频繁沟通 参考： 专家评估	评估： 创伤后应激症状 焦虑 抑郁 参考： 专家心理支持或睡眠心理学家进行 CBT-1
认知功能	评估： 既往史 自我报告或代理 参考以前的正式评估（如果可用）	评估： 谵妄（CAM/CAM-ICU）（治疗病因）	评估： 谵妄（CAM）（治疗病因）	评估： 认知功能（CAM） 参考： 专家支持
社会功能	非正式评估	提供支持 / 家庭成员参与	提供支持 / 家庭成员参与	评估： HRQoL

注：领域是公认的健康维度。CAM. 意识评估法；CAM-ICU. ICU 患者意识评估法；CBT-I. 失眠的认知行为疗法；HRQoL. 健康相关生活质量；ISI. 失眠严重程度指数；RCSQ. Richards-Campbell 睡眠问卷；PSQI. 匹兹堡睡眠质量指数

3　ICU 恢复期的睡眠评估

睡眠是一种复杂的行为和生理状态，典型特征是知觉脱离、无反应性、卧姿、不活动、闭眼、可逆性和特定的脑电波及眼球运动。康复结局和睡眠质量是非常主观的，即使对健康人来说，睡眠质量和睡眠时间的测量也很复杂。在一般人群中，多导睡眠图（PSG）是客观睡眠评估的金标准，但由于睡眠是非常主观的，因此通常需要对睡眠质量进行自我评估。在"危重症患者的睡眠特征第一部分""非典型睡眠和病理性觉醒""ICU 改善睡眠的

最佳实践第一部分"中对通过 PSG 测量危重症患者的睡眠特征进行了深入的探讨。另一种提供较少详细信息的客观测量方法是体动仪。主观测量包括自我管理的问卷和睡眠记录。

在 ICU 出院后时期选择客观睡眠评估的方法取决于是否存在疑似睡眠障碍。体动仪不能评估睡眠结构或呼吸功能，但能长期监测昼夜节律和失眠障碍。对于任何个体来说，如果睡眠受到干扰，建议咨询睡眠医学专家。在本节，我们回顾了 ICU 出院后时期常用的睡眠评估方法。"日常睡眠评估与监测方法"一章描述了 ICU 入院期间的睡眠测量方法。

3.1　客观方法

3.1.1　多导睡眠图

在 ICU 危重症患者中使用 PSG 存在许多挑战，包括电极阵列的应用和维持，以及如何解读非典型脑电波活动（参见"非典型睡眠和病理性觉醒"）。在出 ICU 后恢复期，虽然使用 PSG 的 ICU 特异局限性要少得多，但在自然环境下准确捕捉非卧床患者的简短的 PSG 监测能力也有其局限性。在睡眠实验室进行 PSG 评估不切实际且费用高昂，而且不能代表患者自然环境下的睡眠质量。此外，无人监护的 PSG 记录存在干扰和数据丢失的问题。当怀疑 SDB 时，在睡眠医学专家指导下进行简短的无人监护的 PSG 记录可能是最合适的睡眠评估方法，并可能有助于诊断其他睡眠障碍。在没有显著心肺疾病或呼吸功能障碍的情况下，简短的无人监护装置已被确定具有足够的可靠性、有效性和安全性用于 SDB 的诊断。

3.1.2　引线图

腕动仪设备包含压电或微机电加速度计，可以佩戴在手腕、足踝或腰部，因此是一种评估睡眠质量的简单、经济、有效的方法。虽然腕动仪可用于监测休息和活动，但它不能测量睡眠阶段的重要指标。一些睡眠参数 [如总睡眠时间（TST）和睡眠效率指数（SEI）] 可以通过觉醒和睡眠模式的图形表示得到估计。昼夜节律特别是日间稳定性和日间变异性可以使用休息 / 活动算法来评估。虽然腕动仪仅能提供有限的信息来区分睡眠和活动不足（ICU 和 ICU 后恢复期的常见情况），但如果与家庭睡眠呼吸暂停测试（即记录氧饱和度、呼气流量和胸壁升降的一体化便携式监测仪）结合使用，则腕动仪可能有助于识别失眠和昼夜节律性睡眠觉醒障碍、睡眠不足综合征，甚至 SDB。市售的健身追踪器（如 Fitbit）可能在监测睡眠质量及测量危重症幸存者的正常活动恢复方面发挥作用，但它们不能用于评估特定的睡眠参数或诊断睡眠障碍。

3.2　主观测量

由于睡眠质量本质上是主观的，因此睡眠医学专家认为，自我评估（有或没有客观测量）是任何人群睡眠评估的关键组成部分。主观评估和病史采集是慢性失眠患者睡眠评估的主要方法。主观睡眠评估可能包括睡眠日志和自填问卷。

3.2.1　睡眠日志

睡眠日志或日记如共识睡眠日记允许个人记录他们睡眠的定性指标，如睡觉时间、睡眠质量、夜间觉醒和日间疲劳。它们提供了关于主诉、睡眠行为、睡眠觉醒时间表、夜间症状（尤其是床伴的描述）、日间活动和功能以及总睡眠时间的有用的见解。

3.2.2 自填问卷

睡眠质量是一个多层面的结构，因此使用经过验证的评估工具是至关重要的。理查兹 - 坎贝尔睡眠问卷（Richards-Campbell sleep questionnaire，RCSQ）、数字评定量表（numerical rating scale，NRS）、匹兹堡睡眠质量指数（Pittsburgh sleep quality index，PSQI）和失眠严重程度指数（insomnia severity index，ISI）等自评量表具有良好的信效度。目前尚无经过专门验证的工具用于评估危重症幸存者的睡眠。RCSQ 有时被报告用于 ICU 患者人群，但作者通常指的是拔管后不使用镇静的交互式和合作型患者。

选择哪一种自填问卷取决于评估的目的、可疑的睡眠障碍、患者的认知功能以及评估所需的时间。例如，RCSQ 和 PSQI 等仪器旨在评估睡眠质量和数量；RCSQ 评估的是前一晚的睡眠状况；PSQI 评估的是前一个月的睡眠状况。此外，多维度量表如 PSQI 还可以纳入床伴的描述。对于可疑 SDB 的患者十分有用，但对于认知功能较差的患者效果欠佳，对于这类患者，建议使用更简单的 RCSQ，甚至像 NRS 这样的一维量表。部分量表如 ISI 仅能评估少数几个睡眠领域，而睡眠功能结果和 Epworth 嗜睡量表（ESS）等提供了睡眠质量以及对日间功能的定性影响的信息。

4 ICU 恢复期的睡眠质量和数量

虽然在整个恢复期睡眠质量普遍较差，但在恢复期后期睡眠质量和数量往往会有所改善，ICU 出院后 6 个月时睡眠质量可恢复至危重症前的水平。出 ICU 后睡眠障碍的患病率为 20%～67%，主要取决于性别（女性）、年龄、慢性疾病（尤其是呼吸系统疾病）和患病前睡眠质量。此外，如果慢性疾病急性加重，特别是需要再次住院时，那么在 ICU 后恢复期睡眠质量通常会波动。有趣的是，10%～12% 的患者在危重症和恢复评估期的每个时间点都有睡眠障碍。表 10-2 和表 10-3 总结了 ICU 恢复期的主观和客观睡眠特征，以及它们与预期人群的潜在差异。睡眠障碍可能是呼吸障碍、昼夜节律紊乱或条件性失眠的结果，并与不同程度的碎片化和功能影响相关。

表 10-2　ICU 恢复期主观睡眠特征总结：与预期人群标准的潜在差异

	早期（住院期间）	在社区 1 个月内	在社区 6 个月时
睡眠时间	减少	减少	充足 / 减少
感知质量	很差	差	差 / 好
睡眠片段化 / 觉醒	非常频繁	频繁	不频繁
白天功能障碍，如嗜睡	重度	中度	轻度

表 10-3　ICU 恢复期主观睡眠特征总结（多导睡眠图和腕动仪）：与预期人群标准的潜在差异

	早期（住院期间）	在社区 1 个月内	在社区 6 个月时
TST/SEI	减少 / 正常 / 延长	减少 / 正常	正常
NREM 睡眠第一和第二阶段	延长	延长	接近正常
NERM 睡眠第三阶段	显著降低	减少	接近正常

	早期（住院期间）	在社区 1 个月内	在社区 6 个月时
REM	减少	减少	接近正常
碎片化睡眠 / 唤醒	重度	中度	轻度
白天睡眠占比（%）	高达 50%	未知	未知

注：NERM. 非快速眼动；REM. 快速眼动；SEI. 睡眠效率指数

4.1　ICU 恢复期的潜在睡眠障碍

ICU 恢复期可能发生多种不同的睡眠障碍。这些障碍可能因患者是在院接受治疗（如急性或慢性治疗）还是居家治疗而不同。

4.1.1　睡眠呼吸障碍

许多因呼吸衰竭接受治疗的患者有包括 SDB 在内的合并症。然而，在康复早期和后期的幸存者中均可检测到新发的 SDB，且未发现与肺功能相关。

4.1.2　昼夜节律紊乱

如"危重症患者的睡眠特征第二部分"中所述：睡眠觉醒周期部分受昼夜节律控制。环境钟和生物钟（下丘脑前部的视交叉上核）是人类昼夜节律同步（即夜间睡眠和白天觉醒）的决定因素。然而，在危重病期间，睡眠可能在夜间和日间平均分布。在危重症恢复的早期，体动仪上昼夜节律紊乱不太明显，也未进行主观评估。

4.1.3　失眠

失眠是入睡困难、难以入睡或经历非恢复性睡眠并伴有日间功能影响的主观报告。这似乎是危重病恢复期最常报告的睡眠障碍类型，也是公众最常见的睡眠障碍。条件性失眠（也称为心理生理性失眠）可能是该人群的主要亚型。患者在 ICU 治疗开始后经历了失眠，导致出现一种条件性唤醒状态。

4.2　在 ICU 后住院期间的睡眠

危重疾病恢复期（住院期间）的睡眠质量和数量可能有改善的迹象，但大多数情况下与 ICU 住院期间相比保持不变，包括 TST 与 SEI 降低和显著睡眠碎片化的证据。随着患者过渡到康复机构和家庭，TST 可能延长、正常或减少，第一和第二阶段睡眠延长，同时慢波和快速眼动睡眠减少并且观察到睡眠碎片化。患者自我报告的睡眠情况与 ICU 时期相比略有改善；然而，大多数人仍有睡眠中断、质量差、数量少和白天嗜睡的状况。

4.3　出院后的睡眠

通常出院回家后，患者的睡眠质量有所改善，但对于一些患者而言，睡眠质量可能无法恢复到患病前的水平。PSG 和体动仪数据表明，TST 和 SEI 及慢波睡眠在 ICU 治疗后 6 个月接近正常人群。然而，睡眠质量的主观报告仍低于人群正常水平。

5　恢复期睡眠紊乱的相关因素

危重症患者出院后或者在康复护理期间的恢复期睡眠，都受到身体、心理、认知和社会因素的影响。其中许多是单独或联合出现的重症监护后综合征（PICS）的体征和症状的模式特征。其相关因素可能包括先前存在的问题、危重症与入住 ICU 的影响以及出院后的经历。关于出院后睡眠相关因素的证据受到少数小样本量研究和睡眠评估方法不一致的限制，导致无法在已进行的系统综述中进行荟萃分析。

5.1　就医之前

如"ICU 睡眠中断的风险因素"一章所述，多种院前和 ICU 因素影响 ICU 的睡眠质量。大龄和女性患者术后睡眠质量下降的风险更大。出院后睡眠中断的其他危险因素包括院前疾病如哮喘、心力衰竭以及存在 3 种或 3 种以上慢性疾病（如糖尿病、高血压和心脏病）。近 20% 的 ICU 患者回顾性报告了包括临床居家失眠（如 ISI）在内的入院前睡眠问题，发现入院前睡眠问题与出院后 6 个月较差的睡眠质量独立相关。

5.2　重病和住院期间

入院时的疾病严重程度（APACHE Ⅱ）、ICU 期间及出 ICU 后住院期间的睡眠质量（RCSQ）已被证明与出院后的睡眠障碍独立相关。在 7 例急性呼吸窘迫综合征（acute respiratory distress syndrome，ARDS）患者中，使用睡眠实验室的 PSG 来诊断在离开 ICU 后 22 ～ 168 个月（中位数 50 个月）出现的新的自我报告的睡眠问题。大多数患者有条件性失眠，这是一种觉醒反应的增强，失眠患者已经习惯由 ICU 期间的相关环境刺激触发睡眠质量下降。另 1 例患者因应激引起睡眠异常，还有 1 例在出院后被诊断有轻度阻塞性睡眠呼吸暂停。

5.3　出院后

虽然睡眠并不存在于 PICS 的症状中，但出院后影响睡眠的一些因素与 PICS 的特征具有共性。一些需要重症监护的危重疾病相关因素可能会影响恢复期的睡眠质量，其中最突出的是与健康相关的生活质量和身体疼痛，即健康相关生活质量（health-related quality of life，HRQoL）和疼痛造成的睡眠损害，以及疼痛和生活质量降低继发的睡眠障碍，因此本节将简要讨论与这些相关的证据，后文将更全面地描述对结局的影响。

多项研究发现，使用 SF-36 或 EuroQol-5D 量表对危重症患者出院后的睡眠情况进行评估，结果发现 HRQoL 与睡眠障碍相关。在控制了已知影响睡眠的潜在混杂因素（包括焦虑和抑郁）后，发现 HRQoL 与 ICU 出院后 3 个月和 6 个月的睡眠质量显著相关。

一些研究报道了危重症患者出院后的疼痛（及其相关症状）与睡眠之间的关系。在小样本的需要长时间通气的内科 ICU 患者中，发现出院后 2 个月疼痛和睡眠障碍之间存在显著的双变量关系。Langerud 及其同事还发现，有 ICU 后慢性疼痛的患者在出院后 3 个月和 12 个月有更高的风险出现睡眠障碍。在其他几项研究中，SF-36 中的躯体疼痛症状与出院后睡眠质量独立相关。

6　危重病后睡眠紊乱对康复结果的影响

众所周知，出院后的睡眠障碍会影响与危重病康复相关的结局。在 PICS 中，单独或联合出现的体征和症状模式有许多特征。这些因素往往是相互关联而且双向的。如前所述，生活质量降低和慢性疼痛是 ICU 后睡眠不良的重要危险因素。ICU 后睡眠不良也可能会大大降低生活质量并加重疼痛。ICU 后恢复期的睡眠紊乱也会加重 HRQoL 和心理症状，如创伤后应激反应，并损害认知功能。可以观察到睡眠障碍会影响患者的精神健康和身体疼痛，它们之间存在因果关系及双向关系。

6.1 健康相关生活质量

重症监护后的 HRQoL 主要是通过 SF-36 和 EuroQol-5D（EQ-5D）结合一系列自我报告的睡眠仪器进行评估的。研究发现，各种睡眠参数与 HRQoL 的总体指标和特定领域独立相关。Solverson 及其同事报道了出院后 3 个月通过 PSQI 评估的睡眠质量与焦虑（HADS）、感知、行动能力、自我护理（EQ-5D），以及 SF-36 的生理（PCS）和心理（MCS）综合评分之间的关联（综合评分包括 PCS 和 MCS，由 8 个 SF-36 子量表得分组成，在计算总分时，子量表得分根据其对两个主要生理和心理领域的贡献进行加权）。研究人员在 6 个月时使用基本北欧睡眠问卷（3 项）对 ICU 患者进行调查，发现其与因身体问题导致的 SF-36 量表中心理健康、身体疼痛、总体健康、活力和角色限制相关。出 ICU 后 12 个月和 6 个月（PSQI）的睡眠与 SF-36 的 PCS 和 MCS 之间也有相关性，并且在住院时间中位数为 2 天的冠状动脉旁路移植术后 ICU 患者中也发现了相关性。

6.2 心理症状

危重症患者普遍存在心理症状，主要表现为焦虑、抑郁、创伤后应激症状（PTSS）[创伤后应激症状不同于创伤后应激障碍（PTSD）的诊断，它用于报告创伤后症状] 等。精神健康症状和睡眠障碍之间的关系很复杂。在报告失眠的普通人群中，多达 40% 的人被诊断有精神疾病，而多达 90% 的抑郁症患者有睡眠障碍。睡眠障碍和精神健康障碍之间有大量重叠。危重症患者是一个独特的人群，其精神健康症状和睡眠障碍之间也存在一定的关系。

研究人员采用事件影响量表修订版（IES-R）评估 ICU 患者创伤后的侵袭、回避和过度觉醒症状，研究 PTSS 与 ICU 患者出院后睡眠的关系。多变量分析发现，PTSS 与 ICU 患者出院后 6 个月和 12 个月睡眠质量下降相关。

两项研究收集了出 ICU 后 3 个月时焦虑、抑郁和创伤相关症状以及睡眠（PSQI 或自我报告的睡眠障碍）的数据。研究发现焦虑或创伤相关症状与较差的睡眠质量密切相关，但抑郁症状与睡眠障碍无关。在对一项康复研究中对离开 ICU 6 个月的患者进行二次分析，结果表明睡眠障碍与焦虑、压力和抑郁相关（DASS-21）。

还有研究人员探究了具有特定身体状况或共病患者的精神健康症状和睡眠障碍的患病率。对接受脓毒症治疗的参与者进行随访的一项研究指出一些参与者在 ICU 出院后 24 个月 PTSS 增加，但睡眠障碍没有相应增加。

7 恢复期促进睡眠的策略

如上所述，与 ICU 后睡眠障碍相关的因素是多方面的，随着时间的推移而变化，并在 ICU 出院后 6 ～ 12 个月持续存在。康复的环境是多样的，可能包括家庭、康复机构或长期急症护理医院。

睡眠障碍在一般人群中很常见，根据国际睡眠障碍分类，超过一半（59.4%）的澳大利亚成人有至少一种慢性睡眠症状，14.8% 的人有慢性失眠症状。近一半（48.8%）的人表示他们全部或大部分时间都没有得到充足的睡眠。

尽管 ICU 恢复期睡眠障碍患病率高、患者异质性大、数据缺乏，难以推荐单一具体的睡眠改进策略。但是，临床医生应首先了解这种障碍是否存在以及与近期发生的危重疾病的关联。

对于与近期危重疾病相关的睡眠障碍，多学科 ICU 随访门诊可以发现新出现的睡眠问题。在门诊访视之前或访视期间，可使用 PSQI 或 ESS 等主观睡眠筛查工具（对于认知障碍患者，可使用 RCSQ 或 NRS 等单维度工具评估总体睡眠质量）。其他评估方法尤其是心理健康筛查工具可以帮助确定与睡眠障碍相关的因素。这些不同的量表可以识别有明显焦虑、抑郁和（或）创伤后应激障碍症状的患者，并将其转诊到专门的精神卫生服务机构。建议采取整体方法评估受到各种健康领域影响的睡眠情况，参考表 10-1。

7.1　评估和转诊

有睡眠障碍或慢性失眠的患者最好找全科医生进行治疗，或者找睡眠医生。可能并不是所有非 ICU 临床医生都能理解，但转诊医生在与患者沟通时应认识到危重症在促进和加重睡眠障碍方面可能发挥作用，还应评估 ICU 中常用药物对患者睡眠的影响（参见"ICU 常用药物对睡眠的影响"）。SDB 应由睡眠专家治疗，但其他卫生专业人员如 ICU 随访团队可以提供失眠治疗，以下是失眠治疗方法的简要总结。

7.2　慢性失眠的治疗

一般来说，慢性失眠很难治疗，而且经常复发。然而，采用非药物、单一成分等治疗如放松疗法和睡眠卫生技巧（sleep hygiene techniques，SHTs）时有望合理地改善睡眠质量。失眠的多组分治疗如失眠的认知行为疗法（cognitive behavioral therapy for insomnia，CBT-I）可能实现更持久的改善。药物干预措施（即镇静剂和催眠药）的潜在危害如依赖、认知功能恶化和跌倒的风险使其无法用于治疗失眠，特别是在老年人群中。目前睡眠专家建议尽量避免使用镇静剂和催眠药，或者只在短期内使用。睡眠专家一般不提供关于药物治疗的统一建议，而是根据个体患者的需求和健康状况来选择药物的种类和剂量。

7.2.1　单成分治疗

1. 放松疗法

放松疗法包括使用腹式呼吸、自体（脱敏 - 放松）训练、系统循序渐进的肌肉放松和精神刺激（如冥想、引导想象）等结构化练习方法来减轻身体紧张。这种安全且高效的单成分治疗不需要特定的睡眠专家来提供。放松疗法是帮助睡眠质量差的 ICU 患者至关重要的第一步，也可能是恢复睡眠所需的全部。

2. 刺激控制

这一治疗有一些低水平研究证据来支持并且需要一些专业知识（即激励技术）来实施，这些知识 ICU 临床医生都可以学习。我们的目标是通过提供指导改善睡眠环境与觉醒之间的关联，重新建立睡眠环境与睡眠之间的关联并确保清醒时间的一致，从而减少条件性失眠。因此，刺激控制指令如下：

（1）每天早上在同一时间起床。

（2）只有困了才上床睡觉。

（3）睡不着的时候就起床。

（4）床 / 卧室只用于睡觉和发生性行为（所有阅读、看电视和社交媒体活动应在其他房间进行）。

（5）白天不午睡。

3. 睡眠限制

该方法旨在通过将卧床时间限制在患者的平均睡眠时间内来增强睡眠冲动并巩固睡眠。睡眠时间通常源于自我管理的睡眠日志。最初的卧床时间仅限于平均睡眠时间，随后根据睡眠效率（基于总体睡眠满意度和日间功能）增加或减少，直到获得足够的睡眠时间。该方法最好由睡眠专家来进行指导。

4. 睡眠卫生技巧

睡眠卫生技巧（SHTs）是一种单成分治疗，侧重于教育患者创造最有利于睡眠的环境、身体状况和心理状态。经验性 SHTs 包括指导患者在家中实施一系列安全有效的策略，如规律睡觉、不看屏幕（如手机和电脑屏幕）、不喝咖啡和酒精，以及尽量减少睡眠药物等。建议将 SHTs 与 CBT-I 联合使用，效果更佳。

7.2.2　多成分治疗

1. 失眠的认知行为疗法（CBT-I）

CBT-I 是一种基于循证且高效的疗法，是治疗失眠的核心方法。其效果与催眠药物相当并在治疗结束后持续存在。对于居住在离大型转诊医院较远地区的患者，可以在网上或通过电话得到同样有效的 CBT-I，初级保健医师也可以提供有效 CBT-I 指导。

CBT-I 包括睡眠卫生教育、刺激控制、睡眠限制疗法、放松技术和认知疗法。一般需要 4～10 次咨询，4 次或 4 次以上的咨询比一次咨询更有效，但是一次咨询在让患者承认睡眠障碍并进行治疗方面也是可靠的。以患者为中心的睡眠教育对康复至关重要，尽可能让患者在会诊后获得更多的知识、教育材料和可靠的资源来控制自己的病情。

2. 失眠的短程疗法（BTIs）

BTIs 是 CBT-I 的简要版本。它通常包括多达 4 个强调促进睡眠的行为成分：睡眠及昼夜节律的教育、影响睡眠质量的因素、影响睡眠的不良行为，并配合以自我管理的睡眠日记 / 日志为基础的个体化刺激控制及睡眠限制疗法，认知和放松疗法也是其中关键的组成部分。虽然 BTIs 的效果不如 CBT-I，但 BTIs 可能是 ICU 随访服务可行性更高的一种方法，如果获得 CBT-I 的机会受到成本或可行性的限制，BTIs 可以作为 CBT-I 的替代方案。

8　结束语和未来方向

本章总结了迄今为止关于危重症患者睡眠的研究，虽然描述简短，但范围很广。从迄今发表的科学和学术论文中总结了睡眠的评估方法、恢复期睡眠的性质及相关因素，以及改善 ICU 患者睡眠的策略。然而，目前仍缺乏睡眠研究来指导临床医生评估和治疗 ICU 患者的睡眠。因此，在缺乏有力证据的情况下，建议使用睡眠医学专家使用的评估方法（即对最有可能的睡眠障碍进行病史采集、筛查和睡眠评估，必要时使用简短的 PSG）和干预措施（如 CBT-I），一般不推荐进行药物干预。在对 ICU 患者进行整体随访时，应考虑到睡眠并提供适当的护理、支持和治疗。

在恢复过程中进一步筛查和评估睡眠的最佳时间、评估方法、睡眠障碍对结局的影响，以及采取有效的干预措施将有助于改善患者的预后。例如，市售健身追踪器上的软件可能是一种低成本、无负担的方法，可以连续评估睡眠质量趋势并提示潜在的睡眠障碍。更多关于危重症恢复期睡眠障碍来源和机制的科学信息，以及为改善结局而试用的新型干预措施将有益于患者及其治疗医师。

（译者　蔡伟梦　薛　鑫）

参 考 文 献

1. Elliott D, et al. Exploring the scope of post-intensive care syndrome therapy and care: engage-ment of non-critical care providers and survivors in a second stakeholders meeting. Crit Care Med. 2014;42(12):2518-26.

2. Altman MT, Knauert MP, Pisani MA. Sleep disturbance after hospitalization and critical ill-ness: a systematic review. Ann Am Thorac Soc. 2017;14(9):1457-68.

3. Denehy L, Hough CL. Critical illness, disability, and the road home. Intensive Care Med. 2017;43(12):1881-3.

4. Ramsay P, et al. A rehabilitation intervention to promote physical recovery following intensive care: a detailed description of construct development, rationale and content together with pro-posed taxonomy to capture processes in a randomised controlled trial. Trials. 2014;15:38.

5. Hopkins RO, Wade D, Jackson JC. What's new in cognitive function in ICU survivors. Intensive Care Med. 2017;43(2):223-5.

6. Mikkelsen ME, et al. Society of Critical Care Medicine's International Consensus Conference on Prediction and Identification of Long-Term Impairments After Critical Illness. Crit Care Med. 2020;48(11):1670-9.

7. Carskadon MA, Dement WC. Chapter 2. Normal Human Sleep: An overview. In: Kryger MH, Roth T, Dement WC, editors. Principles and practice of sleep medicine. Philadelphia, PA: Elsevier; 2017.

8. Kapur VK, et al. Clinical practice guideline for diagnostic testing for adult obstructive sleep apnea: an American Academy of sleep medicine clinical practice guideline. J Clin Sleep Med. 2017;13(3):479-504.

9. Smith MT, et al. Use of Actigraphy for the evaluation of sleep disorders and circadian rhythm sleep-wake disorders: an American Academy of sleep medicine clinical practice guideline. J Clin Sleep Med. 2018;14(7):1231-7.

10. Goncalves BS, et al. Nonparametric methods in actigraphy: an update. Sleep Sci. 2014;7(3):158-64.

11. Louzon PR, et al. Characterisation of ICU sleep by a commercially available activity tracker and its agree-ment with patient-perceived sleep quality. BMJ Open Respir Res. 2020;7(1)

12. Riemann D, et al. European guideline for the diagnosis and treatment of insomnia. J Sleep Res. 2017;26(6):675-700.

13. Carney CE, et al. The consensus sleep diary: standardizing prospective sleep self-monitoring. Sleep. 2012;35(2):287-302.

14. Dietch JR, Taylor DJ. Evaluation of the consensus sleep diary in a community sample: com-parison with single-channel EEG, actigraphy, and retrospective questionnaire. J Clin Sleep Med. 2021;17(7):1389-99.

15. Richards K. Techniques for measurement of sleep in critical care. Focus Crit Care. 1987;14(4):34-40.

16. Rood P, et al. Development and daily use of a numeric rating score to assess sleep quality in ICU patients. J Crit Care. 2019;52:68-74.

17. Buysse DJ, et al. The Pittsburgh sleep quality index: a new instrument for psychiatric practice and research. Psychiatry Res. 1989;28(2):193-213.

18. Morin CM, et al. The insomnia severity index: psychometric indicators to detect insomnia cases and evalu-

ate treatment response. Sleep. 2011;34(5):601-8.

19. Weaver TE, et al. An instrument to measure functional status outcomes for disorders of exces-sive sleepi-ness. Sleep. 1997;20(10):835-43.

20. Johns M, Hocking B. Daytime sleepiness and sleep habits of Australian workers. Sleep. 1997;20(10):844-9.

21. McKinley S, et al. Sleep and psychological health during early recovery from critical illness: an observa-tional study. J Psychosom Res. 2013;75(6):539-45.

22. Solverson KJ, Easton PA, Doig CJ. Assessment of sleep quality post-hospital discharge in survivors of criti-cal illness. Respir Med. 2016;114:97-102.

23. Adler D, et al. Comorbidities and subgroups of patients surviving severe acute Hypercapnic respiratory fail-ure in the intensive care unit. Am J Respir Crit Care Med. 2017;196(2):200-7.

24. Alexopoulou C, et al. Sleep quality in survivors of critical illness. Sleep Breath. 2019;23(2):463-71.

25. Gao CA, Knauert MP. Circadian biology and its importance to intensive care unit care and outcomes. Semin Respir Crit Care Med. 2019;40(5):629-37.

26. Wilcox ME, et al. Sleep fragmentation and cognitive trajectories after critical illness. Chest. 2021; 159(1):366-81.

27. Sateia MJ, et al. Clinical practice guideline for the pharmacologic treatment of chronic insom-nia in adults: an American Academy of sleep medicine clinical practice guideline. J Clin Sleep Med. 2017;13(2):307-49.

28. Lee CM, et al. Chronic sleep disorders in survivors of the acute respiratory distress syndrome. Intensive Care Med. 2009;35(2):314-20.

29. Elias MN, Munro CL, Liang Z. Sleep quality associated with motor function among older adult survivors of critical illness. Nurs Res. 2020;69(4):322-8.

30. Dhooria S, et al. Sleep after critical illness: study of survivors of acute respiratory distress syndrome and systematic review of literature. Ind J Crit Care Med. 2016;20(6):323-31.

31. Orwelius L, et al. Prevalence of sleep disturbances and long-term reduced health-related qual-ity of life af-ter critical care: a prospective multicenter cohort study. Crit Care. 2008;12(4):R97.

32. Chen CJ, et al. Predictors of sleep quality and successful weaning from mechanical ventilation among pa-tients in respiratory care centers. J Nurs Res. 2015;23(1):65-74.

33. McKinley S, et al. Sleep and other factors associated with mental health and psychological distress after in-tensive care for critical illness. Intensive Care Med. 2012;38(4):627-33.

34. Parsons EC, et al. Post-discharge insomnia symptoms are associated with quality of life impairment among survivors of acute lung injury. Sleep Med. 2012;13(8):1106-9.

35. Choi J, et al. Self-reported physical symptoms in intensive care unit (ICU) survivors: pilot exploration over four months post-ICU discharge. J Pain Symptom Manag. 2014;47(2):257-70.

36. Langerud AK, et al. Intensive care survivor-reported symptoms: a longitudinal study of survi-vors' symp-toms. Nurs Crit Care. 2018;23(1):48-54.

37. Ware JE Jr. SF-36 health survey update. Spine (Phila Pa 1976). 2000;25(24):3130-9.

38. Rabin R, de Charro F. EQ-5D: a measure of health status from the EuroQol group. Ann Med. 2001; 33(5):337-43.

39. McKinley S, et al. Health-related quality of life and associated factors in intensive care unit survivors 6 months after discharge. Am J Crit Care. 2016;25(1):52-8.

40. Caruana N, et al. Sleep quality during and after cardiothoracic intensive care and psychologi-cal health during recovery. J Cardiovasc Nurs. 2018;33(4):E40-e49.

41. Anderson KN, Bradley AJ. Sleep disturbance in mental health problems and neurodegenera-tive disease. Nat Sci Sleep. 2013;5:61-75.

42. Fang H, et al. Depression in sleep disturbance: a review on a bidirectional relationship, mecha-nisms and treatment. J Cell Mol Med. 2019;23(4):2324-32.

43. Weiss D, Marmar C. The impact of event scale-revised. In: Wilson JP, Keane TM, editors. Assessing psychological trauma and PTSD: a Practitioner's handbook New York. Guilford Press; 1997.

44. Wang S, et al. Psychiatric symptoms and their association with sleep disturbances in intensive care unit survivors. Int J General Med. 2019;12:125-30.

45. Schmidt KF, et al. Long-term courses of sepsis survivors: effects of a primary care manage-ment intervention. Am J Med. 2020;133(3):381-385. e5.

46. Reynolds A, et al. Chronic insomnia disorder in Australia: a report to the sleep Health Foundation. North Strathfield, NSW: Sleep Health Foundation; 2019.

47. Edinger JD, et al. Behavioral and psychological treatments for chronic insomnia disorder in adults: an American Academy of sleep medicine clinical practice guideline. J Clin Sleep Med. 2021;17(2):255-62.

48. Irish LA, et al. The role of sleep hygiene in promoting public health: a review of empirical evidence. Sleep Med Rev. 2015;22:23-36.

49. Edinger JD, et al. Behavioral and psychological treatments for chronic insomnia disorder in adults: an American Academy of sleep medicine systematic review, meta-analysis, and GRADE assessment. J Clin Sleep Med. 2021;17(2):263-98.

50. Natsky AN, et al. Economic evaluation of cognitive behavioural therapy for insomnia (CBT- I) for improving health outcomes in adult populations: a systematic review. Sleep Med Rev. 2020;54:101351.

51. Espie CA, et al. A randomized, placebo-controlled trial of online cognitive behavioral therapy for chronic insomnia disorder delivered via an automated media-rich web application. Sleep. 2012;35(6):769-81.

52. Davidson JR, Dickson C, Han H. Cognitive behavioural treatment for insomnia in primary care: a systematic review of sleep outcomes. Br J Gen Pract. 2019;69(686):e657-64.

53. van Straten A, et al. Cognitive and behavioral therapies in the treatment of insomnia: a meta- analysis. Sleep Med Rev. 2018;38:3-16.

Alexander O. Pile，Erica B. Feldman，Jennifer L. Martin，and Biren B. Kamdar

1 简介

睡眠和睡眠中断在危重症中的作用是一个新出现的令人感兴趣的话题。虽然人们普遍认为睡眠对危重症的恢复很重要，但由于缺乏有效的方法来衡量患者疾病、改变睡眠的药物、其他监测设备和工作人员的可用性等因素，这一观点受到了挑战。本章回顾了评估危重症患者睡眠的方法，包括多导睡眠图（PSG）、双频谱指数（BIS）、活动描记术、问卷调查和商业智能手表等新方法。

2 测量睡眠的客观方法

2.1 多导睡眠图

多导睡眠图（PSG）被广泛认为是睡眠测量的"金标准"，它通过脑电图（EEG）、眼电图（EOG）、心电图（ECG）和肌电图（EMG）等对生理和电学变化进行客观测量。PSG 提供了睡眠持续时间、睡眠结构（睡眠阶段）以及觉醒频率和持续时间的数据。通常 PSG 是在受控的睡眠实验室进行的，在那里对患者进行整夜监测。相比之下，在危重症患者中使用 PSG 具有挑战性，原因有很多，包括设备笨重、成本高、需要密切监测、患者不耐受、频繁的 ICU 相关干扰及交流困难。正如"ICU 睡眠中断的风险因素"、"ICU 常用药物对睡眠的影响"和"机械通气与睡眠"中所强调的那样，危重症患者经常接受机械通气、镇静剂输注、类固醇、镇痛剂和血管舒缩药物治疗，所有这些都会改变 PSG 记录过程中获得的信号。

2.1.1 ICU 应用数据

如"危重症患者的睡眠特征第一部分"所述，PSG 已在 ICU 环境中广泛使用，特别是在描述危重症患者睡眠的开创性研究中（图 11-1）。在一项涉及机械通气患者的观察性研究中，PSG 被用来证明患者的睡眠结构明显紊乱，包括跳过睡眠阶段、快速眼动（REM）睡眠减少，昼夜频繁唤醒和觉醒。此外，24 小时便携式 PSG 记录显示，非通气 ICU 患者的睡眠结构紊乱与机械通气患者的相似。

许多 PSG 研究观察到，危重症患者通常表现出使用传统评分标准无法解释的脑电图模式，这是由于 REM 睡眠减少、缺乏 K 复合波和睡眠纺锤波，以及大量单一形态的 δ 波和 θ 波。使用改进的脑电图截止值和自动匹配频谱分析的几项研究提出了改进的 ICU 特定睡眠评分策略。其中一项研究指出，看似清醒的危重症患者有 PSG 模式表明是在睡眠中，反之

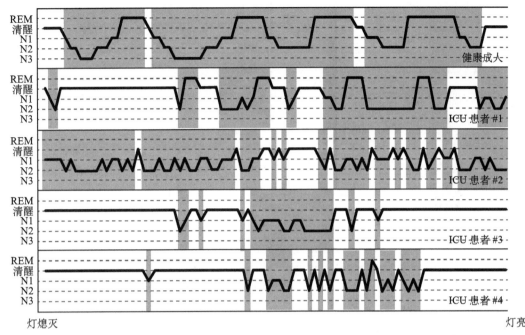

图 11-1 1 名健康成人和 4 名危重症患者的多导睡眠图。灰色区域代表睡眠，而白色区域代表清醒。在危重症患者中值得注意的是 REM 和 N3 期睡眠的碎片化和近乎缺乏。经许可摘自 "Sleep and Sleep Disordered Breathing in Hospitalized Patients", by M. P. Knauert, 2014, Semin Respir Crit Care Med, 35(5), 582–92. Copyright 2014 by Georg Thieme Verlag KG Stuttgart.

亦然，并提出了一种新的评分系统，该系统包括传统阶段睡眠、病理性觉醒和六种非典型睡眠（图 11-2）（"非典型睡眠和病理性觉醒"一章提供了非典型睡眠和病理性觉醒的额外背景）。经过修正的评分系统已被用于各种研究，包括一项调查"安静常规"干预效果的研究，该干预并未改善住院患者的睡眠。

　　除了描述睡眠节律外，PSG 还被用于评估环境因素对 ICU 睡眠的影响，包括不自然和不一致的光照水平、响亮的声音和患者护理互动（"ICU 睡眠中断的风险因素"一章回顾了睡眠中断的风险因素）。例如，对 22 名接受 PSG 的 ICU 患者进行的前瞻性队列分析表明，所有患者都经历了睡眠觉醒周期异常，其中噪声是约 17% 的患者觉醒的主要原因。另一项比较暴露在 ICU 环境中的机械通气患者和健康成人的 PSG 的研究表明，21% 的唤醒和觉醒归因于超过指南建议水平的声音，而 7% 归因于探视和治疗等干扰。

2.1.2　ICU 的局限性

　　各种 ICU 相关因素会改变 PSG 模式，从而使睡眠测量变得复杂化。常用的镇静剂，如苯二氮䓬类药物和丙泊酚，与脑电图振幅和频率的变化有关，镇痛剂和抗精神病药与脑电图减慢和睡眠结构的改变有关，"ICU 常用药物对睡眠的影响"一章中有更详细的描述。疾病本身也会改变 PSG 的解读并使其复杂化，特别是常见的 ICU 疾病，如脑病、败血症和电解质紊乱。

　　从可用性的角度来看，PSG 的大规模应用是不可行的，因为其成本高、设备笨重，并且需要经过培训的人员进行设置和判读。因此，很少有基于 ICU 的研究获得超过 24 小时的 PSG 数据。对 24 小时无人值守便携式 PSG 的评估从 29 名入选患者中的 27 名中获得

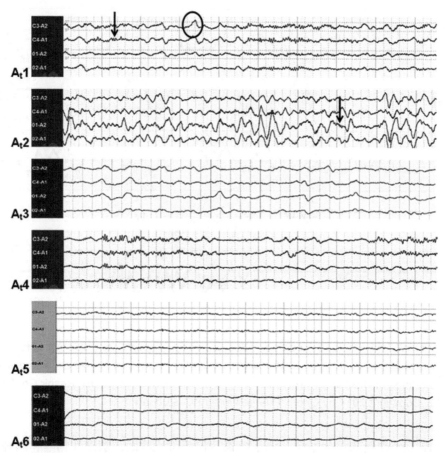

图 11-2　危重症患者的非典型 PSG 记录，使用修正标准（A_t 1 ～ 6）评分如下。非典型 1 期（A_t1）：≥ 10% 的 α 波和（或）θ 波活动（箭头）和一些 δ 活动（圆圈）、额叶间歇性节律性 δ 波活动（FIRDA）和（或）三相活动；A_t2：不具有多态性 δ 波活动，间歇性 α、β 或 θ 复合波（箭头）；A_t3：不含 α、β 或 θ 复合波，多态性 δ 波活动；A_t4：EEG 振幅＜ 5μV，伴有突发抑制（等电活动）；A_t5：类似于 A_t4 的突发抑制模式，脑电图振幅＜ 20μV；A_t6：无脑电活动（等电）。最后，提出了一个睡眠阶段来捕捉非典型但病理性的清醒，其特征是缺乏 α 波和 β 波活动的清醒。经许可摘自 "Atypical Sleep in Ventilated Patients: Empirical Electroencephalography Findings and the Path Toward Revised ICU Sleep Scoring Criteria," by P. L. Watson, 2013, Critical Care Medicine, 41(8), 1958–67. Copyright 2013 by the Society of Critical Care Medicine and Lippincott Williams.

了可用数据，但有 9 名患者过早停止了参与。而 5 名患者的电极经历了意外移除和电极移位。值得注意的是，在这项研究中观察到入选率较低，家庭和工作人员拒绝参与，可能是因为人们认为 PSG 具有侵入性，并且需要额外的监测设备。在其他研究中，PSG 停用的常见原因包括电气或呼吸伪影和设备故障。鉴于这些挑战，2018 SCCM 临床实践指南 ICU 成年患者疼痛、躁动 / 镇静、谵妄、约束和睡眠中断的预防和管理（PADIS）中不建议在 ICU 常规使用 PSG。

2.2　双频谱指数
双频谱指数（BIS）为客观睡眠测量提供了另一种选择。BIS 通常在手术室中用于指导全身麻醉的滴定，它整合了单个前额传感器中包含的 EEG 电极的数据，以生成 0 ～ 100 的值，100 代表最大清醒度。

2.2.1　ICU 应用数据

多项 ICU 研究对 BIS 进行了评估。2001 年，一项针对 27 名最低程度镇静的 ICU 患者的研究使用了先前建立的 BIS 睡眠评分系统（> 85 分为清醒，60 ～ 85 分为浅睡眠，< 60 分为慢波睡眠，以及通过将肌电图记录与 BIS 相结合进行 REM 评分），该研究使用 BIS 来确定在 10 小时记录期内平均睡眠 98 分钟的患者睡眠不佳。随后，在 24 名机械通气患者中进行了褪黑素与安慰剂的随机试验，使用 BIS 来评估夜间睡眠质量。研究发现，接受褪黑素治疗的患者睡眠效率更高，但同时进行的活动描记术、护士评估和 Richards-Campbell 睡眠问卷（RCSQ）记录并不能证实这一结果。最后，一项旨在评估 BIS 应用于 ICU 睡眠测量的横断面研究发现，29 名危重成年患者的平均夜间总睡眠时间为 234 分钟，深度睡眠时间为 1.7 分钟。值得注意的是，在这些大多处于清醒状态的患者中，BIS 识别较轻睡眠阶段的能力有限，这表明 BIS 作为评估 ICU 睡眠的方法是不可行的。

2.2.2　ICU 的局限性

虽然 BIS 没有 PSG 那么烦琐，但它需要一个电极，这个电极容易脱落或移除。此外，ICU 的患者通常处于镇静、通气、血流动力学不稳定或认知受损状态，所有这些都会影响脑电图 BIS 所需的数据。因此，几项涉及 BIS 的研究排除了谵妄患者。虽然 BIS 可能比 PSG 更实惠、更可行，但它有许多局限性，与 PSG 不同的是，它在区分睡眠阶段、浅睡眠和清醒方面的能力受到了很大限制。需要进行强有力的大规模研究来评估 BIS 作为 ICU 睡眠的衡量标准的效果。

2.3　活动描记术

活动描记术包括使用加速度计测量身体活动，通常是在手腕或足踝上安装手表样的设备。几十年来，活动描记术获取静息活动数据成本低且易于应用，一直被用于评估睡眠，包括在 ICU 中，它被证明是可行的，并且可以很好地连续使用。

虽然活动描记术已被证实可以作为健康门诊患者睡眠的一种衡量标准，但一项针对 12 名机械通气住院患者的研究表明，与 PSG 相比，活动描记术高估了总睡眠时间和睡眠效率，一致性< 65%。

2.3.1　ICU 应用数据

尽管活动描记术有可能出现睡眠时间被错误估计，但在几项基于 ICU 的干预研究，包括褪黑素、缬草油穴位按摩和强光疗法的研究中，活动描记术被用于估计睡眠的差异。基于活动描记术的测量也被用于描述不同类型危重症患者的昼夜节律，包括镇静和非镇静患者，以及外科和神经内科的 ICU 患者。与涉及 PSG 的研究一样，这些研究大多规模较小，但考虑到其可行性和低成本，大规模的研究应将活动描记术视为一种结果衡量标准，尤其是那些涉及改善睡眠觉醒或休息 - 活动节奏的研究。未来的研究需要开发 ICU 专用算法，利用活动描记数据对睡眠进行评分。

2.3.2　ICU 的局限性

由于危重症患者通常不活动，当使用传统算法进行评分时，活动描记术很容易将静止不动的清醒患者错误分类为睡眠患者。例如，一项涉及 35 名危重症患者的活动描记术可行性的研究表明，在 30 秒的手腕和足踝测量中，分别有 64% 和 83% 的测量值等于零，72% 和 93% 的测量值通过传统评分算法被归类为"睡眠"（图 11-3）。不出所料，器官衰竭评分较高、约束程度较高的患者，或接受机械通气和持续镇静的患者，记录了更多的零活动时期和更低的非零活动水平，休息 - 活动模式可能被传统的评分算法错误地归类为睡眠。然而，如果不是为了估计睡眠，ICU 中的手腕活动描记术可以用来收集大规模的活动测量数据。

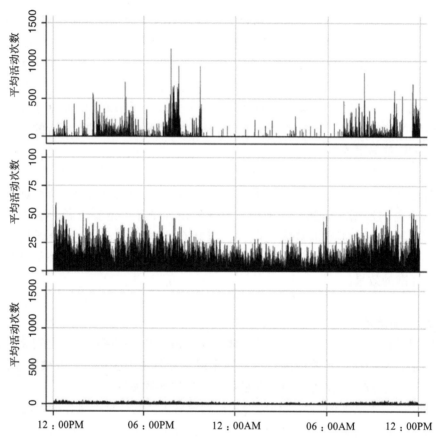

图 11-3　健康成人（上图）与 ICU 危重症患者（中、下图）24 小时腕关节活动描记术的对比。值得注意的是，健康成人表现出与昼夜节律睡眠觉醒周期相对应的休息 - 活动功能，活动峰值超过每 30 秒 1000 次运动。另外，来自 35 名危重症患者的总活动数据显示，几乎不存在休息 - 活动节律性，每个时期的活动峰值很少超过 50 次。在 0 ~ 1500 次的范围内显示危重症患者的活动突出了影响这一人群的深度不动性。经许可摘自"Feasibility of Continuous Actigraphy in Patients in a Medical Intensive Care Unit," by B. B. Kamdar, 2017, American Journal of Critical Care, 26(4), 329-35. Copyright 2017 by the American Association of Critical-Care Nurses.

3　测量睡眠的主观方法（表 11–1）

3.1　临床医生观察

1993 年的一项研究将危重症患者的 PSG 记录与睡眠观察工具（SOT）评估（一种基于临床医生的睡眠和觉醒状态评估）进行了比较。从凌晨 01：00 到 05：00，每 15 分钟，就有 15 名护士记录 21 名接受 PSG 的患者（除 1 名患者外均为机械通气患者），是"睡眠"、"清醒"，还是"无法分辨"。在 272 次睡眠觉醒观察中，与 PSG 相比，护士准确记录了 88% 的"睡眠"时间（165 次观察中有 145 次）和 70% 的"清醒"时间（79 次观察中有 55 次）。

表 11-1　评估危重症患者睡眠的主观方法

仪器 （开发年份）	评级 人群	评估 频率	项目数	问题 主题	评分 方法	重症监护室 验证研究	关键干预 研究
睡眠观察工具（SOT）（1993）	ICU 提供者	每 15 分钟	1	睡眠与清醒	3 个选项："睡眠"、"清醒"或"无法分辨"	与 PSG 相比，记录"睡眠"与"清醒"的一致性为 88% 和 70%	无
理查兹 - 坎贝尔（Richards-Campbell）睡眠调查问卷（2000）	患者 [a]	每天	5（或 6）	夜间睡眠质量 [b]（与可选择的感知噪声评级）	100mm 视觉 - 模拟规模	良好的内容和标准有效性 PSG	多重质量改进 $n=300$，$n=421$，$n=646$
利兹睡眠评估问卷（1978）	患者	每天	10	夜间睡眠质量 [b]	100mm 视觉 - 模拟规模	无	二期 RCT 夜服右美托咪定与安慰剂的比较
圣玛丽医院睡眠问卷（1981）	患者	每天	14	夜间睡眠质量 [b]	Likert 量表和免费回答问题	无	缬草油穴位按摩
Verran/Snyder-Halpern（VSH）睡眠量表（1987）	患者	每 3 个晚上	9 ～ 15	夜间睡眠质量 [b]	100mm 视觉 - 模拟规模	无	耳塞，眼罩，背部按摩，芳香疗法，音乐疗法
ICU 睡眠问卷（SICUQ）（1998）	患者	周期性或 ICU 住院	27	整个 ICU 期间睡眠质量 [c]	1（差）～ 10（优秀）Likert 量表	无	多重质量改进努力改善 ICU 睡眠
睡眠的数字评定量表（NRS 睡眠）（2019）	患者	每天	1	夜间睡眠质量 [b]	0 ～ 10 Likert 量表	强大的 RCSQ 定义量表，睡眠很好	无

注：ICU. 重症监护室；PSG. 多导睡眠图；RCT. 随机对照试验

a 也可以由代理（如护士）评分员进行，但护士评分员已被证明会高估患者的睡眠质量；b 处理睡眠和觉醒的各个领域，包括睡眠深度、入睡潜伏期、觉醒次数、清醒时间、整体睡眠质量、清醒后的行为、早晨的警觉性；c 解决了睡眠中断的具体原因（即噪声、光线）

作为 SOT 的替代方案，其他研究也评估了定制的睡眠评估工具。一项涉及 12 名机械通气患者的研究比较了护士观察、活动描记术和 PSG，得出的结论是护士评估既不准确又不可靠；然而，这项研究缺乏一个特定的观察方案，护士只评估了记录期结束时的睡眠时间和醒来次数。另一项评估 9 名外科 ICU 患者的 PSG 与护士评估的研究，每 5 分钟进行一次观察，结果表明与 PSG 相比，护士往往高估睡眠时间。因此，虽然临床工作人员能够在繁忙的 ICU 环境中记录睡眠觉醒观察结果，但目前的方法可能过于耗费人力和（或）不可靠，无法广泛使用。

3.2　患者感知：Richards-Campbe Ⅱ 睡眠问卷

Richards-Campbe Ⅱ 睡眠问卷（RCSQ）是 ICU 环境中最常用的主观睡眠测量方法，也是唯一一种可与 PSG 进行比对的方法。RCSQ 由 5 个项目组成，每个项目的视觉模拟量表（VAS）范围为 0 ～ 100mm，询问睡眠深度、发作潜伏期（实际入睡前在床上睡觉的时间）、觉醒次数、清醒时间和整体睡眠质量，其中 5 个项目的平均值等于总睡眠分数（0= 睡眠不良，100= 睡眠良好）。使用 RCSQ 的几项研究还增加了第 6 个项目，用 0 ～ 100mm 的VAS 评估夜间 ICU 感知的噪声水平。

3.2.1　ICU 应用数据

RCSQ 成本低，可由患者或代理人进行，有多种语言版本，在许多基于 ICU 的研究中已用于测量睡眠。值得注意的是，在 2008 年一项涉及 104 名外科患者的研究中，RCSQ被用来证实患者的睡眠质量不达标和频繁觉醒，在更大范围内，RCSQ 评分已被用于评估睡眠改善干预措施的效果，包括涉及 300 名 ICU 患者的多阶段干预、涉及 421 名混合医疗外科 ICU 患者的夜间降噪干预，以及涉及两个外科 ICU 646 名患者的全面睡眠觉醒促进干预。虽然这些干预措施并没有在 RCSQ 前后产生显著的改善效果，但研究证实了大规模收集许多 RCSQ 的可行性。

3.2.2　ICU 的限制

2003 年的一项研究评估了患者和护士对 ICU 患者睡眠的看法，发现患者和护士在RCSQ 评分方面没有显著差异，这表明护士可以作为无法完成 RCSQ 的患者的代理人。然而，最近的研究表明，护理人员对 RCSQ 的患者可靠性较差，护士往往高估患者的睡眠质量（图 11-4）。正如前一项研究所评估的那样，方法上的差异可以解释这些不一致的结果。

对 13 例患者进行了护患 RCSQ 配对，33 例患者进行了后 92 对评估，重复评估容易受到评分者疲劳这一因素的影响。此外，后者发生在 ICU 范围内的睡眠改善项目中，该项目可能会对护士对患者睡眠质量的感知产生积极影响。因此，尽管 RCSQ 经过验证，价格低廉且易于执行，但其使用范围主要局限于清醒和警觉的患者，这　缺陷限制了其评估大量不同类型危重症患者睡眠的能力。

3.3　患者感知：其他方法

ICU 环境中使用了多种其他主观的睡眠测量方法，包括利兹睡眠评估问卷（LSEQ）、圣玛丽医院睡眠问卷（SMHSQ）、Verran/Snyder-Halpern（VSH）睡眠量表和 ICU 睡眠问卷。与 RCSQ 一样，每种方法都能够以低成本和大规模的方式测量睡眠，但缺乏 PSG、BIS 和活动描记术提供的生理、客观数据。

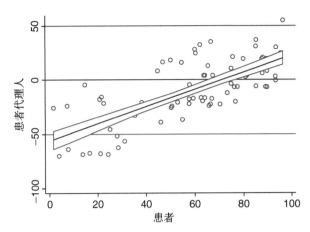

图 11-4　Bland-Altman 图描绘了 33 名内科 ICU（MICU）患者的 Richards-Campbell 睡眠问卷（RCSQ）评分，这些患者的护士代理人同时完成了问卷，作为互测可靠性评估的一部分。RCSQ 是一种通过 100mm 视觉模拟量表评估睡眠深度、睡眠潜伏期、夜间醒来次数、睡眠效率和睡眠质量 5 个方面的工具，得分越高表示睡眠质量越好，5 项的平均值代表整体睡眠质量。线性回归图和 95% 置信区间描述了护士和患者评分之间的差异，表明护士在完成 RCSQ 时往往高估患者的睡眠质量。经许可转载自 "Patient-nurse interrater reliability and agreement of the Richards-Campbell sleep questionnaire," by B. B. Kamdar, 2012, American Journal of Critical Care, 21(4), 261-269. Copyright 2012 by American Association of Critical-Care Nurses.

3.3.1　利兹睡眠评估问卷

利兹睡眠评估问卷（LSEQ）是一个包含 10 个项目的工具，每个项目都使用 100mm 视觉模拟量表，如 RCSQ。LSEQ 涵盖了"易入睡"、"睡眠质量"、"易醒"和"清醒后的行为"等领域，用于评估患者在服用精神活性药物后睡眠的变化。值得注意的是，在最近一项 II 期随机试验中，LSEQ 被用于评估 100 名无谵妄成年人的夜间睡眠，该试验将夜间使用右美托咪定与安慰剂进行了比较，结果表明尽管实验组的谵妄发生率较低，但感知的睡眠质量没有差异。

3.3.2　圣玛丽医院睡眠问卷

圣玛丽医院睡眠问卷（SMHSQ）于 1981 年在伦敦开发，是比 PSG 更可行的住院患者的选择。SMHSQ 由 14 个 Likert 量表和填空题组成，涉及睡眠延迟、烦躁不安、夜间觉醒和晨间警觉的问题。在 ICU 环境中，SMHSQ 用于证明与对照组相比，接受缬草油穴位按摩的患者感知的睡眠质量有所改善。虽然 SMHSQ 可以有效地评估睡眠持续时间和质量，但一些问题，特别是询问特定睡眠觉醒时间和睡眠持续时间的问题，对于危重症患者来说可能不可行。

3.3.3　Verran/Snyder–Halpern 睡眠量表

Verran/Snyder-Halpern（VSH）睡眠量表于 1987 年开发，用于评估健康和住院患者的睡眠障碍和有效性（如醒来后的休息和对睡眠质量的感知）。VSH 睡眠量表使用 100mm 视觉模拟量表，与 RCSQ 的 5 个项目类似，但它包括 9 ～ 15 项（取决于版本），并评估 3 个晚上的睡眠，总分为 0 ～ 1500 分。在各种研究中，VSH 睡眠量表被用于评估睡眠质量的改善措施，包括佩戴耳塞和（或）眼罩，接受背部按摩、芳香疗法或音乐疗法。与 RCSQ 一样，VSH 睡眠量表管理简单，但尚未在 ICU 环境中进行验证，并且在回顾过去 3 个晚上的情况时可能容易出现回忆偏差。

3.3.4 ICU 睡眠问卷

1998 年的一项横断面研究引入了 ICU 睡眠问卷（SICUQ），这是一项由 27 个部分组成的一次性评估，用于评估患者在整个 ICU 期间的睡眠质量、白天嗜睡以及觉醒和觉醒的原因。203 名从 4 个 ICU 出院的患者完成了 SICUQ，结果表明患者在 ICU 的睡眠情况比在家的睡眠差，内科 ICU 患者比心脏外科 ICU 患者有更多的睡眠中断。SICUQ 已用于质量改进工作，以评估干预相关的睡眠质量评级差异。虽然 SICUQ 组件的数量使其不适合日常使用，但它在计划改善 ICU 睡眠中断时，为患者提供了宝贵的反馈来源。

4 技术发展和未来的评估方法

各种睡眠测量工具和技术可能会在 ICU 环境中获得普及。例如，与传统电极相比，一次性使用的 EEG 传感器是一种更可行、更具成本效益的选择，其优点是一次性使用、更快、更容易应用。其他可穿戴脑电图传感器包括柔性打印前额脑电图（fEEGrid），它可以进行数小时的记录。尽管这些设备很有前景，但仍处于测试阶段，尚未被验证可用于危重症患者。

在基于运动的技术领域，苹果、FitBit、三星、华为和 Oura 制造的商业设备受到了广泛的关注。这些设备价格合理，配备蓝牙功能和心率等生理指标测量功能，并经由先进技术公司快速开发和验证，作为传统有线活动描记设备的替代品，具有巨大的潜力。然而这些装置的电池寿命有限，对原始数据和（或）ICU 特定睡眠评分算法的访问很少或无法访问，并且尚未在 ICU 环境中进行严格评估。值得注意的是，一项涉及非机械通气和非谵妄危重成人 FitBit 记录的研究观察到，该设备通常无法检测睡眠中断和睡眠阶段，并且与 RCSQ 的一致性较差。最后，由于 Oura 戒指是由钛制成的，它可能会卡在水肿的手指上，使患者面临受伤的风险。

Nemuri SCAN（NSCAN）是一种床垫下压力传感器，可以测量唤醒、睡眠、身体运动、心率和呼吸频率，是基于手腕和手指测量的替代品。当对 11 名危重症患者的 PSG 和 RCSQ 进行 24 小时评估时，NSCAN 与 PSG 的一致性为 68%，敏感度为 90%，特异度为 39%，低特异性可能是由于无法检测到静止的清醒状态。另外，还在 ICU 环境中对非侵入性传感器进行了评估，特别是微软 tKinect，这是一种基于墙壁传感器和摄像头的技术，与手动记录相比，它在测量患者活动水平方面表现出了很好的一致性。尽管尚未用于测量危重症患者的睡眠，但这些技术在 ICU 患者中具有非侵入性测量的潜力，尤其是与基于机器学习的评分算法相结合时。

最后，从主观的角度来看，为了解决每日重复 RCSQ 测量造成的评分员疲劳的问题，一个研究小组开发了一个简单的 0 ～ 10 睡眠数字评分量表（NRS Sleep），在对前一晚的睡眠进行评分时，在 194 名 ICU 患者中观察到了很好的 RCSQ-NRS 相关性（$r = 0.88$）。此外，使用 NRS 临界值 > 5 来定义"良好睡眠"，ROC 曲线下面积为 0.81，灵敏度和特异度分别为 83% 和 79%。考虑到 NRS 的便利性和与日常评估（如疼痛）的可比性，可以考虑将其纳入日常床旁实践。

5　结论

监测 ICU 患者的睡眠对临床和研究来说都是一个挑战。虽然 PSG 已经在 ICU 环境中应用了几十年，但由于成本、不可行性和解释方面的挑战，它已经失去了流行性，因此不建议在危重症患者中常规使用。作为一种更有前景的客观测量选择，手腕活动描记术价格合理，可用于大规模使用，可以为干预工作提供信息，但目前在大多数不活动的患者中的效用有限，尤其是在缺乏 ICU 专用活动描记仪睡眠 - 觉醒评分算法的情况下。主观选择，如护士观察和问卷调查，可以为睡眠干预工作提供信息，但缺乏检测危重症患者生理性睡眠的能力。ICU 环境中用于睡眠评估的新兴工具和技术可能会越来越受欢迎，但需要进行验证和大规模评估。

总之，根据每种测量工具的优点、缺点、时间和劳动力成本，我们建议中小型 ICU 研究和干预使用活动描记术，但在 ICU 专用软件包可用之前需分析粒状（未处理的），活动数据。如果活动描记术不可用或不可行，或者需要大规模的 ICU 测量，RCSQ 是一种实用且经济的选择，但考虑到其主观性，它也存在很大的局限性。然而，为了更好地了解或优化危重症患者的睡眠，鼓励提供者和研究人员选择一种或多种测量工具，并应让跨学科的利益相关者团队参与选择过程。

致谢

资助信息　B.B.K. 目前由美国国立卫生研究院 / 国家老龄化研究所颁发的 Paul B. Beeson 职业发展奖提供支持 [编号 K76AG059936]。

（译者　李　瑶）

参 考 文 献

1. Elliott R, McKinley S, Cistulli P, Fien M. Characterisation of sleep in intensive care using 24-hour polysomnography: an observational study. Crit Care. 2013;17(2):R46. https://doi. org/10.1186/cc12565.

2. Delisle S, Ouellet P, Bellemare P, Tetrault JP, Arsenault P. Sleep quality in mechanically venti-lated patients: comparison between NAVA and PSV modes. Ann Intensive Care. 2011;1(1):42. https://doi.org/10.1186/2110-5820-1-42.

3. Oto J, Yamamoto K, Koike S, Imanaka H, Nishimura M. Effect of daily sedative interruption on sleep stages of mechanically ventilated patients receiving midazolam by infusion. Anaesth Intensive Care. 2011;39(3):392-400.

4. Trompeo AC, Vidi Y, Locane MD, Braghiroli A, Mascia L, Bosma K, et al. Sleep distur-bances in the critical-ly ill patients: role of delirium and sedative agents. Minerva Anestesiol. 2011;77(6):604-12.

5. Kondili E, Alexopoulou C, Xirouchaki N, Georgopoulos D. Effects of propofol on sleep qual-ity in mechani-cally ventilated critically ill patients: a physiological study. Intensive Care Med. 2012;38(10):1640-6. https://doi.org/10.1007/s00134- 012- 2623- z.

6. Watson PL, Pandharipande P, Gehlbach BK, Thompson JL, Shintani AK, Dittus BS, et al. Atypical sleep in ventilated patients. Crit Care Med. 2013;41(8):1958-67. https://doi. org/10.1097/ccm.0b013e31828a3f75.

7. Knauert MP, Malik V, Kamdar BB. Sleep and sleep disordered breathing in hospitalized patients. Semin Respir Crit Care Med. 2014;35(5):582-92. https://doi.org/10.1055/s- 0034- 1390080.

8. Cooper AB, Thornley KS, Young GB, Slutsky AS, Stewart TE, Hanly PJ. Sleep in critically ill patients requiring mechanical ventilation. Chest. 2000;117(3):809-18.

9. Freedman NS, Gazendam J, Levan L, Pack AI, Schwab RJ. Abnormal sleep/wake cycles and the effect of environmental noise on sleep disruption in the intensive care unit. Am J Respir Crit Care Med. 2001;163(2):451-7. https://doi.org/10.1164/ajrccm.163.2.9912128.

10. Cordoba-Izquierdo A, Drouot X, Thille AW, Galia F, Roche-Campo F, Schortgen F, et al. Sleep in hypercapnic critical care patients under noninvasive ventilation: conventional versus dedicated ventilators. Crit Care Med. 2013;41(1):60-8. https://doi.org/10.1097/CCM. 0b013e31826764e3.

11. Ambrogio C, Koebnick J, Quan SF, Ranieri M, Parthasarathy S. Assessment of sleep in ventilator- supported critically III patients. Sleep. 2008;31(11):1559-68.

12. Hardin KA, Seyal M, Stewart T, Bonekat HW. Sleep in critically ill chemically para-lyzed patients requiring mechanical ventilation. Chest. 2006;129(6):1468-77. https://doi. org/10.1378/chest.129.6.1468.

13. Drouot X, Roche-Campo F, Thille AW, Cabello B, Galia F, Margarit L, et al. A new clas-sification for sleep analysis in critically ill patients. Sleep Med. 2012;13(1):7-14. https://doi. org/10.1016/j.sleep.2011.07.012.

14. Gehlbach BK, Chapotot F, Leproult R, Whitmore H, Poston J, Pohlman M, et al. Temporal disorganization of circadian rhythmicity and sleep-wake regulation in mechanically ventilated patients receiving continuous intravenous sedation. Sleep. 2012;35(8):1105-14. https://doi. org/10.5665/sleep.1998.

15. Watson PL, Pandharipande P, Gehlbach BK, Thompson JL, Shintani AK, Dittus BS, et al. Atypical sleep in ventilated patients: empirical electroencephalography findings and the path toward revised ICU sleep scoring criteria. Crit Care Med. 2013;41(8):1958. https://doi. org/10.1097/CCM.0b013e31828a3f75.

16. Boyko Y, Jennum P, Nikolic M, Holst R, Oerding H, Toft P. Sleep in intensive care unit: the role of environment. J Crit Care. 2017;37:99-105. https://doi.org/10.1016/j.jcrc.2016.09.005.

17. Elliott R, McKinley S, Cistulli P. The quality and duration of sleep in the intensive care set-ting: an integrative review. Int J Nurs Stud. 2011;48(3):384-400. https://doi.org/10.1016/j. ijnurstu.2010.11.006.

18. Gabor JY, Cooper AB, Crombach SA, Lee B, Kadikar N, Bettger HE, et al. Contribution of the intensive care unit environment to sleep disruption in mechanically ventilated patients and healthy subjects. Am J Respir Crit Care Med. 2003;167(5):708-15. https://doi.org/10.1164/rccm.2201090.

19. Banoczi W. How some drugs affect the electroencephalogram (EEG). Am J Electroneurodiagnostic Technol. 2005;45(2):118-29.

20. Herkes GK, Wszolek ZK, Westmoreland BF, Klass DW. Effects of midazolam on electro-encephalograms of seriously ill patients. Mayo Clin Proc. 1992;67(4):334-8. https://doi. org/10.1016/s0025- 6196(12)61548- 1.

21. Rabelo FA, Kupper DS, Sander HH, Fernandes RM, Valera FC. Polysomnographic evalu-ation of propo-fol-induced sleep in patients with respiratory sleep disorders and controls. Laryngoscope. 2013;123(9):2300-5. https://doi.org/10.1002/lary.23664.

22. Nielsen RM, Urdanibia-Centelles O, Vedel-Larsen E, Thomsen KJ, Møller K, Olsen KS, et al. Continuous EEG monitoring in a consecutive patient cohort with sepsis and delirium. Neurocrit Care. 2020;32(1):121-30. https://doi.org/10.1007/s12028- 019- 00703- w.

23. Semmler A, Widmann CN, Okulla T, Urbach H, Kaiser M, Widman G, et al. Persistent cog-nitive impairment, hippocampal atrophy and EEG changes in sepsis survivors. J Neurol Neurosurg Psychiatry. 2013;84(1):62-9. https://doi.org/10.1136/jnnp- 2012- 302883.

24. Richards KC, Wang Y-Y, Jun J, Ye L. A systematic review of sleep measurement in critically ill patients. Front Neurol. 2020;11 https://doi.org/10.3389/fneur.2020.542529.

25. Knauert MP, Yaggi HK, Redeker NS, Murphy TE, Araujo KL, Pisani MA. Feasibility study of unattended polysomnography in medical intensive care unit patients. Heart Lung. 2014;43(5):445-52. https://doi. org/10.1016/j.hrtlng.2014.06.049.

26. Devlin JW, Skrobik Y, Gelinas C, Needham DM, Slooter AJC, Pandharipande PP, et al. Clinical practice guidelines for the prevention and Management of Pain, agitation/sedation, delirium, immobility, and sleep

disruption in adult patients in the ICU. Crit Care Med. 2018;46(9):e825-e73. https://doi.org/10.1097/CCM.0000000000003299.

27. Benissa MR, Khirani S, Hartley S, Adala A, Ramirez A, Fernandez-Bolanos M, et al. Utility of the bispectral index for assessing natural physiological sleep stages in children and young adults. J Clin Monit Comput. 2016;30(6):957-63. https://doi.org/10.1007/s10877- 015- 9800- x.

28. Giménez S, Romero S, Alonso JF, Mañanas MÁ, Pujol A, Baxarias P, et al. Monitoring sleep depth: analysis of bispectral index (BIS) based on polysomnographic recordings and sleep deprivation. J Clin Monit Comput. 2017;31(1):103-10. https://doi.org/10.1007/s10877- 015- 9805- 5.

29. Sleigh JW, Andrzejowski J, Steyn-Ross A, Steyn-Ross M. The bispectral index: a measure of depth of sleep? Anesth Analg. 1999;88(0003-2999; 0003-2999; 3):659.

30. Nicholson T, Patel J, Sleigh JW. Sleep patterns in intensive care unit patients: a study using the bispectral index. Crit Care Resusc. 2001;3(1441-2772; 1441-2772; 2):86.

31. Bourne RS, Mills GH, Minelli C. Melatonin therapy to improve nocturnal sleep in criti-cally ill patients: encouraging results from a small randomised controlled trial. Crit Care. 2008;12(2):R52. https://doi.org/10.1186/cc6871.

32. Pedrao RAA, Riella RJ, Richards K, Valderramas SR. Viability and validity of the bispec-tral index to measure sleep in patients in the intensive care unit. Rev Bras Ter Intensiva. 2020;32(4):535-41. https://doi.org/10.5935/0103- 507X.20200083.

33. Lu W, Fu Q, Luo X, Fu S, Hu K. Effects of dexmedetomidine on sleep quality of patients after surgery without mechanical ventilation in ICU. Medicine (Baltimore). 2017;96(23):e7081. https://doi.org/10.1097/MD.0000000000007081.

34. Kamdar BB, Kadden DJ, Vangala S, Elashoff DA, Ong MK, Martin JL, et al. Feasibility of continuous Actigraphy in patients in a medical intensive care unit. Am J Crit Care. 2017;26(4):329-35. https://doi.org/10.4037/ajcc2017660.

35. Grap MJ, Borchers CT, Munro CL, Elswick RK Jr, Sessler CN. Actigraphy in the critically ill: correlation with activity, agitation, and sedation. Am J Crit Care. 2005;14(1):52-60.

36. Verceles AC, Hager ER. Use of Accelerometry to monitor physical activity in critically ill subjects: a systematic review. Respir Care. 2015;60(9):1330-6. https://doi.org/10.4187/respcare.03677.

37. Kripke DF, Mullaney DJ, Messin S, Wyborney VG. Wrist actigraphic measures of sleep and rhythms. Electroencephalogr Clin Neurophysiol. 1978;44(5):674-6. https://doi. org/10.1016/0013- 4694(78)90133- 5.

38. Mullaney DJ, Kripke DF, Messin S. Wrist-Actigraphic estimation of sleep time. Sleep. 1980;3(1):83-92. https://doi.org/10.1093/sleep/3.1.83.

39. Webster JB, Kripke DF, Messin S, Mullaney DJ, Wyborney G. An activity-based sleep monitor system for ambulatory use. Sleep. 1982;5(4):389-99. https://doi.org/10.1093/sleep/5.4.389.

40. Hauri PJ, Wisbey J. Wrist Actigraphy in insomnia. Sleep. 1992;15(4):293-301. https://doi. org/10.1093/sleep/15.4.293.

41. Sadeh A, Hauri PJ, Kripke DF, Lavie P. The role of Actigraphy in the evaluation of sleep dis-orders. Sleep. 1995;18(4):288-302. https://doi.org/10.1093/sleep/18.4.288.

42. Cole RJ, Kripke DF, Gruen W, Mullaney DJ, Gillin JC. Automatic sleep/wake identification from wrist activity. Sleep. 1992;15(5):461-9. https://doi.org/10.1093/sleep/15.5.461.

43. Sadeh A, Sharkey M, Carskadon MA. Activity-based sleep-wake identification: an empiri-cal test of methodological issues. Sleep. 1994;17(3):201-7. https://doi.org/10.1093/sleep/17.3.201.

44. Shilo L, Dagan Y, Smorjik Y, Weinberg U, Dolev S, Komptel B, et al. Effect of melatonin on sleep quality of COPD intensive care patients: a pilot study. Chronobiol Int. 2000;17(1):71-6.

45. Shilo L, Dagan Y, Smorjik Y, Weinberg U, Dolev S, Komptel B, et al. Patients in the intensive care unit

suffer from severe lack of sleep associated with loss of Normal mel-atonin secretion pattern. Am J Med Sci. 1999;317(5):278-81. https://doi.org/10.1016/s0002- 9629(15)40528- 2.

46. Taguchi T, Yano M, Kido Y. Influence of bright light therapy on postoperative patients: a pilot study. Intensive Crit Care Nurs. 2007;23(5):289-97. https://doi.org/10.1016/j. iccn.2007.04.004.

47. Kroon K, West S. 'Appears to have slept well': assessing sleep in an acute care setting. Contemp Nurse. 2000;9(3-4):284-94.

48. Mistraletti G, Taverna M, Sabbatini G, Carloni E, Bolgiaghi L, Pirrone M, et al. Actigraphic monitoring in critically ill patients: preliminary results toward an "observation-guided seda-tion". J Crit Care. 2009;24(4):563-7. https://doi.org/10.1016/j.jcrc.2009.05.006.

49. Chen JH, Chao YH, Lu SF, Shiung TF, Chao YF. The effectiveness of valerian acupressure on the sleep of ICU patients: a randomized clinical trial. Int J Nurs Stud. 2012;49(8):913-20. https://doi.org/10.1016/j.ijnurstu.2012.02.012.

50. Beecroft JM, Ward M, Younes M, Crombach S, Smith O, Hanly PJ. Sleep monitoring in the intensive care unit: comparison of nurse assessment, actigraphy and polysomnography. Intensive Care Med. 2008;34(11):2076-83. https://doi.org/10.1007/s00134- 008- 1180- y.

51. Schwab KE, Ronish B, Needham DM, To AQ, Martin JL, Kamdar BB. Actigraphy to evaluate sleep in the intensive care unit. A systematic review. Ann Am Thorac Soc. 2018;15(9):1075-82. https://doi.org/10.1513/AnnalsATS.201801- 004OC.

52. Ono H, Taguchi T, Kido Y, Fujino Y, Doki Y. The usefulness of bright light therapy for patients after oesophagectomy. Intensive Crit Care Nurs. 2011;27(3):158-66. https://doi.org/10.1016/j. iccn.2011.03.003.

53. Osse RJ, Tulen JH, Bogers AJ, Hengeveld MW. Disturbed circadian motor activity pat-terns in post-cardiotomy delirium. Psychiatry Clin Neurosci. 2009;63(1):56-64. https://doi. org/10.1111/j.1440-1819.2008.01888.x.

54. Duclos C, Dumont M, Blais H, Paquet J, Laflamme E, de Beaumont L, et al. Rest-activity cycle disturbances in the acute phase of moderate to severe traumatic brain injury. Neurorehabil Neural Repair. 2014;28(5):472-82. https://doi.org/10.1177/1545968313517756.

55. Gupta P, Martin JL, Needham DM, Vangala S, Colantuoni E, Kamdar BB. Use of actig-raphy to characterize inactivity and activity in patients in a medical ICU. Heart Lung. 2020;49(4):398-406. https://doi.org/10.1016/j.hrtlng.2020.02.002.

56. Edwards GB, Schuring LM. Pilot study: validating staff nurses' observations of sleep and wake states among critically ill patients, using polysomnography. Am J Crit Care. 1993;2(2):125-31.

57. Aurell J, Elmqvist D. Sleep in the surgical intensive care unit: continuous polygraphic record-ing of sleep in nine patients receiving postoperative care. Br Med J. 1985;290(6474):1029-32.

58. Shahid A, Wilkinson K, Marcu S, Shapiro C. Richards-Campbell Sleep Questionnaire (RCSQ). In: Shahid A, Wilkinson K, Marcu S, Shapiro CM, editors. STOP, THAT and one hundred other sleep scales. Springer: New York; 2012. p. 299-302.

59. Richards KC, O'Sullivan PS, Phillips RL. Measurement of sleep in critically ill patients. J Nurs Meas. 2000;8(2):131-44.

60. Frisk U, Nordstrom G. Patients' sleep in an intensive care unit--patients' and nurses' percep-tion. Intensive Crit Care Nurs. 2003;19(6):342.

61. Li S-Y, Wang T-J, Vivienne Wu SF, Liang S-Y, Tung H-H. Efficacy of controlling night-time noise and activities to improve patients' sleep quality in a surgical intensive care unit. J Clin Nurs. 2011;20(3-4):396-407. https://doi.org/10.1111/j.1365- 2702.2010.03507.x.

62. Kamdar BB, King LM, Collop NA, Sakamuri S, Colantuoni E, Neufeld KJ, et al. The effect of a quali-ty improvement intervention on perceived sleep quality and cognition in a medical ICU. Crit Care Med.

2013;41(3):800-9. https://doi.org/10.1097/CCM.0b013e3182746442.

63. Chen LX, Ji DH, Zhang F, Li JH, Cui L, Bai CJ, et al. Richards-Campbell sleep questionnaire: psychomet-ric properties of Chinese critically ill patients. Nurs Crit Care. 2019;24(6):362-8. https://doi.org/10.1111/nicc.12357.

64. Al-Sulami GS, Rice AM, Kidd L, O'Neill A, Richards KC, McPeake J. An Arabic transla-tion, reliabil-ity, validity, and feasibility of the Richards-Campbell sleep questionnaire for sleep quality assessment in ICU: prospective-repeated assessments. J Nurs Meas. 2019;27(3):E153-E69. https://doi.org/10.1891/1061-3749.27.3.E153.

65. Krotsetis S, Richards KC, Behncke A, Kopke S. The reliability of the German version of the Richards Campbell sleep questionnaire. Nurs Crit Care. 2017;22(4):247-52. https://doi. org/10.1111/nicc.12275.

66. Murata H, Oono Y, Sanui M, Saito K, Yamaguchi Y, Takinami M, et al. The Japanese version of the Rich-ards-Campbell sleep questionnaire: reliability and validity assessment. Nurs Open. 2019;6(3):808-14. https://doi.org/10.1002/nop2.252.

67. Biazim SK, Souza DA, Carraro Junior H, Richards K, Valderramas S. The Richards-Campbell sleep ques-tionnaire and sleep in the intensive care unit questionnaire: translation to Portuguese and cross-cultural adaptation for use in Brazil. J Bras Pneumol. 2020;46(4):e20180237. https://doi.org/10.36416/1806- 3756/e20180237.

68. Williamson JW. The effects of ocean sounds on sleep after coronary artery bypass graft sur-gery. Am J Crit Care. 1992;1(1):91.

69. Nicolas A, Aizpitarte E, Iruarrizaga A, Vazquez M, Margall A, Asiain C. Perception of night- time sleep by surgical patients in an intensive care unit. Nurs Crit Care. 2008;13(1):25-33. https://doi.org/10.1111/j.1478-5153.2007.00255.x.

70. Kamdar BB, Combs MP, Colantuoni E, King LM, Niessen T, Neufeld KJ, et al. The associa-tion of sleep quality, delirium, and sedation status with daily participation in physical therapy in the ICU. Crit Care. 2016;19:261. https://doi.org/10.1186/s13054- 016- 1433- z.

71. van de Pol I, van Iterson M, Maaskant J. Effect of nocturnal sound reduction on the incidence of delirium in intensive care unit patients: an interrupted time series analysis. Intensive Crit Care Nurs. 2017;41:18-25. https://doi.org/10.1016/j.iccn.2017.01.008.

72. Simons KS, Verweij E, Lemmens PMC, Jelfs S, Park M, Spronk PE, et al. Noise in the inten-sive care unit and its influence on sleep quality: a multicenter observational study in Dutch intensive care units. Crit Care. 2018;22(1) https://doi.org/10.1186/s13054- 018- 2182- y.

73. Tonna JE, Dalton A, Presson AP, Zhang C, Colantuoni E, Lander K, et al. The effect of a quality improve-ment intervention on sleep and delirium in critically ill patients in a surgical intensive care unit. Chest. 2021; https://doi.org/10.1016/j.chest.2021.03.030.

74. Kamdar BB, Shah PA, King LM, Kho ME, Zhou X, Colantuoni E, et al. Patient-nurse inter-rater reliability and agreement of the Richards-Campbell sleep questionnaire. Am J Crit Care. 2012;21(4):261-9. https://doi. org/10.4037/ajcc2012111.

75. Skrobik Y, Duprey MS, Hill NS, Devlin JW. Low-dose nocturnal Dexmedetomidine pre-vents ICU deliri-um. A randomized, placebo-controlled trial. Am J Respir Crit Care Med. 2018;197(9):1147-56. https://doi. org/10.1164/rccm.201710- 1995OC.

76. Bagheri-Nesami M, Gorji MA, Rezaie S, Pouresmail Z, Cherati JY. Effect of acupressure with valerian oil 2.5% on the quality and quantity of sleep in patients with acute coronary syndrome in a cardiac intensive care unit. J Tradit Complement Med. 2015;5(4):241-7. https://doi.org/10.1016/j.jtcme.2014.11.005.

77. Ellis BW, Johns MW, Lancaster R, Raptopoulos P, Angelopoulos N, Priest RG. The St. Mary's hospital sleep questionnaire: a study of reliability. Sleep. 1981;4(1):93-7. https://doi. org/10.1093/sleep/4.1.93.

78. Snyder-Halpern R, Verran JA. Instrumentation to describe subjective sleep characteristics in healthy subjects. Res Nurs Health. 1987;10(3):155-63.

79. Yazdannik AR, Zareie A, Hasanpour M, Kashefi P. The effect of earplugs and eye mask on patients' perceived sleep quality in intensive care unit. Iran J Nurs Midwifery Res. 2014;19(6):673-8.

80. Cho MY, Min ES, Hur MH, Lee MS. Effects of aromatherapy on the anxiety, vital signs, and sleep quality of percutaneous coronary intervention patients in intensive care units. Evid Based Complement Alternat Med. 2013;2013:381381. https://doi.org/10.1155/2013/381381.

81. Frighetto L, Marra C, Bandali S, Wilbur K, Naumann T, Jewesson P. An assessment of quality of sleep and the use of drugs with sedating properties in hospitalized adult patients. Health Qual Life Outcomes. 2004;2:17. https://doi.org/10.1186/1477- 7525- 2- 17.

82. Freedman NS, Kotzer N, Schwab RJ. Patient perception of sleep quality and etiology of sleep disruption in the intensive care unit. Am J Respir Crit Care Med. 1999;159(4 Pt 1):1155-62. https://doi.org/10.1164/ajrccm.159.4.9806141.

83. Parrott AC, Hindmarch I. The Leeds sleep evaluation questionnaire in psychopharmacologi-cal investigations-a review. Psychopharmacology. 1980;71(2):173-9. https://doi.org/10.1007/BF00434408.

84. Shahid A, Wilkinson K, Marcu S, Shapiro CM. Leeds Sleep Evaluation Questionnaire (LSEQ). In: Shahid A, Wilkinson K, Marcu S, Shapiro CM, editors. STOP, THAT and one hundred other sleep scales. New York, NY: Springer New York; 2011. p. 211-3.

85. Shahid A, Wilkinson K, Marcu S, Shapiro CM. St. Mary's hospital sleep questionnaire. In: Shahid A, Wilkinson K, Marcu S, Shapiro CM, editors. STOP, THAT and one hundred other sleep scales. New York, NY: Springer New York; 2011. p. 363-5.

86. Shahid A, Wilkinson K, Marcu S, Shapiro C. Verran and Snyder-Halpern Sleep Scale (VSH). In: Shahid A, Wilkinson K, Marcu S, Shapiro CM, editors. STOP, THAT and one hundred other sleep scales. Springer: New York; 2012. p. 397-8.

87. Shahid A, Wilkinson K, Marcu S, Shapiro CM. Verran and Snyder-Halpern sleep scale (VSH). New York: Springer; 2011. p. 397-8.

88. Scotto CJ, McClusky C, Spillan S, Kimmel J. Earplugs improve patients' subjective experience of sleep in critical care. Nurs Crit Care. 2009;14(4):180-4. https://doi.org/10.1111/j.1478- 515 3.2009.00344.x.

89. Hsu WC, Guo SE, Chang CH. Back massage intervention for improving health and sleep quality among intensive care unit patients. Nurs Crit Care. 2019;24(5):313-9. https://doi. org/10.1111/nicc.12428.

90. Su CP, Lai HL, Chang ET, Yiin LM, Perng SJ, Chen PW. A randomized controlled trial of the effects of listening to non-commercial music on quality of nocturnal sleep and relaxation indices in patients in medical intensive care unit. J Adv Nurs. 2013;69(6):1377-89. https://doi. org/10.1111/j.1365- 2648.2012.06130.x.

91. Patel J, Baldwin J, Bunting P, Laha S. The effect of a multicomponent multidisciplinary bun-dle of interventions on sleep and delirium in medical and surgical intensive care patients. Anaesthesia. 2014;69(6):540-9. https://doi.org/10.1111/anae.12638.

92. Sohrt A, Maerkedahl A, Padula WV. Cost-effectiveness analysis of single-use EEG cup elec-trodes compared with reusable EEG cup electrodes. Pharmacoecon Open. 2019;3(2):265-72. https://doi.org/10.1007/s41669- 018- 0090- 3.

93. Blum S, Emkes R, Minow F, Anlauff J, Finke A, Debener S. Flex-printed forehead EEG sen-sors (fEEGrid) for long-term EEG acquisition. J Neural Eng. 2020;17(3):034003. https://doi. org/10.1088/1741- 2552/ab914c.

94. Roberts DM, Schade MM, Mathew GM, Gartenberg D, Buxton OM. Detecting sleep using heart rate and motion data from multisensor consumer-grade wearables, relative to wrist actig-raphy and polysomnography. Sleep. 2020;43(7) https://doi.org/10.1093/sleep/zsaa045.

95. Louzon PR, Andrews JL, Torres X, Pyles EC, Ali MH, Du Y, et al. Characterisation of ICU sleep by a commercially available activity tracker and its agreement with patient-perceived sleep quality. BMJ open. Respir Res. 2020;7(1) https://doi.org/10.1136/bmjresp- 2020- 000572.

96. Nagatomo K, Masuyama T, Iizuka Y, Makino J, Shiotsuka J, Sanui M. Validity of an under- mattress sensor for objective sleep measurement in critically ill patients: a prospective obser-vational study. J Intensive Care. 2020;8(1) https://doi.org/10.1186/s40560- 020- 0433- x.

97. Ma AJ, Rawat N, Reiter A, Shrock C, Zhan A, Stone A, et al. Measuring patient mobility in the ICU using a novel noninvasive sensor. Crit Care Med. 2017;45(4):630-6. https://doi. org/10.1097/CCM.0000000000002265.

98. Rood P, Frenzel T, Verhage R, Bonn M, van der Hoeven H, Pickkers P, et al. Development and daily use of a numeric rating score to assess sleep quality in ICU patients. J Crit Care. 2019;52:68-74. https://doi.org/10.1016/j.jcrc.2019.04.009.

第**12**章　ICU 改善睡眠的最佳实践

第一部分　非药物治疗

Amy S. Korwin and Melissa P. Knauert

1　引言

最近的研究进展扩充了我们对恢复性睡眠和维持昼夜节律在促进急性疾病恢复中的重要性的理解。然而，医院环境，特别是重症监护室（intensive care unit，ICU）不利于患者获得充足的睡眠。如"危重症患者的睡眠特征第一部分"所述，ICU 患者睡眠时间缩短，睡眠质量明显下降。此外，睡眠结构严重扭曲，恢复性 N3 期和 REM 睡眠减少或缺失，甚至是标准无法分类的非典型睡眠（参见"非典型睡眠和病理性觉醒"）。

除了睡眠时间和质量紊乱以外，ICU 患者还面临昼夜节律失调的风险（参见"危重症患者的睡眠特征：第二部分"）。当睡眠发生在最佳的昼夜节律时间时，睡眠才是最好的，质量是最高的；因此，实际上促进睡眠必须包括促进与昼夜节律相一致（图 12-1）。昼夜节律系统的校准是通过外部昼夜节律信号（即授时因子）、视交叉上核的中央时钟和身体几乎所有细胞的外周时钟之间的网络信号来完成的。研究表明，ICU 患者常出现昼夜节律失调（多为延迟型），甚至昼夜节律缺失。这一观点已在多个 ICU 患者队列研究中得到描述，包括脓毒症、脑出血、机械通气和静脉镇静的危重症患者。

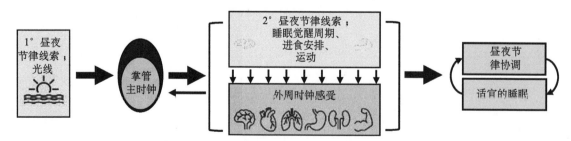

图 12-1　描述有助于昼夜节律调整和睡眠优化的主要（1°）和次要（2°）昼夜节律线索的概念模型

正如之前"机械通气与睡眠"、"睡眠中断与 ICU 预后的关系"和"长期预后：危重症幸存者的睡眠"三章所强调的那样，确认和处理 ICU 患者的睡眠和昼夜节律中断是很重要的，因为它们与重要的临床结局有关。其他研究结果提示，睡眠结构异常与无创通气的晚期失败和机械呼吸机脱机时间延长有关。除了对呼吸的影响以外，非危重症患者中睡眠不足还与血糖控制不良及免疫功能受损有关。如本书"睡眠中断与谵妄的关系"两部分所强调的观点，睡眠中断也被认为是谵妄的一个危险因素。比如，在神志不清的内科 ICU 患者中，睡眠特征的丧失（即丧失 K 复合波）与院内死亡率增加有关。

正如"ICU 睡眠中断的风险因素"一章所强调的那样，医院的睡眠和昼夜节律中断是由多因素引起的，包括患者特征（如心理困扰、不适或疼痛、睡眠合并症和睡眠个人习惯）、环境因素（如噪声、光线和例行护理的打扰）、急性疾病和治疗相关因素（如病情严重程度、药物、机械通气、不能活动和连续喂食）。健康睡眠和正常昼夜节律的每一个障碍都代表着一个潜在的治疗靶点，并有机会改善整体和特定睡眠患者的健康状态。

目前，多成分非药物治疗被推荐作为解决 ICU 患者睡眠中断的一线方法。正如"ICU 改善睡眠的最佳实践第二部分"所描述的，现缺乏证据支持促进睡眠的药物会有显著的临床益处，而且使用这些药物有潜在的危害性。所以，特别重要的是，要意识到非药物干预能够改善患者的睡眠时间和睡眠质量，以及促进昼夜节律的协调一致。这些非药物干预旨在通过改变患者的睡眠特征、环境暴露以及急性疾病和药物治疗相关的影响来改善睡眠。非药物干预方式也可以利用昼夜节律线索来促进昼夜节律的协调一致。本章将回顾非药物干预改善 ICU 患者睡眠和昼夜节律紊乱的最佳实践方式，并指出有望作为未来干预措施的新兴策略。

2　干扰睡眠的患者个体因素

在"ICU 睡眠中断的风险因素"中提到，导致 ICU 睡眠不佳的患者特征包括心理困扰、疼痛或不适、睡眠共患病和睡眠个人偏好。心理困扰是常见的，最常见的是 ICU 患者经历的焦虑、压力或恐惧；另外，患者也常提到，在一个陌生的环境，孤独和缺乏隐私都是干扰睡眠的因素。在一项定性调查研究中，超过 50% 的患者认为心理问题（如对健康的担忧和自身预后的不确定性）比 ICU 环境更可能干扰睡眠。

2.1　心理困扰

各种非药物干预旨在改善心理困扰。音乐疗法、身心练习和其他心理干预都曾在危重症患者身上尝试过。系统回顾评估这些心理干预措施的研究，发现它们是潜在有益的。然而，研究中存在的异质性阻碍了荟萃分析，许多研究存在较高的偏倚风险，且研究在检测临床效果方面能力不足。在这些干预措施中，音乐疗法已经成功地重复实施。对 11 项相关 ICU 人群研究的系统回顾表明，音乐治疗与减轻焦虑和压力之间存在一致的相关性。在一项针对机械通气成人的随机对照试验中，与常规护理相比，患者意愿导向的音乐治疗与降低焦虑和镇静强度有关。在直接探索睡眠结果的调查中，一项使用多导睡眠描图数据的小型研究发现，音乐疗法与夜间睡眠前两小时较长的 N3 阶段有关，尽管在总睡眠时间和睡眠效率上没有发现差异。另一项研究报道接受音乐治疗的患者的脑电双频谱指数比常规治疗的患者有更明显的降低；然而，脑电双频谱指数和睡眠之间的确切关系尚不清楚。其他放松技巧包括睡前放松冥想、足部按摩或沐浴及穴位针灸等。这些干预措施与主观睡眠质量的改善有关，在一些研究中，还被报道与总睡眠时间的增加有关。但支持这些辅助医学技术的证据总体上质量仍然很低。

2.2　疼痛和不适

身体疼痛与睡眠有双向关联，疼痛会干扰睡眠，而睡眠中断会增加感知到的疼痛。减轻住院患者疼痛的非药物方法包括重新调整患者姿势、调整被褥或医疗设备、应用冰敷或热敷，并使用补充辅助技术，其中包括按摩疗法、催眠、针灸和聆听大自然声音。最近有关 12 项评估 ICU 内非药物疼痛干预的研究综述发现，催眠、针灸和聆听大自然声音可以减轻疼痛强度。应该承认的是，支持在 ICU 中使用非药物镇痛策略的证据仍然有限，而且大多数这些干预措施的研究没有评估睡眠相关的特异性结果。如果需要药物镇痛，医务人员应首先考虑优化非阿片类镇痛剂。如果需要阿片类药物，应以最低必要剂量使用，并在必要的最短时间内使用，因为阿片类药物对睡眠结构有负面影响（参见"ICU 常用药物对睡眠的影响"），并且可能增加谵妄。其他不适的原因，如饥饿、口渴、需要排尿或排便和恶心，都是患者常遇到的睡眠的干扰因素，如果护理团队对这些需求保持警惕，就可以解决这些常见问题。

2.3　作息习惯和睡眠史

缺乏对患者睡眠史和睡眠偏好的关注也可能导致 ICU 中的睡眠不足，而这些因素往往被 ICU 医护人员忽视。例如，阻塞性睡眠呼吸暂停（obstructive sleep apnea，OSA）在危重老年患者中很常见，与预后不良有关，但诊断不足，住院期间经常得不到治疗。一项医院研究发现，仅 5% 的 OSA 病史患者接受了气道正压治疗。值得注意的是，ICU 急性睡眠不足可加重 OSA 相关气道梗阻，形成梗阻 - 睡眠中断的恶性循环。不宁腿综合征（restless legs syndrome，RLS）是一种影响睡眠开始和维持的感觉运动障碍，经常因多种因素加剧或暴露，这些因素与重症相关，包括失血、不活动、睡眠不足、停止治疗药物或开始使用刺激性（激活性）药物。增加不宁腿症状风险的药物包括抗多巴胺能抗精神病药、多种抗抑郁药、止吐药（如丙氯哌嗪、甲氧氯普胺）和苯海拉明。关注潜在的睡眠相关疾病，并为患者继续提供他们原有的门诊治疗，可以改善 ICU 住院期间患者的睡眠。

在 ICU 中关注患者的睡眠偏好，包括他们习惯性的家庭睡眠时间、身体姿势、床上用品的摆放、房间照明和温度，可能会改善睡眠，尽管缺乏支持这些做法的严格证据。宾夕法尼亚大学医院最近的一个项目尝试询问患者希望如何布置自己的房间（如开或关灯、百叶窗开关状态），并提供"舒适小推车"中的物品，其中包括患者睡前可以使用的各种物品（如毯子、茶、零食）。该项目研究成本低，且发现据患者反映这些措施可以改善睡眠。

3　扰乱睡眠的环境因素

ICU 的环境特征与睡眠机会相冲突，并会向 ICU 患者提供不良的昼夜信号。解决这些问题是非药物干预的一个有希望的方向。显著干扰包括高分贝噪声、异常光照以及夜间频繁的患者护理照料。

3.1　噪声

噪声被定义为令人不安的声音，通常被患者归为 ICU 休息中干扰睡眠的最常见原因。ICU 的声音大小级明显超过了世界卫生组织建议的夜间限制水平。工作人员谈话、医疗设备噪声、设备警报、电视声音、电话和护理操作过程是该环境中最常见的噪声来源。ICU

中多导睡眠图研究表明，多达 20% 的觉醒可归因于环境噪声。

3.2　光线

ICU 中的异常光线也被认为会影响睡眠。对 ICU 中光线和睡眠的相关研究比那些评估声音的研究更少，并且主要集中在把夜间照明作为睡眠中断的潜在因素来考虑。一项针对 ICU 病房中 990 人夜次的环境调查发现，有 21% 的房间夜间有明亮的灯光，48% 的房间在午夜还开着电视。尽管已有了一些发现，夜间 ICU 光线研究显示低平均光照度（如小于 20lux）具有很高的变异性，发现每小时包括几个光峰。重要的是，这些研究还表明非常暗淡的白天光线水平（如小于 100lux）即白天光照刺激不足，也会影响睡眠。明亮的白天光照是昼夜节律的关键性因素，因此光线管理也是 ICU 中很重要的促进睡眠的策略。

3.3　床旁护理照料

正如"ICU 睡眠中断的风险因素"一章所述，ICU 患者护理操作可能会干扰睡眠。一项包括 147 人夜次的研究发现，患者平均每个夜间（19 ：00 至次晨 07 ：00）会经历 43 次护理互动。这一发现与其他研究相一致，表明护理互动的频率很高，而且通常属于是非紧急护理。

3.4　多元性改善睡眠

现已有研究证实了控制环境、集群式医疗服务或结合这两种策略的方法来改善 ICU 患者的睡眠。事实上，如上所述，多元性促进睡眠集成治疗是针对 ICU 患者的推荐方法。

通过"安静时间"等相关协议减少夜间声音，通常旨在减少工作人员及访客谈话，尽量减少或消除近距离的大声通知，调整患者设备以减少警报滋扰，还包括关闭病房门。集群式护理意味着将非紧急护理操作移到指定的时间段以保障睡眠时间，另外，将对时间不敏感的护理等任务相互整合，以期减少中断睡眠。重新安排的目标是将一系列广泛的任务尽可能在患者非休息时间段完成，如常规呼吸机检查、吸痰、给药、诊断测试、洗澡清洗、换床单、皮肤和伤口护理、常规设备护理，还包括静脉注射药物管的更换、房间用品的储存和房间清洁。

进行"安静时间"干预可能有效地减少环境干扰。例如，一项全面的员工教育干预措施在减少最大声音峰值（超过 80 声压级）方面是可行和有效的。一项多方面的声音干预报告了在 70 声压级水平以上约减少了 10% 的噪声。同样，神经危重症 ICU 的"安静时间"协议有效降低了这些时间段（02 ：00 ～ 04 ：00 和 14 ：00 ～ 16 ：00）的声光水平，基于护理人员的观察增加了患者睡眠的可能性。一项针对 ICU 睡眠促进方案的试点随机对照试验侧重于在 00 ：00 ～ 04 ：00 限制非紧急护理操作，这可使房间内活动每小时减少 9 分钟，将每次护理操作之间的休息时间从 26 分钟增加到 46 分钟，而且可将平均加权声级降低 2.5dB。但与上述研究相反，Boyko 等研究结果显示，从 22 ：00 到次晨 06 ：00 的结构化 ICU "安静时间"协议不会改变病房的声音环境和声音等级。

由于非药物干预睡眠措施难以证明睡眠相关结果或事件的改善。强调环境控制的多元性改善协议，其中也包括耳塞（见下文），尽管没有显示出睡眠相关变化，但这些多元性方法确实表现出无谵妄或无昏迷的天数增加。同样，最近在外科 ICU 进行的一项非药物多元性睡眠促进干预与患者出现谵妄的天数显著减少有关，但也没有显示出患者自我感知的睡眠质量的变化。

3.5　耳塞和眼罩

耳塞和眼罩已被单独使用或作为上述多元性方法的辅助使用。耳塞的使用已被证明是可行的，并且对镇静和非镇静的 ICU 患者都具有良好的耐受性，感知到的声音估计平均减少 10dB。一项随机对照试验调查了在 ICU 中耳塞和眼罩的使用情况，发现耳塞整夜保持适当位置的患者 N3 期睡眠时间增加，醒来的次数减少；然而，有 30% 的患者拒绝使用耳塞。另一项 ICU 研究报告称，耳塞和（或）眼罩的使用与 REM 睡眠、N2 期和 N3 期睡眠持续时间的增加有关。荟萃分析表明，ICU 环境耳塞和眼罩的使用与总睡眠时间增加和谵妄减少有关。虽然降噪耳机只能轻微减少噪声暴露，但据报道，使用降噪耳机也能改善患者的睡眠。

3.6　光线的干预措施

正如"危重症患者的睡眠特征第二部分"所强调的那样，昼夜节律一致性的引导和维持取决于光的昼夜变化。而且，正如引言中所指出的，当睡眠与昼夜节律一致时，睡眠的持续时间最长，质量最好。因此，增加日间光照已被研究作为促进正常昼夜节律调整的策略，从而改善 ICU 睡眠。影响昼夜节律一致性的因素包括光照强度、持续时间、光谱和光照历史习惯。具体来说，白天光照必须有足够的强度和持续时间，并包含高比例的昼夜活动波长（如在 250lux，持续数小时，光谱组成与自然光相似）。目前大多数 ICU 都没有达到这些轻量标准（图 12-2）。

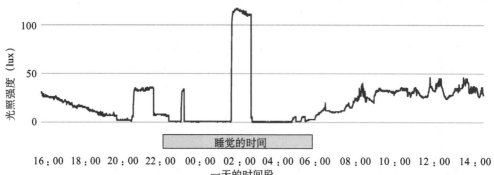

图 12-2　ICU 单个患者 24 小时光照示意图。监测时段从下午 16：00 开始，持续 24 小时。值得注意的是，最大的光照强度发生在 02：00 ～ 04：00。白天最大光照强度不超过 50lux。正常的睡眠时间在图的下方用带标签的矩形表示

周期性照明和日间强光干预旨在为患者提供与昼夜节律相适应的光线昼夜变化，小型 ICU 研究显示，这种方法可提高患者对睡眠的满意度，促进术后早期活动，减少术后谵妄。一项针对患有昼夜节律延迟的危重症成人的随机对照试验发现，在研究第 3 天（与第 1 天相比），定时光照干预与 3.6 小时的正常昼夜节律校正相关。相比之下，常规护理患者在研究第 3 天会有额外 2.4 小时的昼夜节律延迟。然而，其他白天的光照研究并没有显示出睡

眠的改善。在对照组中使用高光照水平和不适当的光照时间、持续时间和光谱可能是睡眠改善不明显的原因。总之，控制 ICU 环境的破坏因素是必要的，但不足以改善危重症患者的睡眠。添加昼夜节律光疗引导法是一种有希望的干预措施，但目前正处在研究阶段。

4　影响睡眠的急性疾病和治疗因素

正如"ICU 睡眠中断的风险因素"和"ICU 常用药物对睡眠的影响"两章所述，有许多与重症医学或 ICU 住院期间相关的因素会影响睡眠和昼夜节律。危重疾病相关的生理异常可直接改变睡眠结构和昼夜节律功能。此外，ICU 患者通常行动不便，可能需要各种形式的生命支持治疗。这些治疗可能会干扰睡眠，包括侵入性监测、医疗支持设备、机械通气、肠内营养，以及扰乱睡眠结构的高负担药物。在促进睡眠方面，ICU 内监测和支持装置的最佳位置应符合前面描述的疼痛和不适情况下患者的舒适度。机械通气与睡眠关联的深度思考请参见"机械通气与睡眠"。在本章中，我们着重讨论如何减轻由于 ICU 镇静剂使用、持续肠内营养和不活动状态引起的睡眠中断。

4.1　镇静影响

服用镇静剂的 ICU 患者不一定有良好的睡眠。正如"正常睡眠与镇静期间意识改变的比较"和"ICU 常用药物对睡眠的影响"两章中描述的，许多在 ICU 常用的镇静药物可以改变睡眠结构。麻醉剂和苯二氮䓬类药物会抑制 REM 期和 N3 期睡眠。同样的，丙泊酚会减少 REM 期睡眠。相反，右美托咪定与睡眠参数的改善有关，多导睡眠图监测与更高的睡眠效率和睡眠碎片化的减少相关。在"ICU 改善睡眠的最佳实践第二部分"中讨论了促进睡眠的药物策略。苯二氮䓬类药物和阿片类药物都会增加谵妄发生的风险。大多数机械通气的危重症成年患者不需要持续镇静；间断性镇痛 / 镇静治疗通常可以维持患者的舒适和安全。为了将患者维持在轻度镇静水平，减少昏迷和谵妄，促进机械通气早脱机或不使用并改善睡眠，实践指南建议使用自发觉醒试验或拟定镇静方案。

4.2　肠内营养方案

ICU 患者因疾病状态常持续应用肠内营养，可能会加重昼夜节律失调。营养供给的时间是一个对睡眠有明确影响的授时因子，特别是对肠道、肝脏和胰腺中的外周时间感受器。外周时间感受与中心时间感受和（或）昼夜不协调一致被称为"内部昼夜节律不同步"。内部昼夜节律不同步与昼夜节律紊乱、睡眠不良和糖耐量降低有关。因此，最佳的喂养应在白天以有时间限制的方式进行。最近一项包含 70 名危重症患者的试点研究发现，实施 12 小时夜间中断肠内营养会导致夜间禁食反应，改善代谢参数，包括胰岛素需求降低。一个小型的初步研究表明，在机械通气的 ICU 成年患者中，使用限时间歇性肠内营养计划是可行的，且对该研究的定性分析发现，总的营养输送并没有变化。白天限时的肠内喂养对 ICU 患者的益处具有较强的生物学合理性，是可行的。一项重症医学随机对照试验正在进行，它是关于昼夜节律相位校准和其他临床结果的相关性研究（NCT04437264）。

4.3　活动

一方面，危重症患者常因虚弱和失能造成行动不便，另一方面，由于临床病情的严重性和医疗支持装置造成的物理绑定障碍，危重症患者往往卧床不起。在健康个体中，卧床休息，特别是在低氧血症的情况下，会导致睡眠时呼吸不稳定，N1 期睡眠时间延长。众所周知，白天锻炼对维持昼夜节律的一致性很重要，并已被证明可以增加夜间睡眠。指南推荐 ICU 内早期活动，因为它可以增加肌肉力量，减少谵妄，缩短 ICU 住院时间。虽然活动是 ABCDEF 捆绑包的关键部分，但 ICU 早期活动仍存在许多障碍。一系列关于促进睡眠的干预研究发现，参与物理治疗的患者谵妄的发生率降低，持续镇静药物的输注也减少，但未发现患者感知到的睡眠质量存在任何变化。进一步研究这一人群的早期活动能力及其对睡眠和昼夜节律结果的相关影响，可能为探究应用活动相关的干预方法改善 ICU 患者睡眠提供新证据。

4.4 小憩

小憩（即白天睡觉）在危重症患者中很常见。小憩的倾向性可能受到几个变量的影响，包括镇静药物的应用，夜间睡眠质量差和夜间睡眠时间短，以及白天活动刺激的缺乏。小憩降低了人体内睡眠的内驱力，因此可能导致夜间睡眠困难和睡眠结构的改变。小憩也会对昼夜节律产生负面影响。在健康人群中，小憩与好的、坏的临床结果均有关系。小憩对 ICU 患者的总体临床结果及睡眠和昼夜节律健康的影响尚未得到充分研究。对于有失眠症的患者来说，尽量减少长时间的小憩是合理的，尤其是在下午稍晚时候，因为这可能会导致夜间睡眠驱动不足。提高夜间睡眠驱动这一目标的可行方法包括让患者参与认知刺激和（或）身体活动。

5 改善 ICU 患者睡眠的策略总结

非药物干预为医生在临床工作中提供了许多可行的办法，用以改善患者的睡眠和昼夜健康情况（表 12-1）。关键方面包括满足患者需求、控制环境干扰、调整治疗方案和急性疾病相关因素。目前的实践指南推荐应用一种促进睡眠的方法或包含列表中方法的成套方案。多学科照护团队成员的参与可能会增加方案成功的概率，最近的研究表明药剂师起着不可或缺的作用。整体临床团队应该优化患者相关的睡眠障碍，包括心理社会困扰和疼痛因素。

表 12-1 改善 ICU 患者睡眠和昼夜健康的方法

患者因素	
减少心理困扰、痛苦和不适	通过重新摆放体位、冰敷或热敷或其他可行的方法来缓解疼痛； 通过沟通疾病状况、安慰或应用可替代的技术来缓解压力和焦虑； 尽可能少用药物来治疗疼痛和焦虑； 解决如厕需求
治疗潜在的睡眠障碍	阻塞性睡眠呼吸暂停（OSA）病史：持续气道正压通气治疗； 不宁腿综合征（RLS）病史：继续门诊治疗，避免应用刺激兴奋性药物
适应习惯性的睡眠偏好	尽可能接续患者偏好的睡眠时间、体位、被褥、房间光线和温度

续表

环境因素	
减少噪声刺激和感知	减小医疗设备的体积； 减少员工 / 访客与患者的对话； 关上病房门； 提供耳塞、隔音耳机
改善昼夜光照模式	白天时间：目标 > 250lux 的强光持续数小时，高比例的蓝光（即模拟阳 　光，460 ~ 480nm）； 夜晚时间：尽量减少夜间光照时间和光线变化、提供眼罩
减少夜间护理照料	在指定睡眠时间内仅进行集中紧急护理； 在指定睡眠时间以外可完成非紧急护理
治疗相关因素	
减轻药物影响	谨慎协调好镇静干预； 避免使用药物助眠，如果有相关处方，建议在 ICU 出院前停用
优化适当活动	促进早期活动，包括康复和物理治疗

解决这些问题的非药物策略包括各种辅助药物干预和放松技术。药物镇痛和抗焦虑可能是必要的，并在本书其他章节有讨论。应该尽可能地接续和适应患者的习惯性睡眠偏好。应记录睡眠障碍病史，告知临床治疗团队成员需要继续对潜在睡眠障碍进行入院前治疗。促进睡眠的规定通常会指定一个专门的夜间睡眠时间段。在这个规定的时间段内，应尽量减少环境干扰或降低干扰强度，如噪声、光线和患者护理互动。为减少烦人的噪声，应关闭病房门，并注意避免临床工作人员 / 访客在患者附近交谈。医疗设备的音量应尽可能降低，警报器也应尽可能静音。可以提供耳塞和眼罩。在光照方面，建议使用明亮的日间光线和尽量少的夜间光线，以促进昼夜节律的协调。在指定的睡眠时间内，患者护理互动也应尽可能减少。非紧急护理应在此时间范围之外进行，而时间敏感或时间依赖事项应集中处理。在可能的情况下，应考虑到并尽量减少急性疾病和 ICU 治疗对睡眠和昼夜节律相关的影响。目前的实践指南建议将每日的镇静干预规范化，并使用此类药物的最小有效剂量。最佳实践推荐还包括通过物理治疗和康复促进早期活动，尽管这与睡眠有关的益处尚未得到证实。

6　未来研究及发展方向

关于改善 ICU 患者睡眠和昼夜节律协调性的有效非药物策略的认识在不断扩展。为了促进这一领域研究的顺利进展，必将应对重大挑战。关键的挑战包括更精确地定义 ICU 患者的睡眠不足，以及定义可靠、可行的睡眠和昼夜节律的测量指标，以便对促进睡眠的相关干预措施进行严格测试。睡眠指标可能包括主观测量指标，如经过验证的患者自我报告的感知症状量表，以及客观的睡眠和昼夜节律参数。此外，结果可能会扩大到包括相关的 ICU 患者的预后，如谵妄、住院时间和死亡率。最后，许多或大多数非药物睡眠促进干预措施是复杂、多组分相结合的，因此，创建和维持这类干预措施所需的具体实施科学，是下一步开发和证明非药物方式促进 ICU 患者睡眠的关键。

7　结语

充足的睡眠和昼夜节律的维持是至关重要的，但在危重疾病的康复中往往难以捉摸。目前有多种非药物策略来解决各种原因导致的危重症患者的睡眠中断和昼夜节律紊乱。其中包括：侧重于改善患者因素的方案；优化 ICU 环境，既提供睡眠机会，又促进昼夜节律调整；并尽量减少急性疾病和治疗相关的后遗症。尽管现有的数据很少且总体质量有待提高，但越来越多的证据表明，这些干预措施可以主观地提高患者对睡眠的感知，并改善谵妄等临床重要结果。因此，重症医疗相关工作人员此时可以采取许多措施来改善 ICU 患者的睡眠。需要进一步的研究来评估非药物干预对危重症患者睡眠和昼夜节律结果的客观影响，因为这一领域已显示出巨大的潜力，可以为危重症患者健康和恢复提供诸多益处。

（译者　赵力博　钱小顺）

参 考 文 献

1. Freedman NS, Gazendam J, Levan L, Pack AI, Schwab RJ. Abnormal sleep/wake cycles and the ef-fect of environmental noise on sleep disruption in the intensive care unit. Am J Respir Crit Care Med. 2001;163(2):451-7.

2. Elliott R, McKinley S, Cistulli P, Fien M. Characterisation of sleep in intensive care using 24-hour polysom-nography: an observational study. Crit Care. 2013;17(2):R46.

3. Knauert MP, Malik V, Kamdar BB. Sleep and sleep disordered breathing in hospitalized patients. Semin Re-spir Crit Care Med. 2014;35(5):582-92.

4. Krachman SL, D'Alonzo GE, Criner GJ. Sleep in the intensive care unit. Chest. 1995;107(6):1713-20.

5. Pisani MA, Friese RS, Gehlbach BK, Schwab RJ, Weinhouse GL, Jones SF. Sleep in the inten-sive care unit. Am J Respir Crit Care Med. 2015;191(7):731-8.

6. Thille AW, Reynaud F, Marie D, Barrau S, Rousseau L, Rault C, et al. Impact of sleep altera-tions on wean-ing duration in mechanically ventilated patients: a prospective study. Eur Respir J. 2018;51(4):1702465.

7. Dijk DJ, Czeisler CA. Contribution of the circadian pacemaker and the sleep homeostat to sleep propensi-ty, sleep structure, electroencephalographic slow waves, and sleep spindle activ-ity in humans. J Neurosci. 1995;15(5 Pt 1):3526-38.

8. Shilo L, Dagan Y, Smorjik Y, Weinberg U, Dolev S, Komptel B, et al. Patients in the intensive care unit suffer from severe lack of sleep associated with loss of normal melatonin secretion pattern. Am J Med Sci. 1999;317(5):278-81.

9. Mundigler G, Delle-Karth G, Koreny M, Zehetgruber M, Steindl-Munda P, Marktl W, et al. Impaired cir-cadian rhythm of melatonin secretion in sedated critically ill patients with severe sepsis. Crit Care Med. 2002;30(3):536-40.

10. Gehlbach BK, Chapotot F, Leproult R, Whitmore H, Poston J, Pohlman M, et al. Temporal disorganization of circadian rhythmicity and sleep-wake regulation in mechanically ventilated patients receiving continuous intravenous sedation. Sleep. 2012;35(8):1105-14.

11. Olofsson K, Alling C, Lundberg D, Malmros C. Abolished circadian rhythm of melatonin secretion in se-dated and artificially ventilated intensive care patients. Acta Anaesthesiol Scand. 2004;48(6):679-84.

12. Verceles AC, Silhan L, Terrin M, Netzer G, Shanholtz C, Scharf SM. Circadian rhythm disrup-tion in se-vere sepsis: the effect of ambient light on urinary 6-sulfatoxymelatonin secretion. Intensive Care Med. 2012;38(5):804-10.

13. Maas MB, Lizza BD, Abbott SM, Liotta EM, Gendy M, Eed J, et al. Factors disrupting mela-tonin secretion rhythms during critical illness. Crit Care Med. 2020;48(6):854-61.

14. Roche Campo F, Drouot X, Thille AW, Galia F, Cabello B, d'Ortho MP, et al. Poor sleep qual-ity is asso-ciated with late noninvasive ventilation failure in patients with acute hypercapnic respiratory failure. Crit Care Med. 2010;38(2):477-85.

15. DePietro RH, Knutson KL, Spampinato L, Anderson SL, Meltzer DO, Van Cauter E, et al. Association be-tween inpatient sleep loss and hyperglycemia of hospitalization. Diabetes Care. 2017;40(2):188-93.

16. Brown R, Pang G, Husband AJ, King MG. Suppression of immunity to influenza virus infec-tion in the re-spiratory tract following sleep disturbance. Reg Immunol. 1989;2(5):321-5.

17. Irwin M, McClintick J, Costlow C, Fortner M, White J, Gillin JC. Partial night sleep deprivation reduces natural killer and cellular immune responses in humans. FASEB J. 1996;10(5):643-53.

18. Angeles-Castellanos M, Ramirez-Gonzalez F, Ubaldo-Reyes L, Rodriguez-Mayoral O, Escobar C. Loss of melatonin daily rhythmicity is asociated with delirium development in hospitalized older adults. Sleep Sci. 2016;9(4):285-8.

19. Knauert MP, Gilmore EJ, Murphy TE, Yaggi HK, Van Ness PH, Han L, et al. Association between death and loss of stage N2 sleep features among critically ill patients with delirium. J Crit Care. 2018;48:124-9.

20. Honarmand K, Rafay H, Le J, Mohan S, Rochwerg B, Devlin JW, et al. A systematic review of risk factors for sleep disruption in critically ill adults. Crit Care Med. 2020;48(7):1066-74.

21. Sunderram J, Sofou S, Kamisoglu K, Karantza V, Androulakis IP. Time-restricted feeding and the realign-ment of biological rhythms: translational opportunities and challenges. J Transl Med. 2014;12:79.

22. Devlin JW, Skrobik Y, Gelinas C, Needham DM, Slooter AJC, Pandharipande PP, et al. Clinical practice guidelines for the prevention and Management of Pain, agitation/seda-tion, delirium, immobility, and sleep disruption in adult patients in the ICU. Crit Care Med. 2018;46(9):e825-e73.

23. Ding Q, Redeker NS, Pisani MA, Yaggi HK, Knauert MP. Factors influencing Patients' sleep in the inten-sive care unit: perceptions of patients and clinical staff. Am J Crit Care. 2017;26(4):278-86.

24. Wade DF, Moon Z, Windgassen SS, Harrison AM, Morris L, Weinman JA. Non-pharmacological in-terventions to reduce ICU-related psychological distress: a systematic review. Minerva Anestesiol. 2016;82(4):465-78.

25. Umbrello M, Sorrenti T, Mistraletti G, Formenti P, Chiumello D, Terzoni S. Music therapy reduces stress and anxiety in critically ill patients: a systematic review of randomized clinical trials. Minerva Anestesiol. 2019;85(8):886-98.

26. Chlan LL, Weinert CR, Heiderscheit A, Tracy MF, Skaar DJ, Guttormson JL, et al. Effects of patient-direct-ed music intervention on anxiety and sedative exposure in critically ill patients receiving mechanical Venti-latory support a randomized clinical trial. Jama-J Am Med Assoc. 2013;309(22):2335-44.

27. Su CP, Lai HL, Chang ET, Yiin LM, Perng SJ, Chen PW. A randomized controlled trial of the effects of lis-tening to non-commercial music on quality of nocturnal sleep and relaxation indices in patients in medical intensive care unit. J Adv Nurs. 2013;69(6):1377-89.

28. Jaber S, Bahloul H, Guetin S, Chanques G, Sebbane M, Eledjam JJ. Effects of music therapy in intensive care unit without sedation in weaning patients versus non-ventilated patients. Ann Fr Anesth Reanim. 2007;26(1):30-8.

29. Gimenez S, Romero S, Alonso JF, Mananas MA, Pujol A, Baxarias P, et al. Monitoring sleep depth: analysis of bispectral index (BIS) based on polysomnographic recordings and sleep deprivation. J Clin Monit Com-put. 2017;31(1):103-10.

30. Richardson S. Effects of relaxation and imagery on the sleep of critically ill adults. Dimens Crit Care Nurs. 2003;22(4):182-90.

31. Wang YLWY. Effect of foot massage combined with the use of a Chinese herbal sleep pillow on sleep in coronary care unit patients. J Qual Nursing. 2012;18(1):38-9.

32. Chen JH, Chao YH, Lu SF, Shiung TF, Chao YF. The effectiveness of valerian acupressure on the sleep of

ICU patients: a randomized clinical trial. Int J Nurs Stud. 2012;49(8):913-20.

33. Barczi SR, Juergens TM. Comorbidities: psychiatric, medical, medications, and substances. Sleep Med Clin. 2006;1(2):231-45.

34. Finan PH, Goodin BR, Smith MT. The association of sleep and pain: an update and a path forward. J Pain. 2013;14(12)

35. Lautenbacher S, Kundermann B, Krieg JC. Sleep deprivation and pain perception. Sleep Med Rev. 2006;10(5)

36. Sandvik RK, Olsen BF, Rygh LJ, Moi AL. Pain relief from nonpharmacological interventions in the intensive care unit: a scoping review. J Clin Nurs. 2020;29(9-10):1488-98.

37. Duprey MS, Dijkstra-Kersten SMA, Zaal IJ, Briesacher BA, Saczynski JS, Griffith JL, et al. Opioid use increases the risk of delirium in critically ill adults independently of pain. Am J Respir Crit Care Med. 2021;204(5):566-72.

38. Peppard PE, Young T, Barnet JH, Palta M, Hagen EW, Hla KM. Increased prevalence of sleep- disordered breathing in adults. Am J Epidemiol 2013;177(9):1006-14.

39. Sanner BM, Konermann M, Doberauer C, Weiss T, Zidek W. Sleep-Disordered breathing in patients referred for angina evaluation-association with left ventricular dysfunction. Clin Cardiol. 2001;24(2):146-50.

40. Schober AK, Neurath MF, Harsch IA. Prevalence of sleep apnoea in diabetic patients. Clin Respir J. 2011;5(3):165-72.

41. Motamedi KK, McClary AC, Amedee RG. Obstructive sleep apnea: a growing problem. Ochsner J 2009;9(3).

42. Spurr K, Morrison DL, Graven MA, Webber A, Gilbert RW. Analysis of hospital discharge data to characterize obstructive sleep apnea and its management in adult patients hospitalized. in Canada: 2006 to 2007. Can Respir J 2010;17(5).

43. Leiter JC, Knuth SL, Bartlett D. The effect of sleep deprivation on activity of the genioglossus muscle. Am Rev Respir Dis 1985;132(6).

44. Goldstein C. Management of Restless Legs Syndrome/Willis-Ekbom disease in hospitalized and perioperative patients. Sleep Med Clin. 2015;10(3)

45. Hening WA. Current guidelines and standards of practice for restless legs syndrome. Am J Med. 2007;120(1 Suppl 1):S22-7.

46. Ewing R. The rest project: how penn medicine is helping patients sleep better in the hos-pital. https://www.pennmedicine.org/news/news- blog/2018/april/the- rest- project- how- penn- medicine- is- helping- patients-sleep- better- in- the- hospital https://www.pennmedicine.org/news/news- blog/2018/april/the- rest- project-how- penn- medicine- is- helping- patients- sleep- better- in- the- hospital: Penn Medicine News; 2018.

47. Konkani A, Oakley B. Noise in hospital intensive care units-a critical review of a critical topic. J Crit Care. 2012;27(5):522. e1-9

48. Gabor JY, Cooper AB, Crombach SA, Lee B, Kadikar N, Bettger HE, et al. Contribution of the intensive care unit environment to sleep disruption in mechanically ventilated patients and healthy subjects. Am J Respir Crit Care Med. 2003;167(5):708-15.

49. Altman MT, Pulaski C, Mburu F, Pisani MA, Knauert MP. Non-circadian signals in the inten-sive care unit: point prevalence morning, noon and night. Heart Lung. 2018;47(6):610-5.

50. Fan EP, Abbott SM, Reid KJ, Zee PC, Maas MB. Abnormal environmental light exposure in the intensive care environment. J Crit Care. 2017;40:11-4.

51. Knauert MP, Pisani M, Redeker N, et al. Pilot study: an intensive care unit sleep promotion protocol. BMJ Open Respir Res. 2019;6(1):e000411.

52. Lusczek ER, Knauert MP. Light levels in ICU patient rooms: dimming of daytime light in occupied rooms. J Patient Exp. 2021;8:23743735211033104.

53. Gao CA, Knauert MP. Circadian biology and its importance to intensive care unit care and outcomes. Semin Respir Crit Care Med. 2019;40(5):629-37.

54. Tamburri LM, DiBrienza R, Zozula R, Redeker NS. Nocturnal care interactions with patients in critical care units. Am J Crit Care. 2004;13(2):102-13.

55. Le A, Friese RS, Hsu CH, Wynne JL, Rhee P, O'Keeffe T. Sleep disruptions and nocturnal nursing interactions in the intensive care unit. J Surg Res. 2012;177(2):310-4.

56. Knauert MP, Pisani M, Redeker N, Murphy T, Araujo K, Jeon S, et al. Pilot study: an intensive care unit sleep promotion protocol. BMJ Open Respir Res. 2019;6(1):e000411.

57. Hu RF, Jiang X, Chen J, Zeng Z, Chen X, Li Y, et al. Non-pharmacological interventions for sleep promotion in the intensive care unit. Cochrane Database Syst Rev 2018.

58. Delaney L, Litton E, Van Haren F. The effectiveness of noise interventions in the ICU. Curr Opin Anaesthesiol. 2019;32(2):144-9.

59. van de Pol I, van Iterson M, Maaskant J. Effect of nocturnal sound reduction on the incidence of delirium in intensive care unit patients: an interrupted time series analysis. Intensive Crit Care Nurs. 2017;41:18-25.

60. Knauert MP, Redeker NS, Yaggi HK, Bennick M, Pisani MA. Creating naptime: an over-night, nonpharmacologic intensive care unit sleep promotion protocol. J Patient Exp. 2018;5(3):180-7.

61. Kahn DM, Cook TE, Carlisle CC, Nelson DL, Kramer NR, Millman RP. Identification and modification of environmental noise in an ICU setting. Chest J. 1998;114(2):535-40.

62. Olson DM, Borel CO, Laskowitz DT, Moore DT, McConnell ES. Quiet time: a nursing inter-vention to promote sleep in neurocritical care units. Am J Crit Care. 2001;10(2):74-8.

63. Boyko Y, Jennum P, Nikolic M, Holst R, Oerding H, Toft P. Sleep in intensive care unit: the role of environment. J Crit Care. 2017;37:99-105.

64. Kamdar BB, King LM, Collop NA, Sakamuri S, Colantuoni E, Neufeld KJ, et al. The effect of a quality improvement intervention on perceived sleep quality and cognition in a medical ICU. Crit Care Med. 2013;41(3):800-9.

65. Tonna JE, Dalton A, Presson AP, Zhang C, Colantuoni E, Lander K, et al. The effect of a quality improvement intervention on sleep and delirium in critically ill patients in a surgical ICU. Chest. 2021;

66. Demoule A, Carreira S, Lavault S, Pallanca O, Morawiec E, Mayaux J, et al. Impact of ear-plugs and eye mask on sleep in critically ill patients: a prospective randomized study. Crit Care. 2017;21(1):284.

67. Hu RF, Jiang XY, Chen J, Zeng Z, Chen XY, Li Y, et al. Non-pharmacological interventions for sleep promotion in the intensive care unit. Cochrane Database Syst Rev. 2015;10:CD008808.

68. Litton E, Carnegie V, Elliott R, Webb SA. The efficacy of earplugs as a sleep hygiene strat-egy for reducing delirium in the ICU: a systematic review and meta-analysis. Crit Care Med. 2016;44(5):992-9.

69. Fang CS, Wang HH, Wang RH, Chou FH, Chang SL, Fang CJ. Effect of earplugs and eye masks on the sleep quality of intensive care unit patients: a systematic review and meta- analysis. J Adv Nurs 2021.

70. Gallacher S, Enki D, Stevens S, Bennett MJ. An experimental model to measure the ability of headphones with active noise control to reduce patient's exposure to noise in an intensive care unit. Intensive Care Med Exp. 2017;5(1):47.

71. Vetter C, Pattison PM, Houser K, Herf M, Phillips AJK, Wright KP, et al. A review of human physiological responses to light: implications for the development of integrative lighting solu-tions. Leukos 2021.

72. Brown T, Brainard G, Cajochen C, Czeisler C, Hanifin J, Lockley S, et al. Recommendations for healthy daytime, evening, and night-time indoor light exposure. Preprints 2020. 2020.

73. Engwall M, Fridh I, Johansson L, Bergbom I, Lindahl B. Lighting, sleep and circadian rhythm: an intervention study in the intensive care unit. Intensive Crit Care Nurs. 2015;31(6):325-35.

74. Taguchi T, Yano M, Kido Y. Influence of bright light therapy on postoperative patients: a pilot study. Intensive Crit Care Nurs. 2007;23(5):289-97.

75. Ono H, Taguchi T, Kido Y, Fujino Y, Doki Y. The usefulness of bright light therapy for patients after oesophagectomy. Intensive Crit Care Nurs. 2011;27(3):158-66.

76. Taguchi T. Bright light treatment for prevention of perioperative delirium in elderly patients. J Nurs Educ Pract. 2013;3:10-8.

77. Gehlbach BK, Patel SB, Van Cauter E, Pohlman AS, Hall JB, Zabner J. The effects of timed light exposure in critically ill patients: a randomized controlled pilot clinical trial. Am J Respir Crit Care Med. 2018;198(2):275-8.

78. Simons KS, Laheij RJ, van den Boogaard M, Moviat MA, Paling AJ, Polderman FN, et al. Dynamic light application therapy to reduce the incidence and duration of delirium in intensive- care patients: a randomised controlled trial. Lancet Respir Med. 2016;4(3):194-202.

79. Zhang KS, Pelleg T, Hussain S, Kollipara V, Loschner A, Foroozesh MB, et al. Prospective randomized controlled pilot study of high-intensity Lightbox phototherapy to prevent ICU- acquired delirium incidence. Cureus. 2021;13(4):e14246.

80. Hardin KA. Sleep in the ICU: potential mechanisms and clinical implications. Chest. 2009;136(1):284-94.

81. Alexopoulou C, Kondili E, Diamantaki E, Psarologakis C, Kokkini S, Bolaki M, et al. Effects of dexmedetomidine on sleep quality in critically ill patients: a pilot study. Anesthesiology. 2014;121(4):801-7.

82. Zaal IJ, Devlin JW, Hazelbag M, Klouwenberg PMCK, van der Kooi AW, Ong DSY, et al. Benzodiazepine-associated delirium in critically ill adults. Intensive Care Med. 2015;41(12):2130-7.

83. Hager DN, Dinglas VD, Subhas S, Rowden AM, Neufeld KJ, Bienvenu OJ, et al. Reducing deep sedation and delirium in acute lung injury patients: a quality improvement project. Crit Care Med. 2013;41(6):1435-42.

84. Depner CM, Stothard ER, Wright KP Jr. Metabolic consequences of sleep and circadian disor-ders. Curr Diab Rep. 2014;14(7):507.

85. Depner CM, Melanson EL, McHill AW, Wright KP Jr. Mistimed food intake and sleep alters 24-hour time-of-day patterns of the human plasma proteome. Proc Natl Acad Sci USA. 2018;115(23):E5390-E9.

86. Van Dyck L, Vanhorebeek I, Wilmer A, Schrijvers A, Derese I, Mebis L, et al. Towards a fasting-mimicking diet for critically ill patients: the pilot randomized crossover ICU-FM-1 study. Crit Care. 2020;24(1):249.

87. Korwin A, Honiden S, Intihar T, Wasden K, Heard A, Powierza C, et al., editors. A Pilot Protocol for Intermittent Feeding in Mechanically Ventilated Medical Intensive Care Unit Patients. American Thoracic Society; 2021.

88. Korwin A, Honiden S, Intihar T, Wasden K, Powierza C, Knauert M, editors. Intermittent feeding in mechanically ventilated medical intensive care unit patients: preliminary outcomes. American Thoracic Society; 2021.

89. Morrison SA, Mirnik D, Korsic S, Eiken O, Mekjavic IB, Dolenc-Groselj L. Bed rest and hypoxic exposure affect sleep architecture and breathing stability. Front Physiol. 2017;8:410.

90. Rohr J. Benefits of early mobility on sleep in the intensive care unit. Crit Care Nurs Clin North Am. 2021;33(2):193-201.

91. Axelsson J, Ingre M, Kecklund G, Lekander M, Wright KP, Sundelin T. Sleepiness as motiva-tion: a potential mechanism for how sleep deprivation affects behavior. Sleep 2020;43(6).

92. Pun BT, Balas MC, Barnes-Daly MA, Thompson JL, Aldrich JM, Barr J, et al. Caring for criti-cally ill patients with the ABCDEF bundle: results of the ICU liberation collaborative in over 15,000 adults. Crit Care Med. 2019;47(1):3-14.

93. Kamdar BB, Combs MP, Colantuoni E, King LM, Niessen T, Neufeld KJ, et al. The associa-tion of sleep quality, delirium, and sedation status with daily participation in physical therapy in the ICU. Crit Care. 2016;19:261.

94. Mantua J, Spencer RMC. Exploring the nap paradox: are mid-day sleep bouts a friend or foe? Sleep Med. 2017;37:88-97.

95. Louzon PR, Heavner MS, Herod K, Wu TT, Devlin JW. Sleep-promotion bundle develop-ment, implementation, and evaluation in critically ill adults: roles for pharmacists. Ann Pharmacother. 2022;56(7):839-49.

第二部分　药物治疗

Caitlin S. Brown，Alejandro A. Rabinstein，and Gilles L. Fraser

1　简介

在重症监护室（ICU）中，睡眠障碍是很常见的，超过 60% 的危重症患者在 ICU 住院期间报告睡眠不佳。正如"ICU 改善睡眠的最佳实践第一部分"中所讨论的，在适当地实施非药物治疗策略后，ICU 的睡眠状况会得到改善，临床医生可以寻求药物治疗策略来改善危重症患者的睡眠。在本部分，我们试图确定成人危重症患者的最佳睡眠药物。

1.1　评估 ICU 睡眠药物时的方法学考虑因素

前瞻性的随机对照试验（RCT）是评估 ICU 睡眠药物有效性和安全性的首选方法。在回顾已发表的 RCT 或设计新的试验时，有许多方法上的因素是需要考虑的，以更好地实现一个高外部效度的 RCT。不同的 ICU 人群 [如内科（与外科）、机械通气（与非通气）、疾病严重程度较高（与较低）] 之间，睡眠中断的危险因素有很大的不同（如"ICU 睡眠中断的风险因素"一章中强调的）。鉴于睡眠质量和谵妄之间的潜在相互关系（参见"睡眠中断与谵妄的关系"），在任何基于药物的睡眠改善 RCT 中，处理谵妄的方式都很重要。如果将谵妄作为终点事件，那么在 RCT 中就需要招募无谵妄病史的患者。正如"睡眠中断与谵妄的关系第一部分"和"日常睡眠评估与监测方法"所述，谵妄可能会影响多导睡眠图（PSG）的评估和 ICU 患者自我报告其睡眠质量的能力。正如"日常睡眠评估与监测方法"一章所讨论的，在 ICU 中影响评估睡眠质量能力的因素较为复杂。因此，评估睡眠促进药物的试验使用了不同的睡眠评估方法，这使本已复杂的问题变得更加复杂。PSG 仍然是评估睡眠的金标准，但在 ICU 环境中，即使考虑到研究设计，它仍然可能不适用。

常见的 ICU 药物会影响睡眠质量（参见"ICU 常用药物对睡眠的影响"）；是否对这些药物的使用效果进行前瞻性研究可能会影响研究结果。非药物性睡眠改善策略（如减少噪声、光线调节）仍然是 ICU 中睡眠改善工作的基础（参见"ICU 改善睡眠的最佳实践：第一部分"）；它们的使用在任何药物试验中都应该是标准化的。在评估任何 ICU 睡眠药物试验的研究结果时，应考虑到目前许多对 ICU（参见"睡眠中断与 ICU 预后的关系"）和ICU 预后（参见"长期预后：危重症幸存者的睡眠"）患者的研究都受到了睡眠中断的影响。对昼夜节律紊乱的评估可能对特定药物治疗效果的判断很重要（参见"危重症患者的睡眠特征：第二部分"）。正如"ICU 常用药物对睡眠的影响"一章中所讨论的，夜间用药可能会干扰睡眠。

本章旨在探讨改善 ICU 睡眠的神经活性药物可能具有额外的药理作用（如镇痛、抗焦虑、减轻谵妄、镇静等）。因此，本章将主要关注可改善睡眠和睡眠相关结果的药物的药理特性。图 12-3 展示了本章将讨论的药理作用。

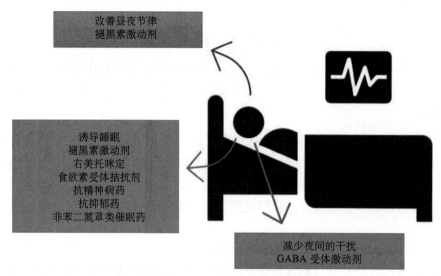

图 12-3 改善睡眠药物的药理作用

2 右美托咪定

2.1 睡眠相关药理学

右美托咪定是一种选择性的 α_2- 肾上腺素能受体激动剂，通常在 ICU 中用作镇静剂和镇痛剂。表 12-2 中展现了右美托咪定的药理作用。关于右美托咪定诱导睡眠的机制假说相对复杂。动物模型研究显示，右美托咪定可以降低蓝斑神经元的神经兴奋性。这种肾上腺素活性的降低导致了类似睡眠状态的启动和维持。对健康人的小规模研究表明，右美托咪定可促进生物模拟非快速眼动（NREM）阶段 N2 期和 N3 期睡眠。有关镇静状态下睡眠和意识改变之间的关系，在"正常睡眠与镇静期间意识改变的比较"章节中进行了更详细的讨论。右美托咪定的副作用与它的 α_2- 肾上腺素能受体激动作用有关，包括低血压和心动过缓。此外，最近的研究显示，右美托咪定有可能诱发高热症。

表 12-2 对危重症成人睡眠影响研究的药物

药品	睡眠的作用机制	剂量	副作用	考虑因素
右美托咪定	α_2- 肾上腺素能受体激动剂，导致神经元兴奋减少	$0.2 \sim 1.5\mu g/$ $(kg \cdot h)$	低血压、心动过缓、发热	可用于非机械性呼吸的患者
褪黑素	MT_1 和 MT_2 受体激动剂	$3 \sim 10mg$，睡前服用	长时间的困倦	经 CYP1A2 代谢
Ramelteon	MT_1 和 MT_2 受体激动剂	8mg，睡前服用	长时间的困倦	与褪黑素相比，对 MT_1 和 MT_2 受体的亲和力更高，代谢快
丙泊酚	GABA 受体激动剂	$5 \sim 50\mu g/$ $(kg \cdot h)$	呼吸抑制、低血压、PRIS	脂质乳液
苯二氮䓬类药物	GABA 受体激动剂	因具体药物而异	呼吸抑制	咪达唑仑：活跃的代谢物经肾脏清除 劳拉西泮：丙二醇赋形剂

注：GABA. γ- 氨基丁酸；PRIS. 丙泊酚相关输液综合征

2.2　评价睡眠结果的比较性试验

基于动物和健康人群的证据，一些学者对右美托咪定用于危重症成人的睡眠进行了调查（表 12-3）。Oto 及其同事评估了在 10 位接受机械通气的成人中夜间（21：00 至次晨 06：00）使用右美托咪定，以及所需剂量的（PRN）咪达唑仑和芬太尼（或吗啡）以维持 Richmond 激动镇静量表（RASS）目标值为 − 1 ～ − 4，与白天（06：00 ～ 21：00）使用的情况进行比较。用 PSG 连续监测睡眠 24 小时。夜间使用药物的患者，总睡眠时间（TST）（即在任何睡眠阶段花费的总时间）的中位数（IQR）是白天使用药物患者的 2 倍多 [4.7（4.2，8.1）vs. 1.7（0.8，2.0）]，睡眠效率（SE）（即 TST 与规定时间的比例）高出近 5 倍（11.3% vs. 52.3%）。白天和晚上各阶段的睡眠时间相似；患者在这两个时间段都没有出现快速眼动睡眠。该研究发现，右美托咪定输注剂量与任何 PSG 结果之间没有统计学意义上的关联。但该研究存在一些缺陷，包括缺乏对照组、夜间无药物洗脱期、样本量较小、研究时长短，以及非药物性睡眠干预措施的规范化缺失。尽管有这些不足，这项试验支持以下假设：在夜间给予重症机械通气的成人右美托咪定可延长睡眠时间和提高睡眠效率。

Alexopoulou 及其同事对 13 名机械通气时间 ≥ 48 小时且未接受血管活性药物或镇静药物治疗的成年患者进行了研究。连续 3 个晚上（从第 1 晚的 21：00 到第 3 天的 06：00）使用 PSG 对患者睡眠进行了评估。在第 2 天晚上，每位患者都被使用了右美托咪定 [0.5μg/kg 栓剂 ×1，然后连续输注 0.2 ～ 0.7μg/（kg·h），滴定到 RASS 为 − 1 ～ − 2]。第 2 天晚上（与第 1 天晚上和第 3 天晚上相比）的 PSG 数据显示，右美托咪定与睡眠效率的提高（$P < 0.002$）、睡眠碎片化指数（每小时睡眠的唤醒和觉醒次数之和）的降低（$P=0.02$）及更长的 TST（$P=0.03$）相关（表 12-3）。Alexopoulou 等试图通过确保在入组时没有患者检测到苯二氮䓬类或丙泊酚的血清浓度来减轻非右美托咪定镇静对其结果的潜在混杂效应，然而 13 名患者中有 3 名在研究期间接受了阿片类药物治疗。在研究期间接受抗精神病药物治疗的患者从研究中退出。这些数据的一个主要限制是，在夜间没有进入睡眠的患者被排除在分析之外。尽管如此，这项小型的观察性研究也证明了右美托咪定在危重症成人中可能具有改善睡眠的作用。

在另一项研究中，Wu 等对 61 名 65 岁及以上的成年患者进行了随机分组，这些患者在非心脏手术后被送入 ICU，未接受机械通气治疗。其中一组接受 15 小时的右美托咪定 1μg/（kg·h）输注治疗（从手术当晚 17：00 到第二天早上 08：00），另一组接受安慰剂。根据连续的 PSG 评估，右美托咪定（相对于安慰剂）组的 N2 期睡眠时间几乎是其他组的 3 倍（43.5% vs. 15.8%，$P=0.05$），而且 TST（213min vs. 130min，$P=0.03$）和睡眠效率（22.4% vs. 15.0%，$P=0.03$）也更高（表 12-3）。在研究输注停止后的早晨，接受右美托咪定治疗的患者（相对于安慰剂组）其睡眠质量的中位数（IQR）评分（使用 11 点评分表，其中 0 表示最佳睡眠，10 表示最差睡眠）更好 [1（0，3）vs. 3（2，7）；$P=0.005$]。低血压、心动过缓、心动过速、呼吸抑制和需要干预的低氧血症在两组之间没有区别。尽管围手术期使用的镇静剂和镇痛剂可能影响了 ICU 患者的睡眠，但这些药物的使用在两组之间是相似的。改善睡眠的非药物干预措施没有标准化，也没有收集睡眠中断的次数。该研究提供了支持右美托咪定在 ICU 内改善老年人术后即刻睡眠的假设性发现。

最后，由 Skrobik 及其同事进行的一项双盲、安慰剂对照研究发现在没有谵妄需要持续镇静的危重症成人中，夜间持续的小剂量右美托咪定使 ICU 谵妄的发生率降低了 44%

表 12-3　右美托咪定改善睡眠的试验摘要

右美托咪定（DEX）

研究	患者群体	N	研究药物和剂量	结果	干预组	控制组	P 值
Oto 2012	成人接受镇静和机械通气≥48小时	10	• 06:00~21:00：因疼痛或激动而接受咪达唑仑/吗啡、芬太尼（PRN）治疗 • 21:00~06:00：给予 1μg/kg 的 DEX 负荷剂量，然后以 0.2~0.7μg/（kg·h）的速率维持连续输注，以达到 RASS 评分在 −1~−4，根据需要给予咪达唑仑、吗啡或芬太尼进行镇静	（时间段）	21:00~06:00	06:00~21:00	
				总睡眠时间（小时）	4.7 (4.2, 8.1)	1.7 (0.8, 2)	
				睡眠效率（%）	52.3 (47, 89.7)	11.3 (5, 13.7)	
				唤醒/觉醒指数（n/h）	9.3 (3, 19.5)	20.2 (11.3, 34.2)	
				每个阶段的总睡眠时间（分钟） 1：	76 (32, 145)	46 (13, 57)	
				2：	188 (136, 449)	54 (16, 67)	
				3 & 4：	0 (0, 1.3)	0 (0, 0)	
				REM：	0 (0, 0)	0 (0, 0)	
Alexopoulou 2014	成人机械通气≥48 小时，预计在 ICU 停留≥5 天，不使用血管活性物质或镇静剂	13	• 在 3 个晚上的研究期间，第 2 天晚上患者接受 DEX 0.5μg/kg 的注射，然后后是 0.2~0.7μg/（kg·h），滴定到 RASS 评分 −1~2	睡眠效率（%）	第 1 晚：9.7 (1.6, 45.1)；第 2 晚（DEX）：64.8 (51.4, 79.9)	第 3 晚：6.9 (0.0, 17.1)	< 0.002
				睡眠碎片化指数（睡眠事件/小时）	第 2 晚（DEX）：2.7 (1.6, 4.9)	第 1 晚和第 3 晚：7.6 (4.8, 14.2)	0.023
				夜间总睡眠的百分比（%）	48 (32, 71)	79 (66, 87)	N/A
				每个阶段的总睡眠量（%） 1：	56.2 (24.7, 79.3)	45.2 (29.5, 58.7)	0.032
				2：	39.2 (20.7, 66.4)	78.7 (69.2, 92.5)；47.5 (41.3, 70.5)	

续表

右美托咪定 (DEX)

研究	患者群体	N	研究药物和剂量	结果	结果（干预组）	结果（控制组）	P 值
					3：0 (0, 0)	3：0 (0, 0)	
					REM：0 (0, 0)	REM：0 (0, 0)	
Wu 2016	非心脏手术后进入 ICU 且不需要机械通气的≥65 岁的患者	61	• 手术当晚 (17：00 ～ 08：00)，1μg/ (kg•h) DEX，持续 15 小时 • 安慰剂	N2 期睡眠的百分比	43.5 (16.6, 80.2)	15.8 (1.3, 62.8)	0.048
				总睡眠时间（分钟）	213 (124, 324)	130 (72, 220)	0.028
				睡眠效率 (%)	22.4 (14.2, 37.1)	15 (7.9, − 26.3)	0.033
				每个阶段的总睡眠时间（分钟）	1：92 (9, 169)	1：77 (35, 103)	0.462
					2：89 (37, 142)	2：17 (0, 131)	0.019
					3：0 (0)	3：0 (0, 0)	0.314
					REM：0 (0, 0)	REM：0 (0, 0)	1.00
Skrobik 2018	入住 ICU 的成年人正在接受同歇性或连续性的镇静剂，预计需要≥48 小时的 ICU 护理，无谵妄	64	•21：30 时，镇静剂减半，并开始使用 DEX，剂量为 2μg/ (kg•h)，达到目标 RASS- 1[最大 0.7μg/ (kg•h)] • 安慰剂	LSEQ	n=34	n=30	平均差 0.02(95%CI：0.42 ～ 1.92)

注：ICU. 重症监护室；RASS.Richmond 激动镇静量表；PRN. 根据需要使用；REM. 快速眼动；N/A. 不详；LSEQ. 利兹睡眠评估问卷；除非特别说明，否则数据以中位数 (IQR) 表示

（表 12-3）。该研究的次要结果是睡眠质量，基于床边护士对 RASS ＞ － 1 且无谵妄的患者每天（09：00）进行的利兹睡眠评估问卷（LSEQ）评分。右美托咪定的平均 LSEQ 得分与 RASS 的平均得分与安慰剂组相似。

在 10 个单独的 LSEQ 领域中，只有第 9 个领域（疲倦程度）在右美托咪定组（相对于安慰剂组）有明显改善（平均差异为 2，$P < 0.05$）。两组之间心动过缓和低血压的情况相似。目前还不清楚在右美托咪定组观察到的谵妄发生率降低和 LSEQ 第 9 个领域的改善是由于夜间使用右美托咪定还是减少使用已知会增加谵妄和破坏睡眠的药物（如苯二氮䓬、丙泊酚）的结果。

总之，几项小型的假设性研究表明，右美托咪定，特别是夜间给药时，可能会改善危重症患者的睡眠；然而，还需要更大规模的随机试验来确定右美托咪定是否可以作为危重症患者的常规助眠药物。

3　褪黑素激动剂

3.1　褪黑素

3.1.1　睡眠相关药理学

褪黑素主要由松果体合成和释放，但也可以从胃肠道等处进行外源合成和释放。正如"危重症患者的睡眠特征第二部分"中所强调的，内源性褪黑素的合成受光线抑制，而被黑暗环境增强，这说明了在 ICU 中调节光线以改善睡眠的干预措施的潜在益处（"ICU 改善睡眠的最佳实践第一部分"）。下丘脑上核控制着睡眠觉醒周期，激活下丘脑上核的 MT_1 和 MT_2 受体会减少神经元的兴奋，导致睡眠觉醒周期相位的转移。目前现有的研究正试图确定 MT_1 和 MT_2 受体的精确机制以及它们对睡眠觉醒周期和不同睡眠阶段的影响。褪黑素作为一种口服药物，耐受性良好，包括疲劳和白天嗜睡在内的副作用通常很小。褪黑素应在其产生预期效果前约 1 小时给药。需要注意的是，褪黑素作为一种非处方药，不受美国食品药品监督管理局的监管，因此产品效果可能有所不同。

3.1.2　评价睡眠结果的比较性试验

第一项评估褪黑素在危重症患者中作用的安慰剂对照研究，比较了 8 名危重症患者睡前 22：30 使用 3mg 控释褪黑素与 6 名普通病房患者使用安慰剂后的睡眠时长和清醒情况，并发现两组之间每个结果在统计学上没有显著差异（表 12-4）。但这项调查受限于非常小的样本量（和潜在的 II 型错误）以及对照组不是危重症患者。

Ibrahhim 及其同事在 2006 年对 32 名气管切开的 ICU 患者进行了一项双盲、随机、安慰剂控制的试验研究。所有患者都停止使用镇静剂超过 12 小时，每晚 22：00 服用褪黑素（或安慰剂）3mg 至少 48 小时。结果两组患者的护士观察到的夜间和白天睡眠时间相似（表 12-4）。治疗后褪黑素的中位数（IQR）水平在褪黑素（与安慰剂组对比）组中明显较高 [3543（1533，8100）pg/ml vs. 3（1.6，9.3）pg/ml，$P < 0.0001$]。该研究收集了各组夜间程序的中位数，虽然各组之间相似（褪黑素组 3.7，安慰剂组 4.6），但都较高。由于减少夜间程序 / 中断是 ICU 睡眠改善的重要组成部分，在所有 ICU 睡眠药物研究中，都应优化改善睡眠的非药物干预措施（参见"ICU 改善睡眠的最佳实践：第一部分"）。这项研究有几个局限性，最明显的是，睡眠是用护理观察来评估的。这项试验的结果并不支持在危重症患者中常规使用褪黑素来改善睡眠。

表 12-4　褪黑素激动剂改善睡眠的试验摘要

褪黑素

研究	患者群体	N	研究药物和剂量	结果	结果		P 值
					介入组	控制组	
Shilo 2000	肺部疾病 ICU 患者，病情稳定，没有接受苯二氮䓬类药物治疗或对照组为普通医院病房患者	14	• 22 : 00 时，3mg 控释褪黑素 • 安慰剂	22 : 30 至次晨 06 : 30 的睡眠时间 (h)（平均值 ±SD）	6.3 ± 1.1	7.4 ± 2.1	
				睡眠觉醒 (n)（平均值 ±SD）	1.4 ± 3.7	1.8 ± 6.3	NS
Ibrahim 2006	未接受镇静剂的气管切开的 ICU 患者	32	• 22 : 00 时，3mg 褪黑素至少 48 小时至 ICU 出院 • 安慰剂	晚上观察到的睡眠（分钟）	243.4 (0, 344.1)	240 (75, 331.3)	0.98
				白天观察到的睡眠（分钟）	138.7 (50, 230)	104 (0, 485)	0.42
Bourne 2008	未接受镇静剂的急性呼吸衰竭和气管插管的 ICU 患者	24	• 21 : 00 时，10mg 褪黑素 4 晚 • 安慰剂	SEI-BIS（比率）[b]	0.39 (0.27, 0.51)	0.26 (0.17, 0.36)	0.09
				SEI- 放线图（比率）	0.73 (0.53, 0.93)	0.75 (0.67, 0.83)	0.84
				SEI- 护士评估（比率）[c]	0.45 (0.26, 0.64)	0.51 (0.35, 0.68)	0.58
				SEI- 患者评估（比率）[d]	0.41 (0.24, 0.59)	0.50 (0.43, 0.58)	0.32
				RCSQ 总体（平均值 ±SD）	69.7±21.2	60.7±26.3	0.029
				ICU 中的 RCSQ（平均值 ± SD）	69.7±21.4	60.7±26.3	0.027
				ICU 中的 RCSQ 睡眠非常差 (0～25mm) [n (%)]	3 (3.1)	14 (14.6)	RR（95%CI）0.21 (0.06～0.72)
				ICU 中的 RCSQ 睡眠不佳 (26～50mm) [n (%)]	17 (17.7)	15 (15.6)	RR（95%CI）1.13 (0.60～2.14)
				ICU 中的 RCSQ 良好的睡眠 (51～75mm) [n (%)]	32 (33.3)	34 (35.4)	RR（95%CI）0.94 (0.64～1.39)

续表

研究	患者群体	N	研究药物和剂量	结果			
				结果	介入组	控制组	P 值
Gandolfi 2020	至少在 ICU 住过一晚的成人患者	203	• 10mg 褪黑素在 20:00 使用 7 天 • 安慰剂	ICU 中的 RCSQ 睡眠非常好（76~100mm）[n (%)]	44 (45.8)	33 (34.4)	RR (95%) CI 1.33 (0.94~1.89)
				谵妄 [重症监护谵妄筛查量表 (ICDSC)]（%）	2.3%	1.7%	0.666
Hatta 2014	65~89 岁，因医疗状况入院治疗	67 (24 ICU)	• 雷米特昂 8mg，每晚一次，直到出现谵妄或 7 天 • 安慰剂	每晚觉醒次数 [平均值 (SD)]a	1.3 (1.6)	1.6 (1.2)	0.28
				睡眠时间（小时）[平均值 (SD)]a	6.3 (1.6)	6.3 (1.6)	0.67
				入睡困难 [n (%)]	10 (30)	14 (41)	0.45
				难以保持睡眠 [n (%)]	14 (42)	14 (41)	> 0.99
				过早醒来 [n (%)]	7 (21)	5 (15)	0.54
				睡眠质量差 [n (%)]	21 (64)	19 (56)	0.62
				扰乱自然睡眠觉醒周期 [n(%)]	7 (21)	3 (9)	0.19
Nishikimi 2018	入住 ICU 的成人（年龄≥20 岁）	88	• 在 20:00 给予雷米特昂 8mg 至 ICU 出院 • 安慰剂	每晚觉醒次数 (n/晚)	0.80	1.31	0.045
				无觉醒的夜晚 (%)	51	30	0.048
				睡眠时间（平均值）	7.29	6.78	0.252

注：ICU. 重症监护室；NS. 无意义；SD. 标准差；SEI. 睡眠效率指数；RCSQ. 理查兹 - 坎贝尔睡眠问卷；RR. 相对风险；BIS. 双频谱指数；除非另有说明，数据以中位数（IQR）表示

a 基于患者报告、护理观察 / 记录和评分者观察；b 睡眠定义为 BIS < 80；c 每小时的直接护理观察；d RCSQ

Bourne 等进行的另一项小型随机、双盲安慰剂对照试验针对的是 24 名急性呼吸衰竭和气管切开的 ICU 成年患者，所有患者均未接受镇静剂治疗。患者被随机分配到口服褪黑素 10mg 治疗组或安慰剂组，试验连续进行 4 晚。主要结果是睡眠效率指数（SEI），使用双频谱指数（BIS）、行为学、护理观察和患者自我评估进行测量。两组之间的 SEI 结果均无差异（表 12-4）。药代动力学监测显示，清晨褪黑素浓度超过了治疗水平，这表明在 ICU 人群中降低夜间的剂量可能有助于减少白天的困倦。与之前的研究一样，这项调查也没有发现在危重症患者中使用褪黑素的益处。

Gandolfi 等最近进行了一项双盲、随机、安慰剂对照试验，随机将 203 名危重症成人分为两组，其中一组在连续 7 个晚上的 20：00 使用褪黑素 10mg，另一组使用安慰剂。使用经过验证的、包含 10 个条目、总分数为 100 的 Richards-Campbell 睡眠问卷（RCSQ）评估患者感知的睡眠质量，发现褪黑素组（对照剂组）的睡眠质量显著较好（69.7±21.2 vs. 60.7±26.3；$P=0.029$）。各组间谵妄的发生率相似（表 12-4）。该研究可能受限于两组患者同时接受了镇静剂和（或）阿片类药物治疗，尽管两组之间的使用情况相似，但这一因素仍有可能影响睡眠情况。褪黑素组的褪黑素浓度（在 6 名褪黑素组患者和 3 名安慰剂组患者中采集）在 02：00、06：00 和 12：00 时显著高于安慰剂组。虽然该研究规模较大，但睡眠结果的评估仅使用了患者的自我报告（与 PSG 或体动仪等客观评估方法相比）。此外，非药物干预没有被标准化或确定。与 PADIS 2018 指南小组的建议一致，目前的证据不支持在危重症成人中常规使用褪黑素来改善睡眠。未来需要进行随机对照试验，使用客观评估方法评估 ICU 睡眠。

用于改善危重症成人睡眠的褪黑素的理想剂量仍未确定。在 ICU 中使用褪黑素后，其药代动力学受到多种因素的影响，可能与研究人群、剂量、给药途径、配方和使用的血药浓度检测类型有关。虽然褪黑素的平均 T_{max} 为 50 分钟，生物利用度为 15%，但这些数据在危重症患者中存在较大差异。与禁食相比，饮食状态下患者的褪黑素的最高血药浓度（C_{max}）会增加；肝脏和肾脏损伤患者的褪黑素排泄会减少。Bourne 等和 Gandolfi 等的研究结果表明，夜间给予 10mg 褪黑素会导致日间褪黑素水平升高，进而加重日间嗜睡。在 ICU 患者中，终末器官功能障碍和肠道功能异常这两种情况常见，它们对该人群中褪黑素药代动力学和药效学的影响需要进一步研究。

3.2　雷美替胺

3.2.1　睡眠相关的药理学

雷美替胺是一种合成褪黑素激动剂，其作用机制与褪黑素（MT_1 和 MT_2 激动剂）相似，但对 MT_1 和 MT_2 受体的亲和力更高（表 12-1）。MT_1 和 MT_2 受体激活导致昼夜节律的相位转移，但还需要更多的研究来充分了解 MT_1 和 MT_2 受体在睡眠中的作用。与褪黑素类似，雷美替胺的耐受性良好，副作用很小，包括白天嗜睡、恶心和疲劳。

3.2.2　评价睡眠结果的比较性试验

DELIRA-J 研究小组在一项多中心、评分员盲法、随机、安慰剂对照试验中，试图确定雷美替胺是否能改善谵妄的发生率。65～89 岁的住院患者（$n=67$）被随机分配睡前服用 8mg 雷美替胺或安慰剂，最后 24 例（36%）入选的患者被送入 ICU。这项研究的次要结果是评估由患者报告、护理观察和记录以及由评估者（经过培训的现场协调员）观察所测得的睡眠指标。两组的睡眠参数之间没有发现差异（表 12-3）。该研究没有报道 ICU 亚组的具体特征，包括机械通气情况以及是否使用镇静剂 / 镇痛剂。由于入选 ICU 患者数量较少，且对睡眠进行了主观评估，因此无法从这项试验中得出明确的结论。

Nishikimi 等进行了一项单中心、随机、安慰剂对照试验，研究雷美替胺在 88 名危重症患者中的应用。这些患者入住了一个 10 张床位的急诊和内科 ICU，每晚 20∶00 口服雷美替胺 8mg 或安慰剂，直到 ICU 出院。该研究的主要结果是 ICU 住院时间；次要结果包括在一部分未插管患者中每晚觉醒次数、无觉醒情况的夜晚数和平均睡眠时间。

该研究通过回顾性图表审查的方式评估了睡眠指标。虽然两组之间 ICU 停留时间没有差异，但雷美替胺组（相对于安慰剂组）夜间觉醒次数更少（0.80 vs. 1.31；$P=0.045$），无觉醒夜晚的比例更高（51 vs. 30%；$P=0.048$）（表 12-3）。两组平均睡眠时间相似（7.29 小时 vs. 6.78 小时；$P=0.252$）。这项研究的重要局限性包括：睡眠评估仅在未插管的患者子集中进行，并且是基于回顾性的病历审查，也没有报道镇静和镇痛的措施，目前还不清楚这些措施是否会影响到研究结果。因此，这项研究的结果只能作为一个参考，并不能代表所有患者的情况。

最后，一项随机双盲试验评估了雷美替胺与安慰剂在接受选择性肺血栓内膜剥脱术的患者中的应用情况。该研究没有对睡眠障碍进行评估，雷美替胺没有减少谵妄的发生率（相对风险，0.8；95% CI：0.5 ~ 1.4；$P=0.516$）或谵妄的持续时间（安慰剂中位数 2 天，雷美替胺 3 天；$P=0.181$）。

综上所述，目前缺乏证据支持常规使用雷美替胺来改善危重症患者的睡眠。虽然 Nishikimi 等的研究结果表明，雷美替胺可能具有潜在的助眠作用，但还需要更大规模和更严格的研究来证实这些发现。

4 γ- 氨基丁酸能制剂

4.1 睡眠相关的药理学

许多危重的机械通气患者需要镇静和镇痛。丙泊酚和苯二氮䓬是两种经常使用的 γ- 氨基丁酸（GABA）能镇静剂，也被研究用于睡眠。如"ICU 常用药物对睡眠的影响"一章所述，丙泊酚和苯二氮䓬类药物都能使抑制性神经递质 GABA 发挥作用（已被证明能增加 NREM 睡眠，但不能增加 REM 睡眠）（表 12-1）。尽管有类似的作用机制，但丙泊酚和苯二氮䓬类药物的药代动力学和药效学特征有很大的不同（如发病时间、作用时间、代谢、排泄等）。

4.2 评价睡眠结果的比较性试验

为了研究咪达唑仑和丙泊酚对 ICU 睡眠的影响，Treggiari-Venzi 及其同事将 40 名在创伤、骨科、胸外科或腹部手术后未插管的 ICU 患者随机分为两组，每晚 22∶00 至第二天 06∶00 分别给予咪达唑仑或丙泊酚，持续 5 晚。每天中午，患者完成医院焦虑和抑郁量表（HAD），该量表也用于测量睡眠质量、不安程度、梦境或梦魇以及关于夜间的记忆。该研究发现两组患者之间的睡眠质量没有差异（表 12-5）。这项研究的局限性包括样本量小，仅限于创伤 / 手术患者，缺乏安慰剂对照组。

McLeod 和同事进一步研究了丙泊酚对睡眠的有效性。对 29 名预计需要镇静 50 小时以上的 ICU 患者进行了 24 小时丙泊酚和吗啡的轻度镇静（Ramsay 评分 2 ～ 3 分），或白天轻度镇静，夜间使用丙泊酚和吗啡进行深度镇静（Ramsay 评分 4 ～ 5 分，22：00 至次晨 06：00）。昼夜镇静的存在与否由盲法研究者通过视觉评估镇静评分和丙泊酚输注率与时间的关系图来评估。进行夜间深度镇静组的 15 例患者中有 9 名出现昼夜镇静，在仅进行轻度镇静组的 14 名患者中有 3 例患者出现昼夜镇静（表 12-5）。需要注意的是，镇静量表并不能评估危重症患者的睡眠情况。这项小型研究说明了丙泊酚可以使患者滴定到不同的镇静深度，但是考虑到在 ICU 中测量睡眠情况的复杂性，它并没有提供证据表明更深的镇静会改善睡眠。

　　Kondili 及其同事进行了一项随机的交叉生理学研究，使用 PSG 对 13 名使用机械通气但未接受镇静或镇痛的危重症成人的睡眠进行客观测量。患者从 22：00 到次晨 07：00 接受丙泊酚，直到 Ramsay 评分为 3 分（患者只对命令做出反应），持续一晚。除了与丙泊酚的使用有关的快速眼动睡眠减少，患者接受丙泊酚治疗的夜晚与未接受丙泊酚治疗的夜晚在睡眠结果方面没有统计学差异（表 12-5）。这项研究的优点在于对未接受镇静和镇痛的患者进行 PSG 监测。这项小型研究的结果显示，丙泊酚并不能改善危重症患者的睡眠，但样本量较小，只有 13 例患者参与研究。

　　最后，Engelmann 等的一项研究比较了丙泊酚与氟硝西泮在诱导和维持危重症成人睡眠方面的效果。这项随机双盲试验包括 66 例手术后入住 ICU 的无机械通气或镇静的患者。患者被随机安排在 23：00 开始接受氟硝西泮（0.015mg/kg，2 分钟内注射）或丙泊酚 [2mg/（kg·h），7 小时]。睡眠是通过修订版的匹兹堡睡眠量表（PghSD）和 BIS 量表来评估。PghSD 的结果发现，在觉醒频率中位数（6 vs. 3，$P < 0.001$）、觉醒持续时间中位数（0 分钟 vs. 15 分钟，$P < 0.001$）和睡眠质量（2 vs. 3，$P < 0.001$）方面，丙泊酚在改善睡眠方面的效果更好（表 12-5），睡眠持续时间没有统计学上的显著差异。此外，丙泊酚组的 BIS 中位数明显较低（74.05 vs. 78.7，$P=0.016$）。该研究的优点包括使用标准化的方案来减少夜间的干预和噪声，以及研究人员杜绝了其他镇静剂和镇痛剂的混杂影响。该研究的局限性包括两种药物的药代动力学不同，以及缺乏安慰剂对照组。

　　总之，没有强有力的证据支持在危重症成人中使用 GABA 能制剂作为睡眠辅助剂。2018 年 SCCM 指南建议不要使用丙泊酚来改善 ICU 的睡眠。另外，GABA 能制剂是呼吸抑制剂，对于没有安全气道的患者可能不安全，这限制了其对 ICU 患者的适用性。

5　其他制剂：抗精神病药、抗抑郁药和非苯二氮䓬类催眠药

　　包括抗精神病药、抗抑郁药和非苯二氮䓬类催眠药在内的许多其他药物也经常被作为改善 ICU 睡眠的药物。最近的一项研究发现，约 10% 的危重症患者在 ICU 住院期间被开具了新的夜间神经活性药物。在这些药物中，抗精神病药占 36.7%，抗抑郁药占 8.6%。尽管这些药物被处方用于睡眠，但并没有研究发现它们对 ICU 睡眠存在益处。

　　"ICU 常用药物对睡眠的影响"一章（表 6-1）强调了抗抑郁药和抗精神病药的作用以及它们对睡眠的影响。许多抗抑郁药会减少快速眼动睡眠，除非已经确定潜在的抑郁症影响了患者的睡眠，否则不推荐作为常规睡眠药物。尽管存在这些不足，米氮平和曲唑酮已经显示出潜在的改善睡眠的作用（参见"ICU 常用药物对睡眠的影响"：表 6-1）。遗憾的是，目前缺乏对这些药物在成人危重症患者中的临床试验评估。一项系统综述和荟萃分析

表 12-5　加巴胺能激动剂改善睡眠的试验摘要

研究	患者群体	N	研究药物和剂量	结果	结果（干预组）	控制组	P 值
Treggiari-Venzi 1996	非插管的 ICU 患者，住院时间 ≥ 5 天	40	• 咪达唑仑栓塞 0.01～0.07mg/kg，持续输注 0.03～0.2mg/(kg·h)，22:00 至次晨 06:00 • 丙泊酚栓剂 0.2～0.3mg/kg，22:00 至次晨 06:00 持续输注 0.3～3mg/(kg·h)	睡眠质量第 1 天 -HAD 评分（平均值 ±SD）	咪达唑仑 6.3+3.4	丙泊酚 6.5±3.3	NS
				睡眠质量第 3 天 -HAD 评分（平均值 ±SD）	6.3±3.2	6.6±2.9	NS
				睡眠质量第 5 天 -HAD 评分（平均值 ±SD）	7.2±2.9	7.2±2.3	NS
McLeod 1997	预计需要镇静超过 50 小时的 ICU 患者	29	• 持续的轻度镇静（吗啡和丙泊酚），Ramsay 评分为 2～3 分 • 06:00～22:00 持续轻度镇静（吗啡和丙泊酚），22:00 至次晨 06:00 额外的夜间镇静目标 Ramsay 评分为 4～5 分		持续轻度镇静	夜间镇静增强	
				镇静节律性（余弦分析）(r^2%)	8 (0～56)	27 (6～35)	$P < 0.01$
				日间镇静 [n (%)]	3 (21.4)	9 (60)	
Kondili 2012	机械通气且未接受镇静或镇痛的 ICU 患者	13	• 丙泊酚 22:00 至次晨 07:00：栓塞 0.01～0.05mg/kg，然后持续输注至目标 Ramsay 评分为 3 分 • 无丙泊酚		使用丙泊酚	不使用丙泊酚	
				TST（分钟）	260 (113, 417)	214 (40, 285)	0.37
				SEI (%)	76.3 (28.4, 96.9)	62.6 (13.1, 85.9)	0.37
				第一阶段（% TST）	20.8 (5.6, 80.6)	30.7 (4.6, 66.7)	1.00
				第二阶段（% TST）	48.9 (4.8, 84.0)	46.1 (3.0, 80.4)	0.66
				SWS（% TST）	0 (0, 5.8)	0 (0, 0)	0.75
				REM（% TST）	0 (0, 0)	1.4 (0, 13.0)	0.04
				TSFI（事件 / 小时）	4.8 (1.3, 14.6)	8.1 (2.9, 16.2)	0.33

续表

研究	患者群体	N	研究药物和剂量	结果	结果		
					干预组	控制组	P 值
Engelman 2014	在没有机械通气或深镇静的情况下进入麻醉 ICU 的手术干预患者	66	• 丙泊酚 2mg/ (kg·h)，从 23 : 00 开始持续 7 小时 • 氟硝西洋 0.015mg/kg，在 23 : 00 时以栓剂形式注射	阶段性转变 (n)	22 (11, 28)	21 (7, 48)	0.69
				睡眠中清醒 (%TST)	6.8 (1.2, 43.5)	11.4 (3.1, 42.9)	0.79
					丙泊酚	氟硝西洋	
				每本睡眠日记的觉醒次数 (n)[a]	0	3	< 0.001
				每本睡眠日记的觉醒时间 (分钟)[a]	0	15	< 0.001
				每本睡眠日记的总睡眠时间 (小时)[a]	6	5	0.623
				每本睡眠日记的睡眠质量[a]	2	3	< 0.001
				入睡的质量[a]	2	2	0.341
				BIS	74.05	78.7	0.016

注：ICU. 重症监护室；NS. 不显著；REM. 快速眼动；HAD. 医院焦虑抑郁量表；SWS. 慢波睡眠；SEI. 睡眠效率指数；TST. 总睡眠时间；TSFI. 总睡眠碎片指数；BIS. 双频谱指数

所有结果均以中位数 [四分位数范围 (IQR)] 报告，除非特别说明

a 修订版的 PghSD（匹兹堡睡眠量表）。睡眠效率指数：患者的总睡眠时间超过可用于睡眠的时间（比率或 %）

总睡眠碎片指数 (TSFI)：每小时睡眠中觉醒和被唤醒的次数之和

对比了曲唑酮和安慰剂对门诊患者睡眠的影响,发现曲唑酮改善了患者感知的睡眠质量(平均差异 − 0.41, 95%CI: − 0.82 ～ − 0.00, $P < 0.05$),并减少了夜间觉醒(平均差异 − 0.51, 95%CI: − 0.97 ～ − 0.05, $P=0.03$),但睡眠效率没有差异(平均差异 0.09, 95%CI: − 0.19 ～ 0.38, $P > 0.05$)。评估米氮平对睡眠影响作用的文献很少,但在健康成人中的两项小型研究发现米氮平改善了睡眠,减少了睡眠觉醒。然而,米氮平也导致了日间嗜睡的增加和反应时间的减慢。对于以前在门诊使用米氮平和曲唑酮的患者,在 ICU 中可以继续使用或重新使用这些药物,但是在没有文献支持的情况下,不建议将其用于之前未服用过此类药物的患者。

"ICU 常用药物对睡眠的影响:表 6-1"中也强调了抗精神病药物对睡眠的影响。2013 年的一项调查发现喹硫平是睡眠和镇静方面处方最多的抗精神病药物。

一项小型研究($n=13$)对比了门诊患者中使用喹硫平与安慰剂后的影响,发现睡眠效果没有改善。然而,一项针对健康人的研究发现,喹硫平增加了总睡眠时间,减少了夜间觉醒次数,但导致了白天疲劳感增加。由于缺乏有益的证据,以及在健康人群和门诊患者中可能出现的不良反应,不常规推荐喹硫平作为重症成人的睡眠药物。如果患者因其他适应证需要使用非典型抗精神病药物,可以使用喹硫平改善睡眠不足的根本原因。

如前所述,目前也缺乏证据支持在危重症患者中使用非苯二氮䓬类催眠药来治疗睡眠。一项关于社区环境中失眠症治疗的系统回顾发现,与安慰剂相比,非苯二氮䓬类催眠药对睡眠的改善有统计学意义,但在临床实践中改善很小(PSG 睡眠潜伏期减少 22 分钟)。由于对危重症患者的临床改善较小且缺乏数据,非苯二氮䓬类催眠药不被推荐在 ICU 中使用。

较新的睡眠药物包括奥曲肽受体拮抗剂(Suvorexant、Lemborexant)。这些药物通过抑制奥曲肽 A 和 B 促进睡眠,即促进清醒的神经肽来发挥作用。一些研究评估了 Suvorexant 在治疗 ICU 谵妄和睡眠方面的作用。在一项研究中,Suvorexant 没有对睡眠参数产生影响,但改善了谵妄情况。Suvorexant 可能是一种有应用前景的新药,可以改善危重症患者的谵妄,并暂时改善其睡眠,但需要充分的 RCT 支持。一项正在进行的 RCT 比较了安慰剂与 Suvorexant 在成人冠状动脉旁路手术后的危重症患者中的作用。主要结果通过脑电图(EEG)测定,评估安慰剂和舒维坦在持续睡眠开始后的夜间觉醒情况。

6 家庭长期使用睡眠药物

许多在家中经常服用睡眠药物的患者会被送入 ICU。2005 ～ 2010 年的一项调查发现,在 20 岁以上的成年人中,4% 的人在 1 个月内服用过处方睡眠药物。因此,经常会出现这样的问题:在 ICU 住院期间,是否应继续使用家庭睡眠药物。在缺乏指导性数据的情况下,决定是否在 ICU 继续使用家庭助眠剂时,应考虑患者的特定因素,包括镇静需求、神经检查、药物戒断风险和患者互动等,以决定是否在 ICU 中继续使用家庭睡眠药物。

7 最佳做法建议

关于成人危重症患者的睡眠障碍、睡眠监测和药物睡眠管理,还有很多需要研究。许多治疗 ICU 睡眠的药物在生物学上似乎是合理的,但实际上缺乏文献支持该药物的常规使用。治疗和非药物干预应针对睡眠障碍的原因来进行(如疼痛、谵妄、噪声等),需要更多的研究来确定哪些药物能真正改善 ICU 患者的睡眠。以下是对成人危重症患者使用睡眠药物的一些建议（图 12-4）。

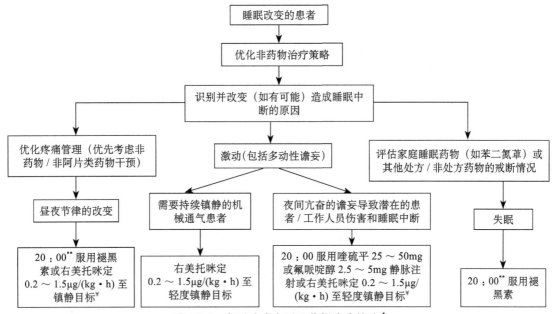

图 12-4　危重症成人睡眠药物治疗算法 *

* 建议反映了作者的专家意见和经验，而不是数据。在开具药剂时应考虑到患者的具体因素

** 最佳剂量仍然未知。建议从 5mg 开始

¥ RASS= − 2 ～ 0 或 SAS=3 ～ 4

RASS. Richmond 激动镇静量表；SAS. 镇静激动量表

8　未来研究领域

　　危重症患者的睡眠情况是复杂的，为了研究药物制剂对 ICU 睡眠的疗效，我们必须首先确定测量睡眠质量的最佳方法。本章所概述的研究突出了睡眠药物疗效结果的异质性。PSG 是对睡眠的客观测量，是获得未来研究主要终点的理想工具。PSG 难以在 ICU 中应用，但一些研究表明，它对于实现研究目的是可行的。患者自身报告的睡眠质量并不理想，许多危重症患者可能无法可靠地或根本无法呈现这些信息。如前所述，在研究 ICU 的睡眠时还有许多混杂因素需要考虑，最主要的是脑病、镇静和镇痛药物的使用。未来的研究应该包括一个严格的方案，以优化非药物措施，包括一个非药物组（最好是给予安慰剂），并使用双盲设计。新的改善睡眠的药物，如 lemborexant 和 suvorexant，应该在 ICU 环境中进行更多的试验。首先确定测量 ICU 睡眠的最佳方法，以及哪些指标会影响结果，接着才能更好地了解药物制剂在改善危重症成人睡眠方面的作用。

9　总结

　　目前尚缺乏高质量的证据来推荐成人危重症患者可以使用的睡眠药物。优化非药物治疗策略至关重要，药物治疗策略的选择应该基于患者的特定情况，并权衡风险和效益。未来需要进行更多的研究来确定危重症成人睡眠的药物治疗策略。

（译者　赵　哲　芮　冬　陈少华）

参 考 文 献

1. Freedman NS, Kotzer N, Schwab RJ. Patient perception of sleep quality and etiology of sleep disruption in the intensive care unit. Am J Respir Crit Care Med. 1999;159(4 I):1155-62.

2. Simini B. Patients' perceptions of intensive care. Lancet. 1999;354(9178):571-2.

3. Weerink MAS, Struys MMRF, Hannivoort LN, Barends CRM, Absalom AR, Colin P. Clinical pharmacokinetics and pharmacodynamics of Dexmedetomidine. Clin Pharmacokinet. 2017;56(8):893-913.

4. Nacif-Coelho C, Correa-Sales C, Chang LL, Maze M. Perturbation of Ion Channel conduc-tance alters the hypnotic response to the α2-adrenergic agonist Dexmedetomidine in the locus Coeruleus of the rat. Anesthesiology. 1994;81:1527-34.

5. Correa-Sales C, Rabin BC, Maze M. A hypnotic response to dexmedetomidine, an α2 agonist is mediated in the locus coeruleus in rats. Anesthesiology. 1992;76:948-52.

6. Nelson LE, Lu J, Guo T, Saper CB, Franks NP, Maze M. The α2-adrenoceptor agonist dexme-detomidine converges on an endogenous sleep-promoting pathway to exert its sedative effects. Anesthesiology. 2003;98(2):428-36.

7. Akeju O, Hobbs LE, Gao L, et al. Dexmedetomidine promotes biomimetic non-rapid eye movement stage 3 sleep in humans: a pilot study. Clin Neurophysiol. 2018;129(1):69-78.

8. Akeju O, Kim SE, Vazquez R, et al. Spatiotemporal dynamics of dexmedetomidine-induced electroencephalogram oscillations. PLoS One. 2016;11(10):1-18.

9. Huupponen E, Maksimow A, Lapinlampi P, et al. Electroencephalogram spindle activ-ity during dexmedetomidine sedation and physiological sleep. Acta Anaesthesiol Scand. 2008;52(2):289-94.

10. Schurr JW, Ambrosi L, Lastra JL, McLaughlin KC, Hacobian G, Szumita PM. Fever associ-ated with Dexmedetomidine in adult acute care patients: a systematic review of the literature. J Clin Pharmacol. 2021;61(7):848-56.

11. Grayson KE, Bailey M, Balachandran M, et al. The effect of early sedation with Dexmedetomidine on body temperature in critically ill patients. Crit Care Med. 2021;49(7):1118-28.

12. Oto J, Yamamoto K, Koike S, Onodera M, Imanaka H, Nishimura M. Sleep quality of mechanically venti-lated patients sedated with dexmedetomidine. Intensive Care Med. 2012;38(12):1982-9.

13. Alexopoulou C, Kondili E, Diamantaki E, et al. Effects of dexmedetomidine on sleep quality in critically ill patients: a pilot study. Anesthesiology. 2014;121(4):801-7.

14. Wu XH, Cui F, Zhang C, et al. Low-dose Dexmedetomidine improves sleep quality pattern in elderly pa-tients after noncardiac surgery in the intensive care unit: a pilot randomized con-trolled trial. Anesthesiology. 2016;125(5):979-91.

15. Skrobik Y, Duprey MS, Hill NS, Devlin JW. Low-dose nocturnal dexmedetomidine pre-vents ICU delirium a randomized, placebo-controlled trial. Am J Respir Crit Care Med. 2018;197(9):1147-56.

16. Tordjman S, Chokron S, Delorme R, et al. Melatonin: pharmacology, functions, and therapeu-tic benefits. Curr Neuropharmacol. 2017;15:434-43.

17. Dubocovich ML, Markowska M. Functional MT1 and MT2 melatonin receptors in mammals. Endocrine. 2005;27(2):101-10.

18. Liu J, Clough S, Hutchinson A, Adamah-Biassi E, Popovska-Gorevski M, Dubocovich M. MT1 and MT2 melatonin receptors: a therapeutic perspective. Annu Rev Pharmcol Toxicol. 2016;56:361-83.

19. Williams WPT, McLin DE, Dressman MA, Neubauer DN. Comparative review of approved melatonin ag-onists for the treatment of circadian rhythm sleep-wake disorders. Pharmacotherapy. 2016;36(9):1028-41.

20. Gobbi G, Comai S. Differential function of melatonin MT1 and MT2 receptors in REM and NREM sleep.

Front Endocrinol (Lausanne). 2019;10(87):1-12.

21. Shilo L, Daga Y, Smorjik Y, et al. Effect of melatonin on sleep quality of COPD intensive care patients: a pilot study. Chronobiol Int. 2000;17(1):71-6.

22. Ibrahim MG, Bellomo R, Hart GK, et al. A double-blind placebo-controlled randomised pilot study of nocturnal melatonin in tracheostomised patients. Crit Care Resusc. 2006;8(3):187-91.

23. Louzon PR, Heavner MS, Herod K, Wu TT, Devlin JW. Sleep-promotion bundle develop-ment, implementation, and evaluation in critically ill adults: roles for pharmacists. Ann Pharmacother. 2022;56(7):839-49.

24. Bourne RS, Mills GH, Minelli C. Melatonin therapy to improve nocturnal sleep in criti-cally ill patients: encouraging results from a small randomised controlled trial. Crit Care. 2008;12(2):1-9.

25. Gandolfi JV, Di Bernardo APA, Chanes DAV, et al. The effects of melatonin supplementation on sleep quality and assessment of the serum melatonin in ICU patients: a randomized con-trolled trial. Crit Care Med. 2020;48(12):e1286-93.

26. Devlin JW, Skrobik Y, Gélinas C, et al. Clinical practice guidelines for the prevention and Management of Pain, agitation/sedation, delirium, immobility, and sleep disruption in adult patients in the ICU. Crit Care Med. 2018;46(9):e825-73.

27. Harpsoe N, Andersen L, Gogenur I, Rosenberg J. Clinical pharmacokinetics of melatonin: a systematic re-view. Eur J Clin Pharmacol. 2015;71:901-9.

28. Kato K, Hirai K, Nishiyama K, et al. Neurochemical properties of ramelteon (TAK-375), a selective MT 1/MT2 receptor agonist. Neuropharmacology. 2005;48(2):301-10.

29. Hatta K, Kishi Y, Wada K, et al. Preventive effects of ramelteon on delirium: a randomized placebo-controlled trial. JAMA Psychiat. 2014;71(4):397-403.

30. Nishikimi M, Numaguchi A, Takahashi K, et al. Effect of administration of ramelteon, a mela-tonin receptor agonist, on the duration of stay in the ICU: a single-center randomized placebo- controlled trial. Crit Care Med. 2018;46(7):1099-105.

31. Jaiswal SJ, Vyas AD, Heisel AJ, et al. Ramelteon for prevention of postoperative delirium: a ran-domized controlled trial in patients undergoing elective pulmonary Thromboendarterectomy*. Crit Care Med. 2019;47(12):1751-8.

32. Sahinovic MM, Struys MMRF, Absalom AR. Clinical pharmacokinetics and pharmacodynam-ics of Propo-fol. Clin Pharmacokinet. 2018;57(12):1539-58.

33. Lancel M. Role of GABA(a) receptors in the regulation of sleep: initial sleep responses to peripherally ad-ministered modulators and agonists. Sleep. 1999;22(1):33-42.

34. Treggiari-Venzi M, Borgeat A, Fuchs-Buder T, et al. Overnight sedation with midazolam or propofol in the ICU: effects on sleep quality, anxiety and depression. Intensive Care Med. 1996;22:1186-90.

35. McLeod G, Wallis C, Dick J, Cox C, Patterson A, Colvin J. Use of 2% propofol to produce diurnal sedation in critically ill patients. Intensive Care Med. 1997;23(4):428-34.

36. Kondili E, Alexopoulou C, Xirouchaki N, Georgopoulos D. Effects of propofol on sleep qual-ity in mechan-ically ventilated critically ill patients: a physiological study. Intensive Care Med. 2012;38(10):1640-6.

37. Engelmann C, Wallenborn J, Olthoff D, Kaisers UX, Rüffert H. Propofol versus flunitrazepam for inducing and maintaining sleep in postoperative ICU patients. Indian J Crit Care Med. 2014;18(4):212-9.

38. Hamidi A, Roberts RJ, Weinhouse GL, et al. Characterization of nocturnal neuroactive medication use and related sleep documentation in critically ill adults. Crit Care Explor. 2021;3(3):e0367.

39. Huedo-Medina TB, Kirsch I, Middlemass J, Klonizakis M, Siriwardena AN. Effectiveness of non-benzo-diazepine hypnotics in treatment of adult insomnia: meta-analysis of data submitted to the Food and Drug Administration. BMJ. 2013;346(7889):1-13.

40. Yi X-Y, Ni S-F, Ghadami MR, et al. Trazodone for the treatment of insomnia: a meta-analysis of random-

ized placebo-controlled trials. Sleep Med. 2018;45:25-32.

41. Karsten J, Hagenauw LA, Kamphuis J, Lancel M. Low doses of mirtazapine or quetiapine for transient insomnia: a randomised, double-blind, cross-over, placebo-controlled trial. J Psychopharmacol. 2017;31(3):327-37.

42. Aslan S, Isik E, Cosar B. The effects of mirtazapine on sleep: a placebo controlled, double- blind study in young healthy volunteers. Sleep. 2002;25(6):677-9.

43. Hermes EDA, Sernyak M, Rosenheck R. Use of second-generation antipsychotic agents for sleep and sedation: a provider survey. Sleep. 2013;36(4):597-600.

44. Thompson W, Quay TAW, Rojas-Fernandez C, Farrell B, Bjerre LM. Atypical antipsychotics for insomnia: a systematic review. Sleep Med. 2016;22:13-7.

45. Hatta K, Kishi Y, Wada K, et al. Preventive effects of Suvorexant on delirium. J Clin Psychiatry. 2017;78(8):e970-9.

46. Janto K, Prichard RJ, Pusalavidyasagar S. An Update on Dual Orexin Receptor Antagonists and Their Potential Role in Insomnia Therapeutics. Journal of Clinical Sleep Medicine. 2018:14(08);1399-1408.

47. Masuyama T, Sanui M, Yoshida N, et al. Suvorexant is associated with a low incidence of delir-ium in critically ill patients: a retrospective cohort study. Psychogeriatrics. 2018;18(3):209-15.

48. Izuhara M, Izuhara HK, Tsuchie K, et al. Real-world preventive effects of Suvorexant in inten-sive care delirium: a retrospective cohort study. J Clin Psychiatry. 2020;81(6)

49. Bennett T, Bray D, Neville MW. Suvorexant, a dual orexin receptor antagonist for the manage-ment of insomnia. P T. 2014;39(4):264-6.

50. Eikermann M. Suvorexant and Sleep/Delirium in ICU Patients [Internet]. Clinicaltirals.gov. 2020 [cited 2021 Nov 19];Available from: https://clinicaltrials.gov/ct2/show/NCT04092894?t erm=suvorexant&cond=sleep+intensive+care&draw=2&rank=1

51. Chong Y, Fryer CD, Gu Q. Prescription sleep aid use among adults: United States, 2005-2010. NCHS Data Brief. 2013;127:1-8.

52. Barr J, Fraser GL, Puntillo K, et al. Clinical practice guidelines for the management of pain, agitation, and delirium in adult patients in the intensive care unit. Crit Care Med. 2013;41(1):263-306.

第13章 危重症儿童的睡眠

Mallory A. Perry and Sapna R. Kudchadkar

1 简介

在人类神经发育的重要阶段，危重症疾病可能严重干扰和影响婴儿、儿童和青少年的睡眠。除了急重症疾病本身，儿科重症监护病房（PICU）是一个独特的环境，进一步会导致危重症儿童睡眠结构紊乱。PICU 专门管理急慢性疾病的重症患儿。从几个方面来看，PICU 患者群体的异质性是显著的；事实上，PICU 是患者和诊断多样性最大的医院部门。除了诊断外，患者在年龄和发育水平、住院时间、基本功能状态、遗传和家庭影响方面的异质性使 PICU 患者群体具有独特性。儿童的睡眠需求不断变化，因此全面了解不同年龄段儿童的神经发育需求对于理解重症疾病和 PICU 入院对该环境中睡眠的影响以及睡眠紊乱对这一人群可能产生的长期影响至关重要。

在本章，我们将全面概述儿童睡眠发育和可能对睡眠产生负面影响的 PICU 特定因素。本章具体目标是深入概述以下内容：①发育中儿童睡眠的神经生物学考虑；②评估重症患儿睡眠的适当工具；③ PICU 和患者特定的睡眠质量风险因素；④为了促进睡眠恢复，减轻睡眠质量风险因素的潜在策略。

2 神经生物学考虑

要理解和评估儿童的睡眠，必须了解从婴幼儿期到青春期的睡眠的神经生物学和神经发育机制。在这一关键发育期间，睡眠随着神经系统的成熟而演变。儿童的睡眠觉醒模式会随着年龄的增长而发展和改变。最初，他们在子宫内依赖于母亲，并受环境因素的深刻影响。睡眠对于体内稳态至关重要，正常的睡眠觉醒模式对于重症疾病的康复至关重要，因为它对体温调节、炎症反应和免疫功能有影响。以下几节将概述从新生儿到青春期儿童的昼夜节律，包括在不同年龄和发育阶段促进和优化健康的睡眠需求建议。

2.1 昼夜节律

我们的昼夜节律（CR）是内源性驱动的、受外界影响的内在节律，约在 24 小时的周期内循环。正如在"危重症患者的睡眠特征第二部分"中所概述的那样，昼夜节律受到激素、神经、温度和已建立的日常规律的复杂相互作用的影响。值得注意的是，儿童整个生命周期的神经可塑性是儿科睡眠研究的一个重要标志。在 PICU 神经可塑性对昼夜节律以及临床医生和研究人员如何评估和管理睡眠具有重要意义。为了充分理解重症疾病对儿的昼夜节律和睡眠的影响，必须考虑所有发育阶段和正常的睡眠模式。

新生儿的昼夜节律在子宫内发育，并通过丘脑视交叉上核（SCN）的下丘脑调节来调控睡眠模式，起着中枢"时钟"的作用。SCN 是主要的昼夜节律调节器，通过来自眼睛的直接输入（包括光线）调节褪黑素的产生。新生儿出生时的昼夜节律系统发育不完全；他们的睡眠觉醒节律较弱，并且是从母亲在妊娠期间的睡眠觉醒模式继承而来的。早期的产后睡眠发育不仅受到母亲的睡眠觉醒模式的影响，还受到早期发育阶段的光照暴露的影响。产后，光线被视网膜检测到，并沿着视网膜下丘脑通路传递到 SCN。虽然新生儿在出生时具有昼夜节律的整体组成，但它仍然不完全成熟，并随着时间的推移逐渐发展。

昼夜节律的调节还有一个神经内分泌基础。内源性生物标志物褪黑素、皮质醇、体温、运动、血压、消化和连续睡眠都是昼夜节律的一部分。在产后发育的前两个月内，昼夜节律开始发生变化和发展。皮质醇和褪黑素的产生以及睡眠效率的提高约在 8 周龄时开始，随后在 11 周龄时出现体温节律和昼夜节律基因的发展。总体而言，昼夜节律在 3～6 月龄时变得更加一致。昼夜节律的早期发展突显了对环境刺激（如光线和声音）的重视，以及它们如何影响儿童的整体健康。特别是在重症疾病环境中，早期发展期间的昼夜循环照明对于促进康复至关重要。然而，需要注意的是，婴儿时期的低光照暴露可能与高光照暴露一样对长期健康有害。动物研究表明，婴儿期的低光照可能导致长期的心理行为问题，包括焦虑和回避行为，并会延续到成年期。该研究中的小鼠也出现了生长停滞，但在青春期最终正常化。这与一项在新生儿期间接受低光照暴露的婴儿的大型国际研究相吻合，该研究表明可能出现躁郁症的潜在发作。此外，小鼠在产后长时间接受光照暴露的实验显示，长期光照暴露对外周昼夜节律基因有长期影响，会影响成年期的心脏、肺和脾功能。动物研究表明，这种变化与血压、炎症反应和免疫反应的紊乱有关。

昼夜节律相关机制会对青春期和年轻成年期的睡眠产生影响。青春期睡眠剥夺问题普遍存在，50% 的美国青少年睡眠不足。青春期期间的激素变化可能会改变昼夜节律。青春期睡眠发展的时间受到外部因素 [如学校和（或）工作] 的影响，同时也受到内在生物因素（包括性别）的影响。虽然性腺性激素对整个青春期睡眠的影响被认为很重要，但其与睡眠之间的确切关联尚未确定。研究表明，在生物学上，女性青少年的睡眠时间比男性提前一年，与女性更早进入青春期有关。同样，青春期女性和男性之间的睡眠与次生性别发育之间存在相关性。这种早期的睡眠模式在不同文化和不同哺乳动物物种中均可观察到。了解性别相关和激素变化对儿童和青少年的睡眠模式和昼夜节律整体发展的影响至关重要。

2.2 睡眠建议

美国儿科学会（AAP）的指南提供了儿童所需的睡眠时间的建议，以促进最佳健康状况。表 13-1 概述了每个年龄段儿童推荐的睡眠时间，以最好地支持神经发育并促进康复。需要注意的是，AAP 并未针对 4 个月以下的新生儿提供建议，这是因为他们的睡眠模式（如频繁喂养）和睡眠时长存在较大的差异，而且在这个年龄段睡眠与健康结果之间的关联证据有限。但美国国家科学基金会建议 4 个月以下的儿童每天应该睡 14～17 小时。

表 13-1　每个年龄段儿童的建议睡眠时间

年龄	推荐睡眠小时数（每 24 小时）[a]
婴儿：4 ～ 12 个月	12 ～ 16
幼儿：1 ～ 2 岁	11 ～ 14
学龄前儿童：3 ～ 5 岁	10 ～ 13
小学生：6 ～ 12 岁	9 ～ 12
青少年：13 ～ 18 岁	8 ～ 10

a 包括每天的小睡

　　充足的睡眠已被证明对注意力、行为、学习 / 记忆、情绪调节、生活质量以及心理和身体健康有积极的改善作用。尽管睡眠对于优化重症监护恢复至关重要，但在 PICU 环境中，睡眠经常受到干扰：频繁的唤醒是常见的，睡眠时间也会减少。睡眠中断通常发生在高压力期间，如进行抢救和需要进行手术时。

3　睡眠评估

　　与重症成人类似（参见"日常睡眠评估与监测方法"），在 PICU 环境中评估和研究睡眠模式非常重要。然而，多个 PICU 特有的因素影响了在这种环境中对睡眠进行严格评估的能力，包括患者年龄、发育水平和疾病过程的异质性。下文提供了定量和定性的睡眠测量方法，供有兴趣研究重症患儿的睡眠模式、PICU 中的睡眠觉醒周期紊乱及其对健康影响的睡眠研究人员和 ICU 临床医生使用。

3.1　定量睡眠评估

3.1.1　脑电图（EEG）监测

　　多导睡眠监测（polysomnography）是睡眠评估的金标准，包括脑电图（EEG）、眼电图（EOG）和肌电图（EMG），然而在 PICU 中很少使用，因为这些设备对于需要其他侵入性设备的患者来说会带来挑战，而且导联容易脱落。然而，EEG 监测在 PICU 中被广泛用于评估脑功能和识别癫痫发作。儿科研究表明，EEG 睡眠慢波活动与突触密度的增加相关，而突触密度是神经发育的重要组成部分。虽然在不同年龄组的 PICU 中进行 EEG 睡眠监测是可行的，且可提供有关睡眠觉醒模式的见解，但 EEG 模式可能会受到重症疾病、谵妄状态以及使用镇静药物和神经肌肉阻滞剂的影响而产生困扰。这些变量可能使 EEG 解读变得困难。当用脑电图评估 PICU 的睡眠时，建议至少监测 24 小时，以便捕获所有的睡眠发作，包括午睡，以及睡眠觉醒模式的时间特征。Kudchadkar 等通过 EEG 比较危重症儿童和健康儿童的睡眠，发现危重症儿童没有表现出昼夜节律的睡眠组织，并表现出慢波睡眠活动减少——这是神经发育和人体稳态的重要组成部分。危重症儿童的快速眼动（REM）睡眠也减少，尽管 REM 在婴儿期和早期处于最高水平。

　　由于在镇静状态下很难区分正常睡眠和睡眠紊乱，因此通过 EEG 评估睡眠的方法在危重症患者中通常不切实际。PICU 中关于 EEG 使用的研究已经得出结论，接受连续阿片类和苯二氮䓬类药物输注的儿童睡眠与基线正常睡眠相比存在严重干扰，包括慢波活动的变异减少。近年来，PICU 中强调了目标导向的镇静方案，旨在减少过度镇静，促进睡眠结构，并减少谵妄发生（参见"ICU 常用药物对睡眠的影响"和"ICU 改善睡眠的最佳实践：第一部分"）。

3.1.2　体动仪

体动仪是通过监测运动变化来间接评估睡眠，在 PICU 中可以快速使用的一种易于获取的定量测量方法。与 EEG 相比，体动仪检测快速且简单，不需要专门的设备和技术人员。体动仪可以在几天内连续评估睡眠，而不会干扰每日的 ICU 护理。根据儿童的年龄和床旁团队的临床判断，体动仪可以放置在非受限制的手部和（或）足踝上，最好选择非主导侧。尽管多导睡眠监测是睡眠研究的金标准，但在 PICU 环境中，体动仪在临床上可能更有用。虽然体动仪在获取 PICU 的睡眠数据方面非常方便，但由于缺乏标准，其应用受到限制。非标准化设备、不一致的报告及缺乏参考标准使得在临床研究中很难比较结果。由于严重疾病的恶化、固定不动 / 卧床以及使用镇静和（或）神经肌肉阻滞剂等因素，体动仪可能会高估重症患儿的睡眠质量。

在健康的儿童中，活动主要集中在清醒的（白天）时间段，因此休息 - 活动周期通常用作评估儿童的睡眠觉醒周期的替代指标。白天活动比例估计（DARE）通过利用重症患儿的分钟级数据计算平均白天（08：00 ～ 20：00）活动与平均 24 小时（00：00 ～ 24：00）活动之间的比值来确认这一原则。DARE 方法易于获取和重复，可以比较和探索各种研究的结果。与传统的动态睡眠评估算法相比，它也不会高估觉醒 - 睡眠时间。Kudcadkar 等研究了体动仪和 DARE 分析在 PICU 中的适用性。结果显示，只有约一半（56%）的活动发生在预定的白天的时间段（08：00 ～ 20：00），证实了休息 - 活动周期缺乏整合性。这些研究结果与成人文献中的发现一致，成人住院日的休息 - 活动整合仅发生在 46.6% 的时间段内。在接受 DARE 分析的患者中，ICU 出院后的睡眠有改善的趋势。

3.1.3　褪黑素

褪黑素的分泌异常可能对重症患儿的睡眠产生负面影响。褪黑素主要通过其重要的抗氧化作用，调节细胞周期，促进神经保护、抗炎和整体免疫功能。褪黑素通过松果体内源性产生，源于 5- 羟色胺，这是一种负责稳定情绪和促进睡眠的神经递质激素。褪黑素的产生呈周期性变化，受内源性生物钟的驱动，主要受 24 小时内的光暗循环的影响。因此，褪黑素的分泌模式遵循昼夜变化的规律：褪黑素在夜间（即黑暗时）的分泌水平最高，在半夜达到峰值，而在清醒时（即光照期间）最低。

虽然有几项研究评估了 CR 背景下重症成人的褪黑素水平，但在 PICU 患儿中关于褪黑素水平的研究仍然有限。在正常情况下，儿童的褪黑素分泌始于晚上 21：00，并在凌晨 01：00 ～ 04：00 达到峰值。在 06：00 ～ 09：00 达到基线水平，遵循光暗循环模式。在子宫内，褪黑素会产生，但随着胎龄的增加而减少。出生后，血清褪黑素浓度在产后 4 ～ 12 周与 CR 发育相一致而上升。在整个童年时期，日常和总体褪黑素水平稳定，夜间血清褪黑素在 1 ～ 3 岁达到峰值。在重症疾病中，有几个因素可能对昼夜节律的褪黑素产生和分泌产生负面影响（见下文）。

3.2　定性睡眠评估

定性睡眠评估，包括患者和（或）其家属对儿童睡眠质量的评估，可以增强定量睡眠数据的结果。尽管在不同年龄组均有经过验证的睡眠质量评估量表可供使用，但对于镇静或出现谵妄的儿童来说，使用这些量表可能不可行。因此，可能需要使用替代评估工具。这些工具在评估基线睡眠和重症后睡眠时也非常有用，尤其是当儿童的强化治疗开始减弱时。

3.2.1　适合不同年龄的睡眠量表

在 PICU 实践中最常用的重症儿童睡眠评估量表的特点见表 13-2。选择使用的量表应与评估儿童的年龄和发育阶段相匹配。这些问卷也可以在 PICU 入院时使用，以描述儿童的基线睡眠习惯，用于临床和研究目的（如儿童睡眠习惯问卷、简明婴儿睡眠问卷）。相比之下，患者报告的结果测量信息系统（PROMIS）和 PedsQL 量表通常在 PICU 出院后的研究环境中使用。

表 13-2　适合重症儿童的睡眠评估量表

量表名称	年龄范围 / 项目	领域	语言
儿童睡眠习惯问卷（CSHQ）	家长报告 4 ～ 10 岁 （学龄期） 45 项	就寝阻力 入睡延迟 睡眠持续时间 睡眠焦虑 夜间醒来 睡眠异常行为 睡眠呼吸障碍 白天嗜睡	英语
患者报告的结果测量信息系统（PROMIS）	自我报告 8 ～ 17 岁 家长报告 5 ～ 17 岁 简式表格：4 项和 8 项	睡眠扰动 睡眠受损	英语
PedsQL 多维疲劳量表	自我报告 5 ～ 7 岁、8 ～ 12 岁和 13 ～ 18 岁 家长报告 2 ～ 4 岁（幼儿）、5 ～ 7 岁（幼儿） 和 8 ～ 18 岁（青少年）；18 项	总体疲劳 睡眠 / 休息疲劳 认知疲劳	英语
简明婴儿睡眠问卷（BISQ）	家长报告 0 ～ 29 个月 33 项	夜间睡眠持续时间 夜间醒来次数 入睡方式	英语 中文 尼泊尔语 葡萄牙语 土耳其语 西班牙语
儿童睡眠习惯问卷（CHSQ）	家长报告 4 ～ 10 岁 35 项	就寝抵抗 入睡延迟 睡眠持续时间 睡眠焦虑 夜间醒来 睡眠障碍行为 睡眠呼吸紊乱 白天嗜睡	英语 中文 荷兰语 希伯来语 葡萄牙语 西班牙语

量表名称	年龄范围 / 项目	领域	语言
儿科睡眠问卷（PSQ）	家长报告 2～18 岁 22 个项目	瞌睡 打鼾 注意力 / 多动性	英语 葡萄牙语 中文 西班牙语 土耳其语 马来语
塔赛德儿童睡眠问卷（TCSQ）	家长报告 1～5 岁 10 个项目	孩子刚入睡时的适应情况 夜间打扰 早晨唤醒	英语

3.2.2　睡眠日记

尽管脑电图和运动监测可以提供关于睡眠时长的定量数据，但睡眠质量最好通过定性评估来衡量。定量收集的睡眠数据可以与睡眠日记中的定性睡眠数据相互补充。与睡眠评估量表类似，睡眠日记可能在重症监护结束后，儿童从其严重危及生命的疾病中恢复后使用最佳。父母可以作为监护人，将孩子的基线睡眠习惯与重症监护期间和康复后观察到的睡眠习惯进行比较。睡眠日记提供了对儿童睡眠觉醒模式的长期、全面的评估。

在健康的儿童和婴儿中，睡眠日记已被用于评估睡眠觉醒模式。一项对健康婴儿的研究注意到睡眠日记和运动监测之间存在差异，这可能表明运动监测在评估运动方面有用，但在评估睡眠模式方面可能不太准确。儿科睡眠研究人员和临床医生得出结论，主观睡眠日记和运动监测可以相互补充，用于估计睡眠的开始、结束和持续时间，但可能无法准确评估夜间觉醒。

PICU 患者的睡眠可能在出院后仍然存在碎片化。尽管在 PICU 后期恢复了睡眠模式，如睡眠问卷和量表的改善所示，但 PICU 康复的孩子的父母通常仍然感觉到孩子在出院后的睡眠存在碎片化。

4　睡眠质量不佳的风险因素

PICU 的环境及其中提供的治疗，再加上儿童的重症疾病，对睡眠质量和整体昼夜节律构成了独特的威胁。与成人类似（如"ICU 睡眠中断的风险因素"一章中所述），PICU 的环境可能对健康睡眠造成压力和不利影响。图 13-1 概述了 PICU 特定的睡眠质量不佳和昼夜节律紊乱的风险因素。其中许多因素与成人 ICU 中的情况相似。

4.1　医疗状况

在 PICU 中，重症疾病本身对睡眠构成威胁。动物研究表明，导致器官功能障碍和（或）衰竭的疾病条件会增加睡眠结构恶化的风险，特别是败血症，它会导致全身过度炎症反应并常伴有多器官功能衰竭，与儿童的睡眠紊乱密切相关。关于败血症和褪黑素水平的成人研究发现，败血症会对褪黑素的分泌产生负面影响，从而干扰昼夜节律。对于探究败血症和褪黑素浓度的 PICU 专用研究有限。Bagci 等进行的一项研究评估了小规模队列

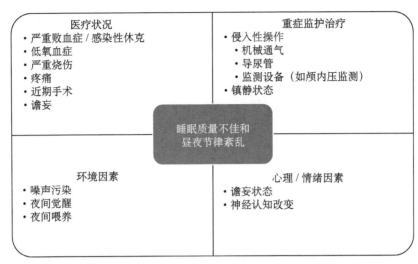

图 13-1　PICU 特定的睡眠质量不佳和昼夜节律紊乱的风险因素

（n=40）中患有和未患有败血症的危重症儿童的昼夜节律相关结果，发现败血症对夜间褪黑素血清浓度没有影响。褪黑素具有抗炎和抗氧化等免疫相关特性，并被认为是一种潜在的败血症治疗方法，因为它在成人和新生儿中具有保护作用。除了败血症，缺氧也可能扰乱昼夜节律和整体睡眠。缺氧与睡眠碎片化和不适感相关，也可能影响人群的睡眠结构。

4.2　共同使用的治疗方法

虽然几乎所有的 ICU 干预措施都有可能对 PICU 环境中的睡眠和昼夜节律产生负面影响，但机械通气（包括有创和无创通气）尤其容易干扰睡眠，尽管这种关系很复杂（参见"机械通气与睡眠"）。一些儿童无法表达自己的需求，也无法理解干预措施的原因，因此可能需要使用镇静剂。虽然镇静剂和抗焦虑药物通常是确保安全和促进康复所必需的，但不同的镇静剂对睡眠结构的影响有所不同（参见"ICU 常用药物对睡眠的影响"）。最常用的是阿片类药物、苯二氮䓬类药物、氯胺酮、巴比妥类药物和 α_2 受体激动剂（如可乐定和右美托咪定）。此外，神经肌肉阻滞剂可用于促进呼吸机同步，这可能会进一步增加睡眠评估和恢复的复杂性。包括 RESTORE（呼吸衰竭镇静调整的随机评估）试验和 SANDWICH（儿童镇静和断奶）试验在内的 PICU 专用研究调查了规范化镇静对机械通气结果的影响。虽然这两项研究的主要终点不是睡眠，但它们证实了需要机械通气的儿童可以在较为清醒的状态下以较少的镇静剂进行安全管理。与成人一样，建议减少苯二氮䓬类药物的使用，因为已知它们会加重不良睡眠结构，增加 ICU 谵妄的发生。

其他与护理相关的因素，可能会影响昼夜节律和睡眠，包括持续肠内喂养、患者护理活动和约束措施。在儿科环境中，对营养的最佳输送方式（如持续输注还是间歇给药；12 小时还是 24 小时）存在模糊性，尽管已经证明喂食的时间和持续时间会影响成人的昼夜节律（参见"ICU 改善睡眠的最佳实践：第一部分"）。为了保护 ICU 中的睡眠，模仿儿童在进入 ICU 之前的常规是至关重要的。虽然新生儿和婴儿可能在夜间进食，但幼儿、学龄儿童和青少年通常不会。间歇喂食与日常生理上保持一致，为儿童提供了自由活动和参与康复疗法的机会。这是至关重要的，因为早期康复可以最小化不良的 ICU 后果，包括谵妄、

ICU 获得性肌无力、肌肉萎缩和 ICU 停留时间延长，同时改善功能性结果。然而，点流行率研究表明，总体上，危重症儿童早期运动的实践不一致，这说明需要更加标准化的计划来通过运动促进康复。

除了活动能力和营养之外，患者护理活动中的睡眠觉醒模式的干扰也对昼夜节律和睡眠有害。因此，应尽可能在夜间集中进行护理，并且与营养一样，应与儿童在进入 ICU 之前的常规活动同步（如每日睡眠需求、午睡时间的安排）。所有实际操作的护理都应参照他们的常规，以提供神经发育适宜的护理和恢复性治疗。

4.3　环境因素

鉴于昼夜光周期对昼夜节律的神经生物学影响，白天接触阳光减少，夜间人工照明延长都是昼夜节律失调的风险因素。此外，声音也起着至关重要的作用。噪声污染会对康复造成严重影响，早在 19 世纪就已被人们认识到。为了应对噪声对康复疗效的负面影响，世界卫生组织（WHO）针对不同行业制定了有关噪声水平的指导方针。特别是在医院中，WHO 建议整体平均噪声水平不应超过 35dB，夜间最大不应超过 40dB。针对 PICU，一项多中心研究调查了 PICU 的光照和声音水平。结果表明，总体上，PICU 不利于睡眠。平均噪声水平始终超过 45dB，各地点的峰值超过 85dB。

4.4　心理 / 情绪因素

对于儿童来说，入住 ICU 通常是令人恐惧的，因为他们往往无法充分表达自己的恐惧和担忧。在一些研究中，观察到被严重烧伤的儿童入住 PICU 时睡眠不佳，与恐惧和焦虑密切相关。值得注意的是，这种心理困扰可能在伤后数月及 PICU 出院后仍持续存在。尽管严重烧伤儿童 PICU 和出院后的心理困扰最为严重，但在所有重症患儿中都应予以考虑。如果孩子目睹了家人因其住院而产生的焦虑和压力，他们的压力可能会增加。家人不在床边可能会增加患者的压力。

5　睡眠恢复与促进

与成人相比，重症患儿的睡眠改善面临着独特的挑战。儿童的年龄和发育阶段的差异较大，这使得制订和执行睡眠促进方案变得困难。与重症成人使用的类似策略（参见"ICU 改善睡眠的最佳实践：第一部分"和"ICU 改善睡眠的最佳实践：第二部分"）可以在 PICU 中使用，只要它们适应年龄和基本身体功能。PICU 解脱捆绑方案是一个跨学科的合作努力，旨在减轻过度和长时间的镇静、固定不动、睡眠紊乱和谵妄的有害影响。虽然 ICU 解脱捆绑方案专注于 5 个不同的要素，但每个要素都可以适当地作出调整以适应 PICU 环境。根据美国重症监护医学会推荐，ICU 解脱捆绑方案的要素包括：

A：评估、管理和治疗疼痛

B：促进自主苏醒和呼吸试验

C：选择镇静和镇痛方法

D：谵妄的评估、管理和治疗

E：早期活动和运动

F：家庭参与和授权

　　遵循 ICU 解脱捆绑方案可以合理地期望通过强制执行良好的睡眠卫生、减轻压力和最小化医源性伤害来改善睡眠。

　　对于模拟儿童在家睡眠模式，进行全面的 PICU 基线睡眠评估至关重要，考虑到目前缺乏严格的数据支持在重症患儿中使用褪黑素、抗精神病药物和抗抑郁药物等药物性睡眠改善策略，应优先考虑非药物治疗方法。表 13-3 概述了药物和非药物两种睡眠恢复方法，通过这些方法可以在高危 PICU 患者群体中优化睡眠，促进睡眠昼夜节律和整体康复。

表 13-3　药物和非药物睡眠恢复疗法

药物治疗
· 镇静剂的选择
– 尽量减少将苯二氮草类药物作为一线药物使用
· 催眠药
– 褪黑素
非药物治疗
· 环境干预
– 耳塞
– 耳机
– 白噪声
– 音乐
– 减少噪声／警报声
– 控制白天／黑夜的光照循环
· 行为干预
– 皮肤接触
– 引导性意象
· 物理疗法
– 早期渐进性活动
· 辅助疗法
– 按摩
– 针灸
– 芳香疗法
– 适宜的瑜伽

6　结论

　　PICU 的环境以及儿童和青少年在发育过程中的变化可能导致重症患儿睡眠紊乱和生物钟失调。睡眠研究人员和临床医生了解儿童睡眠和睡眠需求的神经生物学考虑因素，以及这些需求在整个生命周期中的变化，是至关重要的。使用与年龄和发育相适应的睡眠评估工具是必要的，它不仅可以量化睡眠，还可以定性评估睡眠及其对患儿在 PICU 住院期间及之后的整体功能的影响。定量评估（如褪黑素、活动量测定、脑电图）和定性评估（如睡眠日记）的实施可以为研究人员和临床医生提供互补信息，以全面了解患儿的睡眠和生物钟。考虑到 PICU 的环境通常不利于保持生物钟和（或）临床前睡眠模式，临床医生必须意识到可能导致患儿睡眠功能障碍和（或）生物钟失调的环境、内在和疾病特异性因素。一旦确定这些因素，采取适当的措施并通过多模式方法（包括药物和非药物互补疗法）来维持和（或）恢复生物钟和睡眠以促进康复是必要的。

（译者　何沁泽）

参 考 文 献

1. Berger J, Zaidi M, Halferty I, et al. Sleep in the hospitalized child: a contemporary review. Chest. 2021;160(3):1064-74.

2. Kudchadkar SR, Aljohani OA, Punjabi NM. Sleep of critically ill children in the pediatric intensive care unit: a systematic review. Sleep Med Rev. 2014;18(2):103-10.

3. Kudchadkar SR, Yaster M, Punjabi NM. Sedation, sleep promotion, and delirium screening practices in the care of mechanically ventilated children: a wake-up call for the pediatric criti-cal care community*. Crit Care Med. 2014;42(7):1592-600.

4. Herrup EA, Wieczorek B, Kudchadkar SR. Feasibility and perceptions of PICU diaries*. Pediatr Crit Care Med. 2019;20(2):e83-90.

5. Curcio G, Ferrara M, De Gennaro L. Sleep loss, learning capacity and academic performance. Sleep Med Rev. 2006;10(5):323-37.

6. Kudchadkar SR, Aljohani O, Johns J, et al. Day-night activity in hospitalized children after major surgery: an analysis of 2271 hospital days. J Pediatr. 2019;209:190-197.e191.

7. NIGMS. Circadian Rhythms. 2021 [cited August 2, 2021] Available from: https://www.nigms. nih.gov/educa-tion/fact- sheets/Pages/circadian- rhythms.aspx

8. Moore RY. Suprachiasmatic nucleus in sleep-wake regulation. Sleep Med. 2007;8(Suppl 3):27-33.

9. Rivkees SA. The development of circadian rhythms: from animals to humans. Sleep Med Clin. 2007;2(3):331-41.

10. Brooks E, Canal MM. Development of circadian rhythms: role of postnatal light environment. Neurosci Biobehav Rev. 2013;37(4):551-60.

11. Yates J. Perspective: the long-term effects of light exposure on establishment of newborn cir-cadian rhythm. J Clin Sleep Med. 2018;14(10):1829-30.

12. Joseph D, Chong NW, Shanks ME, et al. Getting rhythm: how do babies do it? Arch Dis Child Fetal Neona-tal Ed. 2015;100(1):F50-4.

13. Perry M, Dawkins-Henry O, Awojoodu R, et al. Study protocol for a two-center test of a nurse- implement-ed chronotherapeutic restoring bundle in critically ill children: Restore Resilience (R 2). Contemporary Clinical Trials. 2021;A19;23:100840.

14. Borniger JC, McHenry ZD, Abi Salloum BA, et al. Exposure to dim light at night during early development increases adult anxiety-like responses. Physiol Behav. 2014;133:99-106.

15. Bauer M, Glenn T, Alda M, et al. Influence of light exposure during early life on the age of onset of bipolar disorder. J Psychiatr Res. 2015;64:1-8.

16. Brooks E, Patel D, Canal MM. Programming of mice circadian photic responses by postnatal light environ-ment. PLoS One. 2014;9(5):e97160.

17. Hagenauer MH, Perryman JI, Lee TM, et al. Adolescent changes in the homeostatic and circa-dian regula-tion of sleep. Dev Neurosci. 2009;31(4):276-84.

18. Carskadon MA, Vieira C, Acebo C. Association between puberty and delayed phase prefer-ence. Sleep. 1993;16(3):258-62.

19. Carskadon MA, Acebo C, Richardson GS, et al. An approach to studying circadian rhythms of adolescent humans. J Biol Rhythm. 1997;12(3):278-89.

20. Carskadon M. Maturation of processes regulating sleep in adolescents. In: Marcus C, Carroll J, Donnelly D, Loughlin G, editors. Sleep in Children: Developmental Changes in Sleep Patterns. 2nd ed. Informa Healthcare; 2008. p. 95-109.

21. Paruthi S, Brooks LJ, D'Ambrosio C, et al. Recommended amount of sleep for pediatric popu-lations: a consensus statement of the American Academy of sleep medicine. J Clin Sleep Med. 2016;12(6):785-6.

22. Hirshkowitz M, Whiton K, Albert SM, et al. National Sleep Foundation's sleep time duration recommenda-tions: methodology and results summary. Sleep Health. 2015;1(1):40-3.

23. Tarokh L, Van Reen E, LeBourgeois M, et al. Sleep EEG provides evidence that cortical changes persist into late adolescence. Sleep. 2011;34(10):1385-93.

24. Feinberg I, Campbell IG. Sleep EEG changes during adolescence: an index of a fundamental brain reorgani-zation. Brain Cogn. 2010;72(1):56-65.

25. Kurth S, Jenni OG, Riedner BA, et al. Characteristics of sleep slow waves in children and adolescents. Sleep. 2010;33(4):475-80.

26. Watson PL, Pandharipande P, Gehlbach BK, et al. Atypical sleep in ventilated patients: empiri-cal electroencephalography findings and the path toward revised ICU sleep scoring criteria. Crit Care Med. 2013;41(8):1958-67.

27. Kudchadkar SR, Yaster M, Punjabi AN, et al. Temporal characteristics of the sleep EEG power Spectrum in critically ill children. Journal of clinical sleep medicine: JCSM: official publica-tion of the American Academy of Sleep Medicine. 2015;11(12):1449-54.

28. El Shakankiry HM. Sleep physiology and sleep disorders in childhood. Nat Sci Sleep. 2011;3:101-14.

29. Calandriello A, Tylka JC, Patwari PP. Sleep and delirium in pediatric critical illness: what is the relation-ship? Med Sci (Basel). 2018;6(4)

30. Blackwood B, Tume LN, Morris KP, et al. Effect of a sedation and ventilator liberation pro-tocol vs usual care on duration of invasive mechanical ventilation in pediatric intensive care units: a randomized clinical trial. JAMA. 2021;326(5):401-10.

31. Curley MAQ, Wypij D, Watson RS, et al. Protocolized sedation vs usual care in pediatric patients mechani-cally ventilated for acute respiratory failure: a randomized clinical trial. JAMA. 2015;313(4):379-89.

32. Duclos C, Dumont M, Blais H, et al. Rest-activity cycle disturbances in the acute phase of moderate to se-vere traumatic brain injury. Neurorehabil Neural Repair. 2014;28(5):472-82.

33. Foster JR. Melatonin in critically ill children. J Pediatr Intensive Care. 2016;5(4):172-81.

34. Marseglia L, Aversa S, Barberi I, et al. High endogenous melatonin levels in critically ill chil-dren: a pilot study. J Pediatr. 2013;162(2):357-60.

35. Reiter RJ, Paredes SD, Manchester LC, et al. Reducing oxidative/nitrosative stress: a newly-discovered genre for melatonin. Crit Rev Biochem Mol Biol. 2009;44(4):175-200.

36. Pisani MA, Friese RS, Gehlbach BK, et al. Sleep in the intensive care unit. Am J Respir Crit Care Med. 2015;191(7):731-8.

37. Shilo L, Dagan Y, Smorjik Y, et al. Patients in the intensive care unit suffer from severe lack of sleep asso-ciated with loss of normal melatonin secretion pattern. Am J Med Sci. 1999;317(5):278-81.

38. Frisk U, Olsson J, Nylén P, et al. Low melatonin excretion during mechanical ventilation in the intensive care unit. Clin Sci (Lond). 2004;107(1):47-53.

39. Olofsson K, Alling C, Lundberg D, et al. Abolished circadian rhythm of melatonin secre-tion in sedated and artificially ventilated intensive care patients. Acta Anaesthesiol Scand. 2004;48(6):679-84.

40. Mistraletti G, Sabbatini G, Taverna M, et al. Pharmacokinetics of orally administered melato-nin in critical-ly ill patients. J Pineal Res. 2010;48(2):142-7.

41. Commentz JC, Henke A, Dammann O, et al. Decreasing melatonin and 6-hydroxymelatonin sulfate ex-cretion with advancing gestational age in preterm and term newborn male infants. Eur J Endocrinol. 1996;135(2):184-7.

42. Owens JA, Spirito A, McGuinn M. The Children's Sleep Habits Questionnaire (CSHQ): psychometric properties of a survey instrument for school-aged children. Sleep. 2000 Dec 15;23(8):1043-51. PMID: 11145319.

43. Forrest CB, Meltzer LJ, Marcus CL, de la Motte A, Kratchman A, Buysse DJ, Pilkonis PA, Becker BD, Bevans KB. Development and validation of the PROMIS pediatric sleep disturbance and sleep-related im-pairment item banks. Sleep. 2018;41(6):zsy054. https://doi. org/10.1093/sleep/zsy054.

44. Varni JW, Limbers CA, Bryant WP, Wilson DP. The PedsQL multidimensional fatigue scale in pe-diatric obesity: feasibility, reliability and validity. Int J Pediatr Obes. 2010;5(1):34-42. https://doi. org/10.3109/17477160903111706.

45. Sadeh A. A brief screening questionnaire for infant sleep problems: validation and find-ings for an Internet sample. Pediatrics. 2004 Jun;113(6):e570-7. https://doi.org/10.1542/peds.113.6.e570. PMID: 15173539.

46. Owens JA, Spirito A, McGuinn M. The children's sleep habits questionnaire (CSHQ): psy-chometric prop-erties of a survey instrument for school-aged children. Sleep. 2000, Dec 15;23(8):1043-51.

47. Chervin RD, Hedger K, Dillon JE, Pituch KJ. Pediatric sleep questionnaire (PSQ): validity and reliability of scales for sleep-disordered breathing, snoring, sleepiness, and behavioral problems. Sleep Med. 2000 Feb 1;1(1):21-32.

48. McGreavey JA, Donnan PT, Pagliari HC, Sullivan FM. The Tayside Children's sleep question-naire: a sim-ple tool to evaluate sleep problems in young children. Child Care Health Dev. 2005;31(5):539-44.

49. Hall WA, Liva S, Moynihan M, et al. A comparison of actigraphy and sleep diaries for infants' sleep behav-ior. Front Psych. 2015;6:19.

50. Werner H, Molinari L, Guyer C, et al. Agreement rates between actigraphy, diary, and ques-tionnaire for children's sleep patterns. Arch Pediatr Adolesc Med. 2008;162(4):350-8.

51. Corser N. Sleep of 1- and 2-year-old children in intensive care. Issues Compr Pediatr Nurs. 2009;19:17-31.

52. Pollack MM, Holubkov R, Funai T, et al. Pediatric intensive care outcomes: development of new morbidi-ties during pediatric critical care. Pediatr Crit Care Med. 2014;15(9):821-7.

53. Telias I, Wilcox ME. Sleep and circadian rhythm in critical illness. Crit Care. 2019;23(1):82.

54. Baracchi F, Ingiosi AM, Raymond RM, et al. Sepsis-induced alterations in sleep of rats. Am J Physiol Regul Integr Comp Physiol. 2011;301(5):R1467-78.

55. Shankar-Hari M, Phillips GS, Levy ML, et al. Developing a new definition and assessing new clinical crite-ria for septic shock: for the third international consensus definitions for sepsis and septic shock (Sepsis-3). JAMA. 2016;315(8):775-87.

56. Seymour CW, Liu VX, Iwashyna TJ, et al. Assessment of clinical criteria for sepsis: for the third interna-tional consensus definitions for sepsis and septic shock (Sepsis-3). JAMA. 2016;315(8):762-74.

57. Singer M. The new sepsis consensus definitions (Sepsis-3): the good, the not-so-bad, and the actual-ly-quite-pretty. Intensive Care Med. 2016;42(12):2027-9.

58. Weiss SL, Peters MJ, Alhazzani W, et al. Surviving sepsis campaign international guidelines for the Man-agement of Septic Shock and Sepsis-Associated Organ Dysfunction in children. Pediatr Crit Care Med. 2020;21(2):e52-e106.

59. Sertaridou EN, Chouvarda IG, Arvanitidis KI, et al. Melatonin and cortisol exhibit different circadian rhythm profiles during septic shock depending on timing of onset: a prospective observational study. Ann

Intensive Care. 2018;8(1):118.

60. Bagci S, Horoz Ö, Yildizdas D, et al. Melatonin status in pediatric intensive care patients with sepsis. Pediatr Crit Care Med. 2012;13(2):e120-3.

61. Haimovich B, Calvano J, Haimovich AD, et al. In vivo endotoxin synchronizes and suppresses clock gene expression in human peripheral blood leukocytes. Crit Care Med. 2010;38(3):751-8.

62. Mundigler G, Delle-Karth G, Koreny M, et al. Impaired circadian rhythm of melatonin secre-tion in sedated critically ill patients with severe sepsis. Crit Care Med. 2002;30(3):536-40.

63. Li CX, Liang DD, Xie GH, et al. Altered melatonin secretion and circadian gene expression with increased proinflammatory cytokine expression in early-stage sepsis patients. Mol Med Rep. 2013;7(4):1117-22.

64. Gitto E, Karbownik M, Reiter RJ, et al. Effects of melatonin treatment in septic newborns. Pediatr Res. 2001;50(6):756-60.

65. Henderson R, Kim S, Lee E. Use of melatonin as adjunctive therapy in neonatal sepsis: a sys-tematic review and meta-analysis. Complement Ther Med. 2018;39:131-6.

66. Galley HF, Lowes DA, Allen L, et al. Melatonin as a potential therapy for sepsis: a phase I dose escalation study and an ex vivo whole blood model under conditions of sepsis. J Pineal Res. 2014;56(4):427-38.

67. Mortola JP. Hypoxia and circadian patterns. Respir Physiol Neurobiol. 2007;158(2-3):274-9.

68. Ozsancak A, D'Ambrosio C, Garpestad E, et al. Sleep and mechanical ventilation. Crit Care Clin. 2008;24(3):517-31.

69. Parthasarathy S, Tobin MJ. Effect of ventilator mode on sleep quality in critically ill patients. Am J Respir Crit Care Med. 2002;166(11):1423-9.

70. Parthasarathy S. Sleep during mechanical ventilation. Curr Opin Pulm Med. 2004;10(6):489-94.

71. Al-Samsam RH, Cullen P. Sleep and adverse environmental factors in sedated mechanically ventilated pediatric intensive care patients. Pediatr Crit Care Med. 2005;6(5):562-7.

72. Carno MA, Connolly HV. Sleep and sedation in the pediatric intensive care unit. Crit Care Nurs Clin North Am. 2005;17(3):239-44.

73. Carno MA, Hoffman LA, Henker R, et al. Sleep monitoring in children during neuromus-cular blockade in the pediatric intensive care unit: a pilot study. Pediatr Crit Care Med. 2004;5(3):224-9.

74. Johnson KL, Cheung RB, Johnson SB, et al. Therapeutic paralysis of critically ill trauma patients: percep-tions of patients and their family members. Am J Crit Care. 1999;8(1):490-8.

75. Barnes SS, Kudchadkar SR. Sedative choice and ventilator-associated patient outcomes: don't sleep on de-lirium. Ann Transl Med. 2016;4(2):34.

76. Ista E, Scholefield BR, Manning JC, et al. Mobilization practices in critically ill children: a European point prevalence study (EU PARK-PICU). Crit Care. 2020;24(1):368.

77. Ichimaru S, Amagai T. Intermittent and bolus methods of feeding in critical care. In; 2014. pp 1-17.

78. Walsh CJ, Batt J, Herridge MS, et al. Muscle wasting and early mobilization in acute respira-tory distress syndrome. Clin Chest Med. 2014;35(4):811-26.

79. Needham DM, Korupolu R, Zanni JM, et al. Early physical medicine and rehabilitation for patients with acute respiratory failure: a quality improvement project. Arch Phys Med Rehabil. 2010;91(4):536-42.

80. Kudchadkar SR, Nelliot A, Awojoodu R, et al. Physical rehabilitation in critically ill children: a multicenter point prevalence study in the United States. Crit Care Med. 2020;48(5):634-44.

81. Nightingale F. Notes on nursing: what it is, and what it is not. London: Harrison; 1860.

82. Berglund B, Lindvall T, Schwela DH. Guidelines for community noise. In ed. Geneva, Switzerland: World Health Organization; 1999.

83. Darbyshire JL, Young JD. An investigation of sound levels on intensive care units with refer-ence to the WHO guidelines. Crit Care. 2013;17(5):R187.

84. Cureton-Lane RA, Fontaine DK. Sleep in the pediatric ICU: an empirical investigation. Am J Crit Care. 1997;6(1):56-63.

85. Stoddard FJ, Ronfeldt H, Kagan J, et al. Young burned children: the course of acute stress and physiological and behavioral responses. Am J Psychiatry. 2006;163(6):1084-90.

86. Choong K, Abu-Sultaneh S. Applying the ICU Liberation Bundle to Critically Ill Children. 2020 [cited 2021 August 11, 2021] Available from: https://www.sccm.org/Communications/Critical- Connections/Ar-chives/2020/Applying- the- ICU- Liberation- Bundle- to- Critically- I

87. Marra A, Ely EW, Pandharipande PP, et al. The ABCDEF bundle in critical care. Crit Care Clin. 2017;33(2):225-43.

88. Ely EW. The ABCDEF bundle: science and philosophy of how ICU liberation serves patients and families. Crit Care Med. 2017;45(2):321-30.

89. SCCM. [cited Available from: https://www.sccm.org/Clinical- Resources/ICULiberation- Home/ABCDEF-Bundles

90. Wieczorek B, Ascenzi J, Kim Y, et al. PICU up!: impact of a quality improvement inter-vention to promote early mobilization in critically ill children. Pediatr Crit Care Med. 2016;17(12):e559-66.

第**14**章　危重症中的睡眠：未来方向

Melissa P. Knauert and Sairam Parthasarathy

1　引言

睡眠对人类的健康至关重要。这已在急性、亚急性和慢性睡眠剥夺与限制模型中得到证实。即使是短期睡眠不足，也会影响认知、警觉性、情绪、血糖控制、心血管健康、免疫系统功能和呼吸生理（参见"睡眠中断的生物学效应"）。此外，慢性或习惯性的睡眠时间缩短和睡眠质量差与发病率和死亡率的增加相关，并对全球健康构成威胁。

这场危机已经蔓延到医院和重症监护病房（ICU），但影响尚未被证实。迄今为止，已经证明 ICU 患者有较高的睡眠异常特征：睡眠时间短、分散、不合时宜和患者自认为睡眠质量差（参见"危重症患者的睡眠特征：第一部分"）。除了睡眠不良的生理后果外，即使在住院结束后它也是患者主要的抱怨和痛苦来源。在 ICU，严重的睡眠中断往往伴随着异常的昼夜节律排列和振幅。当睡眠与夜间生物睡眠（即昼夜节律）一致时，睡眠持续时间最长，质量最高。ICU 患者的睡眠或昼夜节律失调将严重恶化其睡眠。随着中央时钟、外周时钟和人类行为变得不同步，昼夜节律失调会对全身产生额外的后果，这种情况被称为内部不同步（参见"危重症患者的睡眠特征：第二部分"）。内部不同步在非 ICU 人群中的后果才刚刚开始被理解。

ICU 睡眠中断可能是一种复杂的多领域综合征，可在危重疾病和恢复的轨迹中发生变化，包括睡眠时间、时机、结构、片段化、患者感知，还包括昼夜节律，昼夜节律排列和振幅都具有潜在的重要性。此外，目前公认的 ICU 患者的睡眠紊乱受广泛的异质因素的影响，如患者睡眠史、不适、焦虑、疾病的严重程度、疾病类型、药物和环境条件。上述易感性可能取决于各种因素，如年龄、性别、种族和民族（参见"ICU 睡眠中断的风险因素"）。目前尚不清楚这些关键的生物学变量如何影响 ICU 睡眠中断，以及 ICU 睡眠中断在不同亚群中的差异。

人们对调查和利用 ICU 睡眠来改善患者预后的兴趣日益浓厚，但在这个领域中仍存在许多未解的问题（参见"睡眠中断与 ICU 预后的关系"和"长期预后：危重症幸存者的睡眠"）。尽管被美国重症医学会的 2018 SCCM 临床实践指南：ICU 成年患者疼痛、躁动 / 镇静、谵妄、约束及睡眠中断的预防和管理（PADIS）推荐，但目前的关键未解问题阻止了 ICU 睡眠促进干预措施在 ICU 中的广泛使用。小型研究和异质性研究元素（即不同的患者群体、睡眠措施、干预类型等）限制了迄今为止证据的质量，并使荟萃分析具有挑战性。然而，睡眠测量技术的进步和不断发展的跨专业、多站点协作可能有助于克服这些方法学上的挑战，并加强使用这些草案的证据支持。在此，我们将讨论 ICU 睡眠中断的方法、措施、危险因素、干预措施和结局的未来发展方向，虽然很多讨论都集中在研究方面的差距上，但解决这些差距旨在直接床旁实施睡眠促进策略，从而使 ICU 患者受益。

2   ICU 睡眠测量方法

ICU 测量睡眠和昼夜节律的方法学上的挑战严重阻碍了对这一领域的科学理解。这些障碍包括监测的持续时间和强度延长、需要专家及工作人员应用与维护设备并解释数据、成本高、患者负担重和耐受性差。这些局限性导致了小样本量研究，以及可能导致从 ICU 疾病发病前到恢复后几周到几个月演变过程的短测量窗口。

2.1   客观睡眠测量

如前所述，ICU 患者的 PSG 监测结果可提供丰富的信息，但会消耗大量资源。此外，传统的脑电图评分规则在这一人群中是不可靠的，虽然已经提出了替代规则，但这些评分方法并不普遍一致，将它们应用于 ICU 患者需要重要的专业知识（参见"日常睡眠评估与监测方法"）。这些评分挑战进一步加剧了 PSG 的资源问题。事实上，描述 ICU 睡眠中断的完整轨迹是至关重要的。因此，可行和可接受的纵向监测是下一步推进 ICU 睡眠中断调查的关键。

自动脑电图算法已被研究作为一种缓解 PSG 相关挑战的策略。虽然具有可行性和熟悉性，但双频谱指数不能提供详细的睡眠结构数据，因此其效用是有限的。然而，自动化、实时算法的概念是重要的，替代性脑电图算法如频谱功率和概率乘积已经在少数 ICU 患者中开展了研究。这些技术很有前途，并可能为研究和临床工作人员提供一种严格、可行和可被患者接受的客观方法来评估患者的睡眠。这些算法的自动化、实时特性将提高研究质量，使我们更接近由 ICU 提供者而不是睡眠专家对睡眠的纵向临床监测。这在研究和临床测量需求之间建立了一个重要的桥梁，从而允许睡眠监测和睡眠促进工作得以广泛实施。未来，在 ICU 中监测睡眠可能成为护理的一部分，允许临床医生在发现睡眠中断时做出实时反应。

2.2   患者睡眠感知的测量

除了客观的睡眠测量数据之外，使用经过验证的理查兹 - 坎贝尔睡眠问卷（RCSQ）评估患者的睡眠感知也是研究 ICU 睡眠中断的一个重要的领域。然而，由于意识（如镇静）、认知（如谵妄）和沟通（如插管）的限制，许多危重成人无法参与睡眠问卷，因此我们无法可靠地收集许多 ICU 患者的主观睡眠测量数据。然而，如果我们将 ICU 睡眠中断重新定义为一种纵向综合征，这种低风险、低成本、易于实施的睡眠测量可能有助于跟踪疾病恢复期间或能够沟通的患者的睡眠。此外，RCSQ 可以由 ICU 护理提供者通过很少的培训就轻松使用，并对其进行实时解释，以便对睡眠不足立即作出反应。如上所述，实时的、基于提供者的（如无须专门的睡眠测量培训）床旁监测通过促进睡眠来改善 ICU 患者预后的关键。

2.3　昼夜节律的测量

昼夜节律排列和振幅测量也是 ICU 患者的一个挑战。褪黑素及其代谢物 6- 磺酸基褪黑素是中央时钟排列和昼夜节律振幅的金标准指标。然而，在那些一致性不可预测的危重症患者中，采集血液（褪黑素）或尿液（6- 磺酸基褪黑素）来评估昼夜节律阶段必须频繁且昼夜不间断（即每隔 1 小时或 2 小时）地收集标本。这是非常麻烦的，因此限制了研究的样本量。我们使用了可以反映昼夜节律的可替代生理信号，如核心体温、血压和心率。其中，心率因基本上在所有的 ICU 患者中都可以随时获得和持续监测而尤为突出。快速、自动化的数据管理和心率评估可以提供昼夜节律阶段的指标，以滚动方式反映前 24 小时的调整情况。与自动 PSG 工具一样，这将有助于对 ICU 睡眠中断的昼夜节律领域的研究和临床实践。最近，在非危重症人群中开发了新的利用 RNA 表达分析来评估褪黑素发作的昼夜节律阶段的生物标志物，评估这些标志物每 24 小时只需要 1 份或 2 份血液样本；然而，初步研究表明，这些措施不能估计 ICU 患者的分期。这些工具可能最终用于 ICU 患者，但它们不太可能作为标准的床旁工具被采用。

2.4　测量结论

总之，现有、可靠、可行的 ICU 睡眠测量方法的局限性限制了该领域的进展。虽然已知 ICU 中存在严重的睡眠和昼夜节律紊乱，但可能是由于测量方法不同，ICU 研究的结果各不相同。我们不了解 ICU 睡眠中断的自然病程，不知道 ICU 睡眠中断的因素是否是适应性的，以及 ICU 睡眠中断的哪些方面是医源性的，哪些是急性疾病固有的。这些领域的知识将有助于我们更有力地了解 ICU 睡眠中断，并让我们了解哪些睡眠中断领域与结果最密切相关，从而以有针对性的方式进行干预。未来的关键发展方向见图 14-1。

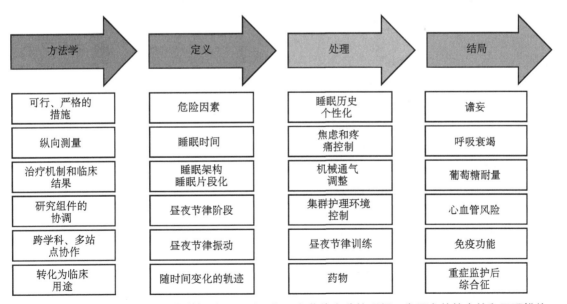

图 14-1　改进的方法模型将促进我们对 ICU 睡眠和昼夜节律紊乱的理解，发展有效的支持和干预措施，有助于改善危重疾病的结局

3 ICU 睡眠中断的流行情况及危险因素

3.1 流行情况

睡眠中断可影响大多数 ICU 患者。然而，ICU 睡眠中断的后续结果有待进一步研究。方法上的差异导致了在定义 ICU 睡眠中断以及定义和评估风险因素、结局和干预措施方面的关键差距。ICU 睡眠中断的极高流行率也引发了关于睡眠中断是所有 ICU 患者的实际问题还是仅针对某些亚群体的争论。

3.2 患者的危险因素

入院前有睡眠缺乏史和使用睡眠辅助工具是 ICU 睡眠差的危险因素。值得注意的是，慢性睡眠不足是一个普遍的社会健康问题，睡眠辅助工具的使用在普通成年人中很常见。此外，对睡眠共病、睡眠偏好、睡眠时间表和睡眠质量的正式评估并不是 ICU 收治的标准方面，这些因素也通常没有被纳入 ICU 睡眠中断的调查中。缺乏对患者睡眠史和睡眠偏好的关注一直是该领域的一个显著缺陷。令人担忧的是，睡眠障碍，如阻塞性睡眠呼吸暂停、不宁腿综合征和失眠作为常见疾病，在危重症期间可能会加重，并且在住院期间经常未被识别和治疗。目前尚未对个性化的睡眠促进进行测试，但可能非常重要，这需要与患者接触以更好地了解睡眠中断的个人原因（参见"ICU 改善睡眠的最佳实践：第一部分"）。

心理因素，如疼痛、焦虑、缺乏隐私和患者失去了首选的睡眠规律，也会影响 ICU 的睡眠（参见"ICU 睡眠中断的风险因素"）。而这些导致 ICU 睡眠中断的风险因素经常被护理团队忽视，应该被考虑并包括在药物和非药物睡眠促进措施中（参见"ICU 改善睡眠的最佳实践：第一部分"和"ICU 改善睡眠的最佳实践：第二部分"）。类似的生理因素，如如厕需求、恶心、咳嗽和活动受限可以限制睡眠，也应该被视为潜在的可变风险因素。入院时接受睡眠采访的患者描述了对病情严重程度的焦虑，以及出于安全原因，他们期望受到密切监测。因此，当让 ICU 患者不受干扰地休息一段时间时，重要的是要让患者放心，他们被远程监控，并且可以满足诸如如厕等基本需求。

疾病的严重程度和机械通气都被认为是 ICU 睡眠中断的风险因素；然而，评估这两个因素的研究并没有显示出它们与睡眠中断有一致的关系（参见"ICU 睡眠中断的风险因素"）。这些不一致的结果可能与研究之间的差异和（或）研究方法的缺陷（如异质性研究人群、不同的睡眠测量方法、不同的呼吸机模式、小样本量）有关。未来可以利用上面讨论过的新的睡眠测量技术来阐明假定的危险因素的重要性。很可能存在院前、心理、生理、疾病相关和医源性因素，可以以个性化的方式减轻 ICU 的睡眠中断，从而改善严重疾病的预后（参见"睡眠中断与 ICU 预后的关系"和"长期预后：危重症幸存者的睡眠"）。

3.3 ICU 环境

ICU 环境一直是 ICU 睡眠中断调查的主要目标。环境是一个危险因素，一个需要衡量的挑战，也是一个干预的目标。环境控制干预措施确实减少了干扰，包括噪声、光线和护理干扰。然而，关键问题仍然存在。大多数 ICU 的声音强度持续超过了所有建议的声级，而且由于空气处理机、医疗设备、监视器和机器嗡嗡声，尚不清楚现代建筑是否能达到推荐的声级。此外，目前还不清楚哪些声音元素对睡眠的影响最大（如可变性、平均水平、峰值、声源）。值得注意的是，声音峰值约占睡眠觉醒的 20%，这强调了声音作为 ICU 睡眠中断危险因素的重要性，但也强调了其他伴随因素也会导致觉醒。

在 ICU 中也发现了光线的异常。最近的关注集中在白天缺乏足够的光线，这可能和夜间异常高的光线水平一样重要。这一转变促进了人们对昼夜节律过程对 ICU 睡眠中断的重要贡献的认识。最后，在 ICU 中频繁的护理治疗是睡眠中断的复杂来源，会给预期的睡眠期带来声音、光线、焦虑和疼痛干扰。尽管多成分干预措施已经解决了护理治疗中断的问题，并显示出益处，但还需要更多的研究来在更细化的层面上更好地了解这些干预措施。纳入环境和护理过程仍然是必要的，但不足以充分改善 ICU 的睡眠。

4　睡眠促进

4.1　解决患者的危险因素

如上所述，在 ICU 中启动或维持睡眠的能力受到多种患者因素的阻碍，这些因素在已发表的睡眠促进因素中有不同的论述。这些因素包括但不限于已存在的或未确诊的睡眠障碍、睡眠史、焦虑、疼痛和机械通气（参见"ICU 睡眠中断的风险因素"和"ICU 常用药物对睡眠的影响"）。

很明显，如果不存在禁忌证，预先存在睡眠障碍的患者通常应该在住院期间继续进行门诊治疗；然而，这种方法的好处尚未得到证实。类似地，虽然将患者的睡眠偏好包括时间、床上用品、照明和室温纳入治疗是一种可以考虑的低风险干预措施，但支持这种做法的证据只是新兴的研究。ICU 睡眠促进的个性化是设计睡眠促进干预措施的合乎逻辑的下一步。

尽管放松技巧（如按摩）与改善主观睡眠质量和总睡眠的增加有关，但由于缺乏已发表的证据，2018 年的 PADIS 实践指南无法对其常规使用提出建议。音乐疗法是最常被测试的干预措施之一，而且可能特别有前景。一项对 11 项研究的系统回顾表明，在 ICU 患者中，音乐治疗与减少焦虑或压力之间存在一致的联系；与下面讨论的多成分因素一样，支持音乐对睡眠的直接影响的数据是更有限的。此外，患者的音乐偏好和音乐治疗方面的专业知识对于这种干预的成功实施是非常必要的，这可能最终会成为广泛实施的一个障碍。

对于需要机械通气的呼吸衰竭患者，在小型研究中，呼吸机支持的调整已被证明可以改善睡眠（参见"机械通气与睡眠"）。在急性呼吸衰竭期间，增加机械通气支持可以改善睡眠；然而，过度使用机械支持可能导致中枢性呼吸暂停而破坏睡眠。比例辅助通气可以提供与患者瞬时努力成比例的压力，从而改善这种微妙的平衡，进而改善睡眠（见下文）。

4.2　减少环境和护理方面的干扰

控制 ICU 环境和 ICU 护理模式一直是 ICU 睡眠促进干预的重点。多成分、睡眠促进捆绑方案是为 ICU 患者推荐的指南。如上所述，干预措施能够减少包括噪声、光线和护理中断在内的干扰。睡眠结果的改善更难以被证明，但睡眠方面缺乏明显变化可能是由于睡眠测量的限制和干预的复杂性导致了实施上的挑战，而不是真正缺乏效果。制订睡眠促进干预措施的下一步应包括上述附加要素，但也可能受益于在测试中纳入实施框架和此类干预措施的扩大使用。

最近，昼夜节律原则已被应用于 ICU 睡眠促进干预；这是 ICU 睡眠改善的关键一步。

光线是最有影响力的昼夜节律线索，而昼夜节律的调节依赖于暴露于具有足够强度和持续时间且具有正确光谱特征（即模拟自然阳光）的光线中。虽然样本量较小，但日间光照干预已经证明提高了患者对睡眠的满意度，促进了术后早期活动，并减少了术后谵妄。在没有显示出益处的研究中，对照组中异常高的光照水平以及光照干预的不适当的时间、持续时间和光谱特征有可能限制了研究结果。这些在光照干预设计上的错误突出了理解光对人类昼夜节律系统影响最大的重要性。此外，全面的与昼夜节律相关的光照建议才刚刚出现，需要由 ICU 睡眠中断研究者仔细跟踪。在对非昼夜节律线索，特别是进食计划和运动（即行动能力、物理治疗和康复）的研究中，还有进一步的差距。限制日间进食时间和增加日间活动量，可能会改善中央时钟和外周时钟之间的同步性，建立一个可预测的昼夜节律，从而改善睡眠；然而，这仍有待在 ICU 环境中进行测试。

4.3　药物干预

目前还没有指南推荐的药物干预来促进 ICU 睡眠，但夜间可按规定使用神经活性药物以促进嗜睡或治疗夜间躁动（参见"ICU 改善睡眠的最佳实践：第二部分"）。在一项研究中，10% 的 ICU 患者被新开具了预定的睡眠辅助药物，超过 80% 的患者在出 ICU 之后还继续进行这种治疗。褪黑素激动剂、α_2 受体激动剂和奥曲肽拮抗剂是经测试后应用最广泛的药物，而关于它们是改善睡眠还是减少谵妄，结果不尽相同。虽然这些药物可能有未来的前景，但目前的研究样本量较小，纳入的患者疾病严重程度相对较低 [即睡眠中断和（或）谵妄的风险可能较低]，并依赖患者的自我报告来描述睡眠质量。在未来，充分有力的多中心随机对照试验并涉及疾病严重程度较高的 ICU 患者，实施客观的睡眠测量方法结合非药物睡眠促进干预是非常有必要的。此外，在衰弱的、通常是老年人的 ICU 人群中，所有睡眠辅助药物都会带来风险，特别是在 ICU 之外持续使用时。因此，尽管这可能是未来对特定患者组的干预措施，但也应极其谨慎，以尽量降低其使用的剂量和缩短持续时间。

4.4　治疗结论

ICU 的睡眠中断涉及多个领域，也有多种原因。干预措施需要包括多个组成部分，这对睡眠促进干预措施的实施和可持续性方面提出了挑战。此外，呼吁促进个性化睡眠为干预设计增加了另一个复杂性。为了有效地测试和证明 ICU 患者的预后改善，需要进一步发展联合评估方法，包括与 ICU 睡眠中断相关的患者、环境和急性疾病因素。这需要多学科利益相关者的支持、监测过程、适应 ICU 变化的机制，以及实施的专业知识，以确保对复杂的睡眠促进方案的最佳测试和应用。最后，需要有一种可行的方法在重症护理环境中采用这些干预措施，从而为 ICU 患者提供广泛的益处。

最好的方法可能是利用像 ICU ABCDEF 捆绑包这样的实体，它已被证明对减少谵妄有益，并且包含了已建立的（如疼痛和焦虑治疗）和提出的（如早期动员）睡眠促进干预的元素。在现有的捆绑服务中增加更多特殊的睡眠和昼夜节律促进策略（如环境控制、集中护理、日间光照）可能是推动 ICU 睡眠促进的有效手段，并可进一步改善关键的相关结果，如谵妄。有趣的是，ABCDEF 捆绑包也可能促进日间清醒和功能，尽管目前的证据有限，这可能是促进 ICU 睡眠的重要组成部分。

5　预后

睡眠和昼夜节律对于患者从伤病恢复中起着重要的作用。这已在急性、亚急性、慢性睡眠剥夺和限制性模型中得到证实。正如本章开篇所述，短期睡眠不足会对与危重疾病恢复高度相关的多个基本器官系统造成负面影响，包括认知、呼吸、代谢、心血管和免疫功能（参见"睡眠中断与 ICU 预后的关系"）。此外，数据显示习惯性睡眠质量和数量与一般人群的死亡率有关，新兴数据表明，急性睡眠和昼夜节律紊乱可能与 ICU 的死亡率有关。如上所述，也有人担心，ICU 中的睡眠障碍是长期睡眠障碍的一部分，从急性疾病发作开始，并在恢复期间继续存在（参见"长期预后：危重症幸存者的睡眠"）。因此，改善或保护整个危重疾病发展轨迹中的睡眠和昼夜节律功能可能有利于一系列危重疾病的预后。

5.1　谵妄

多年来，ICU 睡眠中断一直被认为是 ICU 谵妄的一个可改变的危险因素。事实上，睡眠促进干预在减少谵妄方面已经取得了一些成功；尽管这仍有待证实，在这些研究中未能证明睡眠改善的部分很可能是由于测量的局限性。最近，睡眠障碍和谵妄之间的关系被证明是双向关联的，正如在上述 ABCDEF 捆绑包讨论中所提及的，在设计同时解决 ICU 睡眠中断和谵妄的干预措施时，可能存在协同作用（参见"睡眠中断与谵妄的关系：第一部分"和"睡眠中断与谵妄的关系：第二部分"）。

5.2　呼吸衰竭

改善睡眠也可能有助于更好的呼吸预后，而睡眠的减少可能导致不良的呼吸结果。对健康志愿者的研究表明，睡眠剥夺会降低呼吸功能和外周肌肉耐力。研究还表明，睡眠障碍与无创和有创机械通气的脱机失败有关。有趣的是，最近的一项研究强调了在脱离机械通气时保持正常觉醒模式（与睡眠质量和数量密切相关）的重要性。因此，在肺保护性通气策略的构建中调整呼吸机模式可以改善睡眠和呼吸结果。然而到目前为止，此类研究数量还有限。多种开环和闭环呼吸机模式已被用于实现与睡眠相关的如呼吸机同步之类的目标。然而，目前尚不清楚是否存在促进睡眠的最佳通气模式，或者是否有能够达到生理目标的模式（如呼吸机同步）。在实施这些模式以促进睡眠之前，还需要进行更大规模的研究。

5.3　其他结局

其他值得关注的结果包括代谢、心血管和免疫功能。在睡眠剥夺和（或）昼夜节律失调的情况下，营养摄入与葡萄糖耐受不良有关，这是一个重要的重症护理问题。同样，由急性睡眠剥夺引起的心血管事件的研究表明，睡眠中断后心律失常的风险和心脏死亡的风险增加。对免疫功能和睡眠的研究表明，睡眠时间短与临床疾病的高风险和疫苗应答的降低相关。这些与替代人群的睡眠和昼夜节律紊乱相关的结局仍有待在 ICU 队列中进行探索。

5.4　长期预后

最后，超过 50% 的危重症幸存者在入住 ICU 6 个月后报告存在睡眠障碍。考虑到睡眠与重症监护后综合征（PICS）、认知、情绪和骨骼肌力量三个领域密切相关，睡眠不足和 PICS 的相互作用可能是重要的。然而，这个至关重要的领域仍然是相对未被开发的。如上所述，为了支持这种调查，可行的、可耐受的、严格的睡眠纵向监测是必要的（参见"日常睡眠评估与监测方法"）。

6 结论

睡眠和昼夜节律紊乱在 ICU 患者中普遍存在。ICU 睡眠和昼夜节律紊乱的危险因素和原因有很多，包括患者、环境和急性疾病因素。基于对非危重症患者的研究，通过改善认知、呼吸、心血管、免疫和代谢功能促进睡眠，对于改善危重症护理预后具有巨大的潜力。尽管缺乏可行的、可耐受的、严格的客观方法来评估 ICU 睡眠已经延缓了研究进展，但新技术可能很快就会克服这一障碍。关于危重疾病的急性和恢复期睡眠与昼夜节律紊乱的自然史，仍存在许多未解的问题，但仍有希望出现支持使用多成分睡眠促进干预的有力证据。此外，还需要对药物干预和长期结果进行精心设计的研究。有关 ICU 睡眠研究优先事项的更多讨论，请参阅最近的研究工作组论文和来自美国国立卫生研究院新的睡眠资助优先事项。

（译者　陈宇洁　王　怡）

参 考 文 献

1. Watson NF, Badr MS, Belenky G, Bliwise DL, Buxton OM, Buysse D, et al. Recommended amount of sleep for a healthy adult: a joint consensus statement of the American Academy of sleep medicine and Sleep Research Society. Sleep. 2015;38(6):843-4.

2. Killgore WD. Effects of sleep deprivation on cognition. Prog Brain Res. 2010;185:105-29.

3. Dinges DF, Pack F, Williams K, Gillen KA, Powell JW, Ott GE, et al. Cumulative sleepiness, mood disturbance, and psychomotor vigilance performance decrements during a week of sleep restricted to 4-5 hours per night. Sleep. 1997;20(4):267-77.

4. Lim J, Dinges DF. Sleep deprivation and vigilant attention. Ann N Y Acad Sci. 2008;1129:305-22.

5. Banks S, Dinges DF. Behavioral and physiological consequences of sleep restriction. J Clin Sleep Med. 2007;3(5):519-28.

6. Goldstein AN, Walker MP. The role of sleep in emotional brain function. Annu Rev Clin Psychol. 2014;10:679-708.

7. Spiegel K, Leproult R, Van Cauter E. Impact of sleep debt on metabolic and endocrine func-tion. Lancet. 1999;354(9188):1435-9.

8. Spiegel K, Tasali E, Leproult R, Van Cauter E. Effects of poor and short sleep on glucose metabolism and obesity risk. Nat Rev Endocrinol. 2009;5(5):253-61.

9. Broussard JL, Ehrmann DA, Van Cauter E, Tasali E, Brady MJ. Impaired insulin signaling in human adipo-cytes after experimental sleep restriction: a randomized, crossover study. Ann Intern Med. 2012;157(8):549-57.

10. Miner SE, Pahal D, Nichols L, Darwood A, Nield LE, Wulffhart Z. Sleep disruption is asso-ciated with increased ventricular ectopy and cardiac arrest in hospitalized adults. Sleep. 2016;39(4):927-35.

11. Jiddou MR, Pica M, Boura J, Qu L, Franklin BA. Incidence of myocardial infarction with shifts to and from daylight savings time. Am J Cardiol. 2013;111(5):631-5.

12. Roenneberg T, Wirz-Justice A, Skene DJ, Ancoli-Israel S, Wright KP, Dijk DJ, et al. Why should we abolish

daylight saving time? J Biol Rhythm. 2019;34(3):227-30.

13. Faraut B, Boudjeltia KZ, Vanhamme L, Kerkhofs M. Immune, inflammatory and cardiovas-cular conse-quences of sleep restriction and recovery. Sleep Med Rev. 2012;16(2):137-49.

14. Tobaldini E, Fiorelli EM, Solbiati M, Costantino G, Nobili L, Montano N. Short sleep dura-tion and car-diometabolic risk: from pathophysiology to clinical evidence. Nat Rev Cardiol. 2019;16(4):213-24.

15. Spiegel K, Sheridan JF, Van Cauter E. Effect of sleep deprivation on response to immuniza-tion. JAMA. 2002;288(12):1471-2.

16. Prather AA, Janicki-Deverts D, Hall MH, Cohen S. Behaviorally assessed sleep and suscep-tibility to the common cold. Sleep. 2015;38(9):1353-9.

17. Chen HI, Tang YR. Sleep loss impairs inspiratory muscle endurance. Am Rev Respir Dis. 1989;140(4):907-9.

18. Cooper KR, Phillips BA. Effect of short-term sleep loss on breathing. J Appl Physiol Respir Environ Exerc Physiol. 1982;53(4):855-8.

19. Martin BJ. Effect of sleep deprivation on tolerance of prolonged exercise. Eur J Appl Physiol Occup Physi-ol. 1981;47(4):345-54.

20. Rault C, Sangare A, Diaz V, Ragot S, Frat JP, Raux M, et al. Impact of sleep deprivation on respiratory mo-tor output and endurance. A physiological study. Am J Respir Crit Care Med. 2020;201(8):976-83.

21. Cappuccio FP, D'Elia L, Strazzullo P, Miller MA. Sleep duration and all-cause mortality: a systematic re-view and meta-analysis of prospective studies. Sleep. 2010;33(5):585-92.

22. Parthasarathy S, Vasquez MM, Halonen M, Bootzin R, Quan SF, Martinez FD, et al. Persistent insomnia is associated with mortality risk. Am J Med. 2015;128(3):268-75 e2.

23. Basner M, Dinges DF. Sleep duration in the United States 2003-2016: first signs of success in the fight against sleep deficiency? Sleep 2018;41(4).

24. Chattu VK, Manzar MD, Kumary S, Burman D, Spence DW, Pandi-Perumal SR. The global problem of in-sufficient sleep and its serious public health implications. Healthcare-Basel 2018;7(1).

25. Freedman NS, Kotzer N, Schwab RJ. Patient perception of sleep quality and etiology of sleep disruption in the intensive care unit. Am J Respir Crit Care Med. 1999;159(4):1155-62.

26. Elliott R, McKinley S, Cistulli P, Fien M. Characterisation of sleep in intensive care using 24-hour poly-somnography: an observational study. Crit Care. 2013;17(2):R46.

27. Elliott R, Rai T, McKinley S. Factors affecting sleep in the critically ill: an observational study. J Crit Care. 2014;29(5):859-63.

28. Knauert MP, Yaggi HK, Redeker NS, Murphy TE, Araujo KL, Pisani MA. Feasibility study of unattended polysomnography in medical intensive care unit patients. Heart Lung. 2014;43(5):445-52.

29. Altman MT, Knauert MP, Pisani MA. Sleep disturbance after hospitalization and critical ill-ness: a system-atic review. Ann Am Thorac Soc. 2017;14(9):1457-68.

30. Gehlbach BK, Chapotot F, Leproult R, Whitmore H, Poston J, Pohlman M, et al. Temporal disorganization of circadian rhythmicity and sleep-wake regulation in mechanically venti-lated patients receiving continu-ous intravenous sedation. Sleep. 2012;35(8):1105-14.

31. Maas MB, Lizza BD, Abbott SM, Liotta EM, Gendy M, Eed J, et al. Factors disrupting mela-tonin secretion rhythms during critical illness. Crit Care Med. 2020;48(6):854-61.

32. Dijk DJ, Czeisler CA. Contribution of the circadian pacemaker and the sleep homeostat to sleep propensi-ty, sleep structure, electroencephalographic slow waves, and sleep spindle activity in humans. J Neurosci. 1995;15(5 Pt 1):3526-38.

33. Depner CM, Melanson EL, McHill AW, Wright KP Jr. Mistimed food intake and sleep alters 24-hour time-of-day patterns of the human plasma proteome. Proc Natl Acad Sci USA. 2018;115(23):E5390-E9.

34. Allada R, Bass J. Circadian mechanisms in medicine. N Engl J Med. 2021;384(6):550-61.

35. Parthasarathy S, Tobin MJ. Sleep in the intensive care unit. Intensive Care Med. 2004;30(2):197-206.

36. Poongkunran C, John SG, Kannan AS, Shetty S, Bime C, Parthasarathy S. A meta-analysis of sleep-promoting interventions during critical illness. Am J Med. 2015;128(10):1126-37 e1.

37. Honarmand K, Rafay H, Le J, Mohan S, Rochwerg B, Devlin JW, et al. A systematic review of risk factors for sleep disruption in critically ill adults. Crit Care Med. 2020;48(7):1066-74.

38. Kamdar BB, Knauert MP, Jones SF, Parsons EC, Parthasarathy S, Pisani MA, et al. Perceptions and practices regarding sleep in the intensive care unit. A survey of 1,223 critical care providers. Ann Am Thorac Soc. 2016;13(8):1370-7.

39. Devlin JW, Skrobik Y, Gelinas C, Needham DM, Slooter AJC, Pandharipande PP, et al. Clinical practice guidelines for the prevention and Management of Pain, agitation/seda-tion, delirium, immobility, and sleep disruption in adult patients in the ICU. Crit Care Med. 2018;46(9):e825-e73.

40. Bosma K, Ferreyra G, Ambrogio C, Pasero D, Mirabella L, Braghiroli A, et al. Patient- ventilator interaction and sleep in mechanically ventilated patients: pressure support versus proportional assist ventilation. Crit Care Med. 2007;35(4):1048-54.

41. Trompeo AC, Vidi Y, Locane MD, Braghiroli A, Mascia L, Bosma K, et al. Sleep distur-bances in the critically ill patients: role of delirium and sedative agents. Minerva Anestesiol. 2011;77(6):604-12.

42. Roche Campo F, Drouot X, Thille AW, Galia F, Cabello B, d'Ortho MP, et al. Poor sleep qual-ity is associated with late noninvasive ventilation failure in patients with acute hypercapnic respiratory failure. Crit Care Med. 2010;38(2):477-85.

43. Thille AW, Reynaud F, Marie D, Barrau S, Rousseau L, Rault C, et al. Impact of sleep altera-tions on weaning duration in mechanically ventilated patients: a prospective study. Eur Respir J 2018;51(4).

44. Parthasarathy S, Tobin MJ. Effect of ventilator mode on sleep quality in critically ill patients. Am J Respir Crit Care Med. 2002;166(11):1423-9.

45. Cooper AB, Thornley KS, Young GB, Slutsky AS, Stewart TE, Hanly PJ. Sleep in critically ill patients requiring mechanical ventilation. Chest. 2000;117(3):809-18.

46. Drouot X, Roche-Campo F, Thille AW, Cabello B, Galia F, Margarit L, et al. A new classifica-tion for sleep analysis in critically ill patients. Sleep Med. 2012;13(1):7-14.

47. Watson PL, Pandharipande P, Gehlbach BK, Thompson JL, Shintani AK, Dittus BS, et al. Atypical sleep in ventilated patients: empirical electroencephalography findings and the path toward revised ICU sleep scoring criteria. Crit Care Med. 2013;41(8):1958-67.

48. Ambrogio C, Koebnick J, Quan SF, Ranieri M, Parthasarathy S. Assessment of sleep in ventilator- supported critically III patients. Sleep. 2008;31(11):1559-68.

49. Nieuwenhuijs D, Coleman EL, Douglas NJ, Drummond GB, Dahan A. Bispectral index values and spectral edge frequency at different stages of physiologic sleep. Anesth Analg. 2002;94(1):125-9.

50. Pedrao RAA, Riella RJ, Richards K, Valderramas SR. Viability and validity of the bispec-tral index to measure sleep in patients in the intensive care unit. Rev Bras Ter Intensiva. 2020;32(4):535-41.

51. Reinke L, van der Hoeven JH, van Putten MJ, Dieperink W, Tulleken JE. Intensive care unit depth of sleep: proof of concept of a simple electroencephalography index in the non-sedated. Crit Care. 2014;18(2):R66.

52. Dres M, Younes M, Rittayamai N, Kendzerska T, Telias I, Grieco DL, et al. Sleep and patho-logical wakefulness at the time of liberation from mechanical ventilation (SLEEWE). A pro-spective multicenter physiological study. Am J Respir Crit Care Med. 2019;199(9):1106-15.

53. Richards KC, O'Sullivan PS, Phillips RL. Measurement of sleep in critically ill patients. J Nurs Meas. 2000;8(2):131-44.

54. Gazendam JA, Van Dongen HP, Grant DA, Freedman NS, Zwaveling JH, Schwab RJ. Altered circadian rhythmicity in patients in the ICU. Chest. 2013;144(2):483-9.

55. Knauert MP, Murphy TE, Doyle MM, Pisani MA, Redeker NS, Yaggi HK. Pilot observa-tional study to de-tect diurnal variation and misalignment in heart rate among critically ill patients. Front Neurol. 2020;11:637.

56. Beyer SE, Salgado C, Garçao I, Celi LA, Vieira S. Circadian rhythm in critically ill patients: insights from the eICU database. Cardiovascular Digital Health Journal. 2021;2(2):118-25.

57. Wittenbrink N, Ananthasubramaniam B, Munch M, Koller B, Maier B, Weschke C, et al. High-accuracy de-termination of internal circadian time from a single blood sample. J Clin Invest. 2018;128(9):3826-39.

58. Braun R, Kath WL, Iwanaszko M, Kula-Eversole E, Abbott SM, Reid KJ, et al. Universal method for robust detection of circadian state from gene expression. Proc Natl Acad Sci USA. 2018;115(39):E9247-E56.

59. Maas MB, Iwanaszko M, Lizza BD, Reid KJ, Braun RI, Zee PC. Circadian gene expression rhythms during critical illness. Crit Care Med. 2020;48(12):e1294-e9.

60. McKinley S, Fien M, Elliott R, Elliott D. Sleep and psychological health during early recov-ery from criti-cal illness: an observational study. J Psychosom Res. 2013;75(6):539-45.

61. Chong Y, Fryer CD, Gu Q. Prescription sleep aid use among adults: United States, 2005-2010. NCHS Data Brief. 2013;127:1-8.

62. Peppard PE, Young T, Barnet JH, Palta M, Hagen EW, Hla KM. Increased prevalence of sleep-disordered breathing in adults. Am J Epidemiol. 2013;177(9):1006-14.

63. Motamedi KK, McClary AC, Amedee RG. Obstructive sleep apnea: a growing problem. Ochsner J 2009;9(3).

64. Spurr K, Morrison DL, Graven MA, Webber A, Gilbert RW. Analysis of hospital discharge data to charac-terize obstructive sleep apnea and its management in adult patients hospital-ized. in Canada: 2006 to 2007. Can Respir J 2010;17(5).

65. Goldstein C. Management of Restless Legs Syndrome/Willis-Ekbom disease in hospitalized and periopera-tive patients. Sleep Med Clin 2015;10(3).

66. Rosenberg RP, Krystal AD. Diagnosing and treating insomnia in adults and older adults. J Clin Psychiatry 2021;82(6).

67. Ding Q, Redeker NS, Pisani MA, Yaggi HK, Knauert MP. Factors influencing Patients' sleep in the inten-sive care unit: perceptions of patients and clinical staff. Am J Crit Care. 2017;26(4):278-86.

68. Louzon PR, Heavner MS, Herod K, Wu TT, Devlin JW. Sleep-promotion bundle develop-ment, implemen-tation, and evaluation in critically ill adults: roles for pharmacists. Ann Pharmacother. 2022;56(7):839-49.

69. Hu RF, Jiang XY, Chen J, Zeng Z, Chen XY, Li Y, et al. Non-pharmacological interventions for sleep pro-motion in the intensive care unit. Cochrane Database Syst Rev 2015(10):CD008808.

70. Toublanc B, Rose D, Glerant JC, Francois G, Mayeux I, Rodenstein D, et al. Assist-control ventilation vs. low levels of pressure support ventilation on sleep quality in intubated ICU patients. Intensive Care Med. 2007;33(7):1148-54.

71. Cordoba-Izquierdo A, Drouot X, Thille AW, Galia F, Roche-Campo F, Schortgen F, et al. Sleep in hypercap-nic critical care patients under noninvasive ventilation: conventional versus dedicated ventilators. Crit Care Med. 2013;41(1):60-8.

72. Kahn DM, Cook TE, Carlisle CC, Nelson DL, Kramer NR, Millman RP. Identification and modification of environmental noise in an ICU setting. Chest J. 1998;114(2):535-40.

73. van de Pol I, van Iterson M, Maaskant J. Effect of nocturnal sound reduction on the incidence of delirium in intensive care unit patients: an interrupted time series analysis. Intensive Crit Care Nurs. 2017;41:18-25.

74. Olson DM, Borel CO, Laskowitz DT, Moore DT, McConnell ES. Quiet time: a nursing inter-vention to pro-mote sleep in neurocritical care units. Am J Crit Care. 2001;10(2):74-8.

75. Knauert MP, Pisani M, Redeker N, Murphy T, Araujo K, Jeon S, et al. Pilot study: an inten-sive care unit sleep promotion protocol. BMJ Open Respir Res. 2019;6(1):e000411.

76. Darbyshire JL, Müller-Trapet M, Cheer J, Fazi FM, Young JD. Mapping sources of noise in an intensive care unit. Anaesthesia 2019;74(8).

77. Darbyshire JL, Young JD. An investigation of sound levels on intensive care units with refer-ence to the WHO guidelines. Crit Care. 2013;17(5):R187.

78. Knauert MP, Pisani M, Redeker N, Murphy T, Araujo K, Jeon S, et al. Pilot study: an intensive care unit sleep promotion protocol. BMJ Open Respiratory Res [Internet]. 2019;6(1):e000411.

79. Knauert M, Jeon S, Murphy TE, Yaggi HK, Pisani MA, Redeker NS. Comparing average lev-els and peak occurrence of overnight sound in the medical intensive care unit on A-weighted and C-weighted decibel scales. J Crit Care. 2016;36:1-7.

80. Gabor JY, Cooper AB, Hanly PJ. Sleep disruption in the intensive care unit. Curr Opin Crit Care. 2001;7(1):21-7.

81. Freedman NS, Gazendam J, Levan L, Pack AI, Schwab RJ. Abnormal sleep/wake cycles and the ef-fect of environmental noise on sleep disruption in the intensive care unit. Am J Respir Crit Care Med. 2001;163(2):451-7.

82. Elbaz M, Leger D, Sauvet F, Champigneulle B, Rio S, Strauss M, et al. Sound level intensity severely dis-rupts sleep in ventilated ICU patients throughout a 24-h period: a preliminary 24-h study of sleep stages and associated sound levels. Ann Intensive Care. 2017;7(1):25.

83. Fan EP, Abbott SM, Reid KJ, Zee PC, Maas MB. Abnormal environmental light exposure in the intensive care environment. J Crit Care. 2017;40:11-4.

84. Lusczek ER, Knauert MP. Light levels in ICU patient rooms: dimming of daytime light in occupied rooms. J Patient Exp. 2021;8:23743735211033104.

85. Gao CA, Knauert MP. Circadian biology and its importance to intensive care unit care and outcomes. Semin Respir Crit Care Med. 2019;40(5):629-37.

86. Tamburri LM, DiBrienza R, Zozula R, Redeker NS. Nocturnal care interactions with patients in critical care units. Am J Crit Care. 2004;13(2):102-13.

87. Le A, Friese RS, Hsu CH, Wynne JL, Rhee P, O'Keeffe T. Sleep disruptions and nocturnal nursing interac-tions in the intensive care unit. J Surg Res. 2012;177(2):310-4.

88. Hu RF, Jiang X, Chen J, Zeng Z, Chen X, Li Y, et al. Non-pharmacological interventions for sleep promo-tion in the intensive care unit. Cochrane Database Syst Rev 2018.

89. Ewing R. The rest project: how penn medicine is helping patients sleep better in the hos-pital. https://www.pennmedicine.org/news/news- blog/2018/april/the- rest- project- how- penn- medicine- is- helping- patients- sleep- better- in- the- hospital https://www.pennmedicine.org/news/news- blog/2018/april/the- rest- project- how- penn- medicine- is- helping- patients- sleep- better- in- the- hospital: Penn Medicine News; 2018.

90. Richardson S. Effects of relaxation and imagery on the sleep of critically ill adults. Dimens Crit Care Nurs. 2003;22(4):182-90.

91. Wang YLWY. Effect of foot massage combined with the use of a Chinese herbal sleep pillow on sleep in coronary care unit patients. Journal of Qilu Nursing. 2012;18(1):38-9.

92. Chen JH, Chao YH, Lu SF, Shiung TF, Chao YF. The effectiveness of valerian acupressure on the sleep of ICU patients: a randomized clinical trial. Int J Nurs Stud. 2012;49(8):913-20.

93. Umbrello M, Sorrenti T, Mistraletti G, Formenti P, Chiumello D, Terzoni S. Music therapy reduces stress and anxiety in critically ill patients: a systematic review of randomized clinical trials. Minerva Anestesiol. 2019;85(8):886-98.

94. Su CP, Lai HL, Chang ET, Yiin LM, Perng SJ, Chen PW. A randomized controlled trial of the effects of lis-tening to non-commercial music on quality of nocturnal sleep and relaxation indices in patients in medical intensive care unit. J Adv Nurs. 2013;69(6):1377-89.

95. Jaber S, Bahloul H, Guetin S, Chanques G, Sebbane M, Eledjam JJ. Effects of music therapy in intensive care unit without sedation in weaning patients versus non-ventilated patients. Ann Fr Anesth Reanim. 2007;26(1):30-8.

96. Meza S, Mendez M, Ostrowski M, Younes M. Susceptibility to periodic breathing with assisted ventilation during sleep in normal subjects. J Appl Physiol. 1998;85(5):1929-40.

97. Vaporidi K, Akoumianaki E, Telias I, Goligher EC, Brochard L, Georgopoulos D. Respiratory drive in critically ill patients. Pathophysiology and clinical implications. Am J Respiratory Crit Care Med. 2020;201(1):20-32.

98. Thille AW, Cabello B, Galia F, Lyazidi A, Brochard L. Reduction of patient-ventilator asyn-chrony by reducing tidal volume during pressure-support ventilation. Intensive Care Med. 2008;34(8):1477-86.

99. Delisle S, Ouellet P, Bellemare P, Tetrault JP, Arsenault P. Sleep quality in mechanically ventilated patients: comparison between NAVA and PSV modes. Ann Intensive Care. 2011;1(1):42.

100. Kamdar BB, King LM, Collop NA, Sakamuri S, Colantuoni E, Neufeld KJ, et al. The effect of a quality improvement intervention on perceived sleep quality and cognition in a medical ICU. Crit Care Med. 2013;41(3):800-9.

101. Tonna JE, Dalton A, Presson AP, Zhang C, Colantuoni E, Lander K, et al. The effect of a quality improvement intervention on sleep and delirium in critically ill patients in a surgical ICU. Chest 2021.

102. Knauert MP, Redeker NS, Yaggi HK, Bennick M, Pisani MA. Creating naptime: an over-night, nonpharma-cologic intensive care unit sleep promotion protocol. J Patient Exp. 2018;5(3):180-7.

103. McNett M, O'Mathuna D, Tucker S, Roberts H, Mion LC, Balas MC. A scoping review of implementation science in adult critical care settings. Crit Care Explor. 2020;2(12):e0301.

104. Brown T, Brainard G, Cajochen C, Czeisler C, Hanifin J, Lockley S, et al. Recommendations for healthy daytime, evening, and night-time indoor light exposure. Preprints 2020. 2020.

105. Vetter C, Pattison PM, Houser K, Herf M, Phillips AJK, Wright KP, et al. A review of human physiological responses to light: implications for the development of integrative lighting solutions. Leukos 2021.

106. Engwall M, Fridh I, Johansson L, Bergbom I, Lindahl B. Lighting, sleep and circadian rhythm: an intervention study in the intensive care unit. Intensive Crit Care Nurs. 2015;31(6):325-35.

107. Taguchi T, Yano M, Kido Y. Influence of bright light therapy on postoperative patients: a pilot study. Intensive Crit Care Nurs. 2007;23(5):289-97.

108. Ono H, Taguchi T, Kido Y, Fujino Y, Doki Y. The usefulness of bright light therapy for patients after oesophagectomy. Intensive Crit Care Nurs. 2011;27(3):158-66.

109. Taguchi T. Bright light treatment for prevention of perioperative delirium in elderly patients. J Nurs Educ Pract. 2013;3:10-8.

110. Simons KS, Laheij RJ, van den Boogaard M, Moviat MA, Paling AJ, Polderman FN, et al. Dynamic light application therapy to reduce the incidence and duration of delirium in intensive- care patients: a randomised controlled trial. Lancet Respir Med. 2016;4(3):194-202.

111. Zhang KS, Pelleg T, Hussain S, Kollipara V, Loschner A, Foroozesh MB, et al. Prospective randomized controlled pilot study of high-intensity Lightbox phototherapy to prevent ICU- acquired delirium incidence. Cureus. 2021;13(4):e14246.

112. Hamidi A, Roberts RJ, Weinhouse GL, Szumita PM, Degrado JR, Dube KM, et al. Characterization of nocturnal neuroactive medication use and related sleep documentation in critically ill adults. Crit Care Explor. 2021;3(3):e0367.

113. Gandolfi JV, Di Bernardo APA, Chanes DAV, Martin DF, Joles VB, Amendola CP, et al. The effects of melatonin supplementation on sleep quality and assessment of the serum melatonin in ICU patients: a randomized controlled trial. Crit Care Med. 2020;48(12):e1286-e93.

114. Nishikimi M, Numaguchi A, Takahashi K, Miyagawa Y, Matsui K, Higashi M, et al. Effect of Adminis-tration of Ramelteon, a melatonin receptor agonist, on the duration of stay in the ICU: a single-center ran-domized placebo-controlled trial. Crit Care Med. 2018;46(7):1099-105.

115. Skrobik Y, Duprey MS, Hill NS, Devlin JW. Low-dose nocturnal Dexmedetomidine pre-vents ICU deliri-um. A randomized, placebo-controlled trial. Am J Respir Crit Care Med. 2018;197(9):1147-56.

116. Masuyama T, Sanui M, Yoshida N, Iizuka Y, Ogi K, Yagihashi S, et al. Suvorexant is associ-ated with a low incidence of delirium in critically ill patients: a retrospective cohort study. Psychogeriatrics. 2018;18(3):209-15.

117. Society for Critical Care Medicine: ICU Liberation Bundle (A-F) [January 4, 2022]. Available from: https://www.sccm.org/Clinical- Resources/ICULiberation- Home/ABCDEF- Bundles.

118. Garcia-Perdomo HA, Zapata-Copete J, Rojas-Ceron CA. Sleep duration and risk of all-cause mortality: a systematic review and meta-analysis. Epidemiol Psychiatr Sci. 2019;28(5):578-88.

119. Stone CR, Haig TR, Fiest KM, McNeil J, Brenner DR, Friedenreich CM. The association between sleep duration and cancer-specific mortality: a systematic review and meta-analysis. Cancer Causes Control. 2019;30(5):501-25.

120. Grandner MA, Sands-Lincoln MR, Pak VM, Garland SN. Sleep duration, cardiovascular dis-ease, and proinflammatory biomarkers. Nat Sci Sleep 2013;5.

121. Knauert MP, Gilmore EJ, Murphy TE, Yaggi HK, Van Ness PH, Han L, et al. Association between death and loss of stage N2 sleep features among critically ill patients with delirium. J Crit Care. 2018;48:124-9.

122. Flannery AH, Oyler DR, Weinhouse GL. The impact of interventions to improve sleep on delirium in the ICU: a systematic review and research framework. Crit Care Med. 2016;44(12):2231-40.

123. Sveinsson IS. Postoperative psychosis after heart surgery. J Thorac Cardiovasc Surg 1975;70(4).

124. Harrell RG, Othmer E. Postcardiotomy confusion and sleep loss. J Clin Psychiatry. 1987;48(11):445-6.

125. Thille AW, Muller G, Gacouin A, Coudroy R, Demoule A, Sonneville R, et al. High-flow nasal cannula ox-ygen therapy alone or with non-invasive ventilation during the weaning period after extubation in ICU: the prospective randomised controlled HIGH-WEAN proto-col. BMJ Open. 2018;8(9):e023772.

126. Blackwell T, Kriesel DR, Vittinghoff E, O'Brien CS, Sullivan JP, Viyaran NC, et al. Design and recruit-ment of the randomized order safety trial evaluating resident-physician schedules (ROSTERS) study. Con-temp Clin Trials. 2019;80:22-33.

127. Leproult R, Holmback U, Van Cauter E. Circadian misalignment augments markers of insulin resistance and inflammation, independently of sleep loss. Diabetes. 2014;63(6):1860-9.

128. Slomko J, Zawadka-Kunikowska M, Kozakiewicz M, Klawe JJ, Tafil-Klawe M, Newton JL, et al. Hemody-namic, autonomic, and vascular function changes after sleep deprivation for 24, 28, and 32 hours in healthy men. Yonsei Med J. 2018;59(9):1138-42.

129. Dengler V, Westphalen K, Koeppen M. Disruption of circadian rhythms and sleep in critical illness and its impact on innate immunity. Curr Pharm Des. 2015;21(24):3469-76.

130. Haspel JA, Anafi R, Brown MK, Cermakian N, Depner C, Desplats P, et al. Perfect timing: circadian rhythms, sleep, and immunity-an NIH workshop summary. Jci Insight 2020;5(1).

131. Altman MT, Knauert MP, Pisani MA. Sleep disturbances after hospitalization and critical illness: a sys-tematic review. Annals of ATS. 2017; https://doi.org/10.1513/AnnalsATS.201702- 148SR.

132. Inoue S, Hatakeyama J, Kondo Y, Hifumi T, Sakuramoto H, Kawasaki T, et al. Post-intensive care syn-drome: its pathophysiology, prevention, and future directions. Acute Med Surg. 2019;6(3):233-46.

133. Prokopidis K, Dionyssiotis Y. Effects of sleep deprivation on sarcopenia and obesity: a narrative review of randomized controlled and crossover trials. J Frailty Sarcopenia Falls. 2021;6(2):50-6.

134. Luetz A, Grunow JJ, Morgeli R, Rosenthal M, Weber-Carstens S, Weiss B, et al. Innovative ICU solutions to prevent and reduce delirium and post-intensive care unit syndrome. Semin Respir Crit Care Med. 2019;40(5):673-86.

135. Knauert MP, Ayas N, Bosma K, Drouot X, Heavner MS, Owens RL, et al. ATS research state-ment: causes, consequences, and treatments of sleep and circadian disruption in the ICU. Am J Respir Crit Care Med. 2022 (under review).

136. Tactics to address research goals in sleep and circadian biology. NHLBI (accessed July 19, 2022). https://www.nhlbi.nih.gov/sleep-research-plan/research-tactics#:~:text=Promote%20 inclusion%20of%20 more%20diverse%20patient%20populations%20with,Reduction%20 and%20Treatment%20of%20 Sleep%20and%20Circadian%20Disorders.